Introduction to

PHYSICAL THERAPY

물리치료학 개론

물리치료학개론 편찬위원회

대표 저자

김경태 제주한라대학교
남형천 경북전문대학교
배주한 구미대학교
양회송 청암대학교
이건철 경남정보대학교
이병준 경복대학교

편집위원

강정일 세한대학교
고민균 광주보건대학교
김기열 대원대학교
김동훈 안산대학교
김주현 원광보건대학교
노효련 강원대학교
서연순 목포과학대학교
송주민 신라대학교
안호정 동남보건대학교
윤영제 호남대학교
이동엽 선문대학교
이원덕 강동대학교
이재홍 대구보건대학교
이주현 안동과학대학교
이창렬 나사렛대학교
임승건 신구대학교
장상훈 한국교통대학교
조용호 대구한의대학교
황보각 대구대학교

(가나다순)

도서출판 대학서림

PREFACE

인류의 역사와 함께 발전되어온 물리치료는 다양한 질병이나 부상으로 인해 제한된 신체의 기능과 움직임을 회복하고 향상시키기 위해 올바른 물리치료적 진단과 평가를 통해서 인간의 신체 기능과 활동 능력을 최적화하고 통증과 불편함을 줄이며 전반적인 삶의 질을 향상시키는 학문이다.

물리치료 현장에서 물리치료사는 환자의 상태를 정확하게 평가해야 하며, 적절한 계획을 수립해야 하고, 다양한 물리적 방법을 통해 치료를 진행해야 한다.

물리치료학을 처음 접하는 학생들에게 무엇을 가르칠 것인지, 그리고 얼마만큼 가르칠 것인지에 대 고민은 교육자로서 누구나 갖는 고민일 것이다. 본 '물리치료학 개론'은 모든 교재가 추구하는 바와 같이 학생들에게 물리치료학에 대한 전반적인 지식을 제공하고 기본적인 개념을 정립시키는 목적을 두고 있다. 물리치료학과에 입학한 학생들이 본 교재로 학습하여 스스로 미래의 물리치료사로서의 꿈을 실현하기 위해 삶에 대한 가치와 보람을 느낄 수 있기를 바라며 모든 저자들이 책임감을 가지고 분야별 내용에 대한 완성도를 높이고자 최선을 다해 저술하였다.

본 물리치료학 개론 교재는 물리치료학을 처음 접하는 학생들에게 물리치료의 기본적인 개념과 이론, 치료방법의 소개를 통하여 예비 물리치료사로서의 목표를 설정하고 올바른 교육방향을 제시하기 위해 다음과 같은 챕터로 구성하였다.

1장에서는 물리치료의 역사에 대해 알아본다. 한국과 외국의 물리치료 역사를 통해 물리치료의 기본적인 개념을 이해하고, 물리치료사로서 갖춰야 할 윤리적 소양과 안전관리에 대해서 학습한다.

2장에서는 물리치료의 행정과 업무, 제도에 대해서 알아본다. 물리치료 행정과 업무, 제도에 대한 이해를 높이고, 전자의무기록, 면허제도, 보수교육 등에 대한 전문지식을 학습한다.

3장에서는 물리치료사의 역할과 윤리에 대해서 알아본다. 물리치료사로서 해야 할 역할과 환자에 대한 이해와 적절한 대응에 대해 학습한다.

4장에서는 물리치료사로의 의사소통에 대해서 알아본다. 효과적인 의사소통을 통해 환자의 심리적인 안정을 주며, 효과적인 치료를 위한 팀 구성에 대해 학습한다.

5장에서는 다양한 물리치료 평가에 대해서 알아본다. 다양한 물리치료 평가를 통해 환자의 정확한 상태를 파악하고 치료계획을 세우며, 효과적인 치료방법의 선택에 대해 학습한다.

6장에서는 물리치료 주요질환에 대해서 알아본다. 근육뼈대계, 신경계, 심장호흡계, 호흡기계, 피부계질환에 대한 이해도를 높이며, 이에 따른 적절한 치료방법을 학습한다.

7장에서는 물리치료 중재에 대해서 알아본다. 물리적 인자치료, 운동치료, 도수치료 등 다양한 중재 방법을 습득하여, 실제로 환자에게 적용할 수 있는 능력을 학습한다.

8장에서는 지역사회 물리치료에 대해서 알아본다. 다양한 지역사회 물리치료를 이해하고, 실제로 어떻게 활용되고 있으며, 지역사회 물리치료의 역할과 중요성에 대해 학습한다.

본 교재가 물리치료학을 처음 접하고 공부하는 학생들에게 물리치료 기초에 대한 이해도를 높이고, 앞으로 전문성을 갖춘 물리치료사로서 성장하는 데 필요한 지식과 종합적인 지침이 되기를 바라며 임상현장에서 이론과 실제를 연결하는 데 있어 든든한 길잡이가 되기를 소망한다.

끝으로 물리치료학 개론 교재가 출간되기까지 아낌없는 노력과 열정으로 집필에 참여해주신 모든 교수님들께 진심으로 감사드리며, 출판을 위해 많은 도움을 주신 대학서림 윤진영회장님과 편집부 및 영업부 직원들에게도 깊은 감사의 인사를 전한다.

물리치료학 개론 **대표저자**

CONTENTS

08 지역사회 물리치료 259

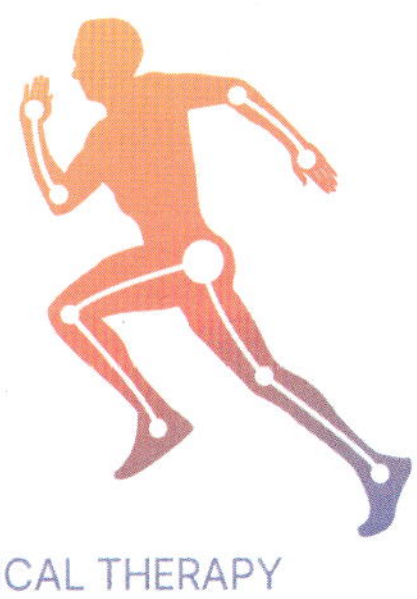

INTRODUCTION TO PHYSICAL THERAPY

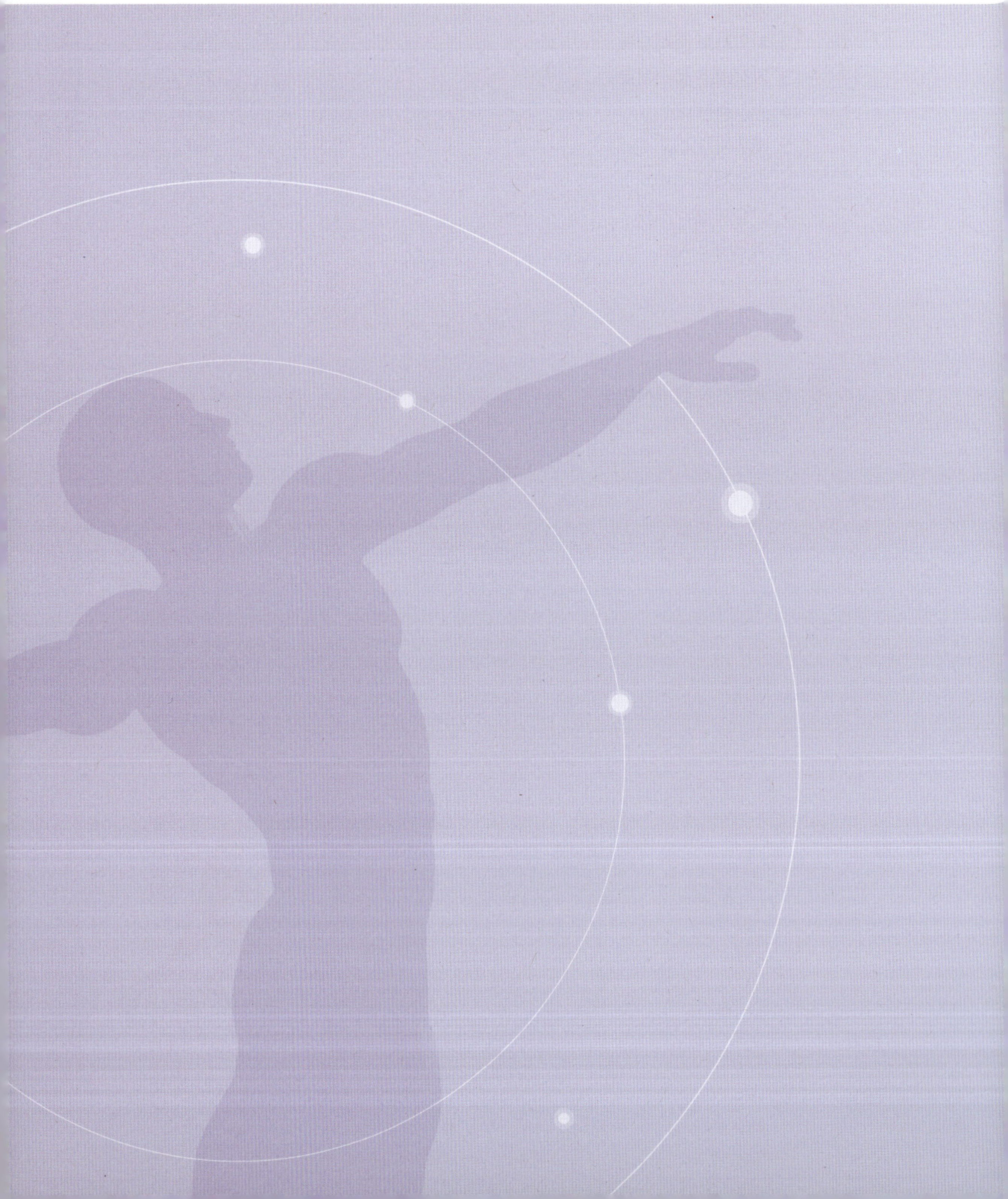

01

물리치료 역사

학습목표

❶ 한국 물리치료 역사에 대해 설명할 수 있다.
❷ 외국 물리치료 역사에 대해 설명할 수 있다.

핵심용어

- 모우숙(Thelma Bridges Maw)
- 구애련(Ms. Elizabeth M. Current)
- 대한물리치료사협회(Korean Physical Therapy Association; KPTA)
- 미국물리치료사협회(American Physical Therapy Association; APTA)
- 세계물리치료연맹(World Confederation for Physical Therapy; WCPT)
- 아시아물리치료연맹(Asian Confederation for Physical Therapy; ACPT)
- 물리치료사(physical therapist)

INTRODUCTION TO PHYSICAL THERAPY

1 물리치료 역사

1) 한국 물리치료 역사

한국의 근대적 물리치료의 시작은 외국의 물리치료 학문이 도입되는 세계 2차대전이 끝난 1945년부터라고 볼 수 있다. 1950년 한국전쟁을 통해 물리치료의 필요성이 적극 대두되었으며, 한국전쟁 이후 80년간 학문적 체계를 갖추며 급속한 발전을 이루고 있다.

(1) 1940년대

1945년은 세계 2차대전 직후 한국에 외국의 물리치료학 학문이 도입된 시기이며, 미군 27종합 병원에서 미국인 물리치료사(미육군 소령) Geraldine(Jerry) D.(Lindberg) Hull에 의해 군인을 대상으로 물리치료가 처음 시행되었다(그림 1-1).

1949년 2월 12일 미국 감리교 선교사로 파견된 Thelma Bridges Maw(**한국명: 모우숙**)은 세브란스병원(서울역)에서 처음으로 일반 시민을 대상으로 적외선 등(infrared lamp)을 사용하여 물리치료를 시작하였다. 모우숙은 한국전쟁 때 일본에 있었으며, 전쟁 후 전주 예수병원(장로교병원)에서 물리치료실을 개설하여 물리치료를 시작하였으며, 이후 한국 물리치료 발전을 위해 공헌하였다(그림 1-2).

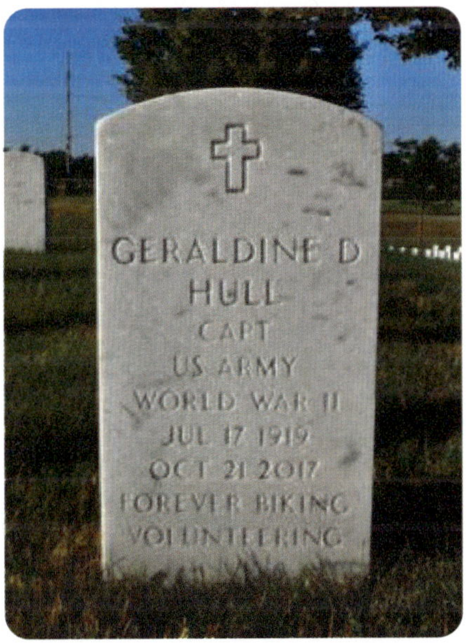

그림 1-1. Geraldine(Jerry) D.(Lindberg) Hull(미육군 소령) 묘

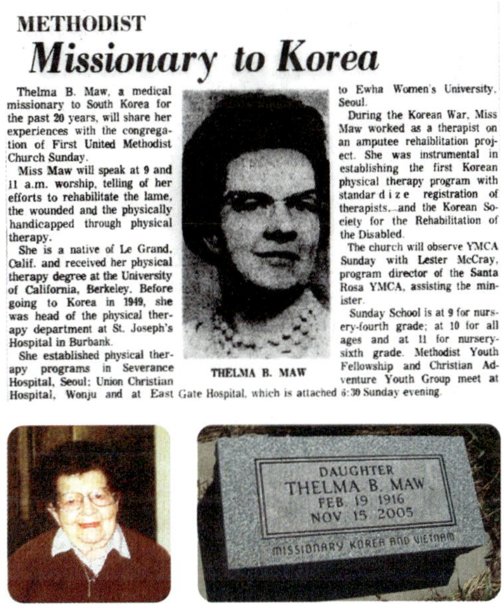

METHODIST

Missionary to Korea

Thelma B. Maw, a medical missionary to South Korea for the past 20 years, will share her experiences with the congregation of First United Methodist Church Sunday.

Miss Maw will speak at 9 and 11 a.m. worship, telling of her efforts to rehabilitate the lame, the wounded and the physically handicapped through physical therapy.

She is a native of Le Grand, Calif. and received her physical therapy degree at the University of California, Berkeley. Before going to Korea in 1949, she was head of the physical therapy department at St. Joseph's Hospital in Burbank.

She established physical therapy programs in Severance Hospital, Seoul; Union Christian Hospital, Wonju and at East Gate Hospital, which is attached to Ewha Women's University, Seoul.

During the Korean War, Miss Maw worked as a therapist on an amputee rehaiblitation project. She was instrumental in establishing the first Korean physical therapy program with standardize registration of therapists, and the Korean Society for the Rehabilitation of the Disabled.

The church will observe YMCA Sunday with Lester McCray, program director of the Santa Rosa YMCA, assisting the minister.

Sunday School is at 9 for nursery-fourth grade; at 10 for all ages and at 11 for nursery-sixth grade. Methodist Youth Fellowship and Christian Adventure Youth Group meet at 6:30 Sunday evening.

THELMA B. MAW

그림 1-2. Thelma Bridges Maw(한국명: 모우숙) 신문 기사, 사진, 묘

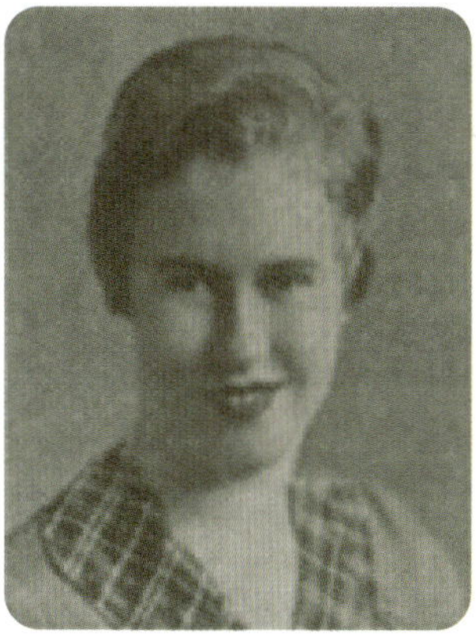

그림 1-3. Leona B. Prescott (미국 육군 대위)

(2) 1950년대

1950년 부산 국립동래재활원에서는 군인 부상자들에게 물리치료를 적용하기 위해 수습 기관이 만들어지고, 체계적인 단기간 물리치료 교육이 시행되었다.

1950년 11월 육군 10병원에 파견된 물리치료사 Leona B. Prescott(미국 육군 대위)는 육군 22 후송 병원(서울 근교)과 1.4 후퇴 때는 육군 5병원(부산)에서 물리치료를 시행하였다(그림 1-3).

1950년 후반부터 1951년 초까지 미 육군 극동 지구 물리치료 총책임자인 Ethel M. Theilman(소령)은 육군병원 전체를 시찰하고 군인 부상자들에게 물리치료가 절대적으로 필요함을 역설하였으며, 물리치료에 대한 이론 및 실습 교육 확산을 위해 미국에 유학 과정을 만들고 지원하였다. 김정순(의사)은 첫 유학생으로 미국 오클라호마주 포병학교 의료원에서 6개월간의 교육과정을 이수하고, 귀국 후 육군 5병원에 재활병동을 만들어 군 부상자들의 물리치료에 많은 도움을 주었다. 또한 1950년 유엔한국재건단(United Nation Korean Reconstruction Agency, UNKRA)과 한미재단(American Korean Foundation)이 협조하에 군대 내에 물리치료사 양성 과정을 만들어 군인 부상자들에게 물리치료를 제공하였다(그림 1-4).

1951년 부산에 덴마크병원이 들어오면서 처음으로 민간인 물리치료사 Miss Elisabeth Eeg(덴마크)가 들어왔으며, 유엔한국재건단(UNKRA)의 지원으로 모우숙과 함께 절단 환자들을 대상으로 물리치료를 시행하였다.

1952년 미국 물리치료사인 Dorthy Snavely와 E. White가 전쟁 후 병원 등을 시찰하고 UN에 의사 및 물리치료사 등 의료인 부족을 보고하면서 여러 나라에서 병원, 의사 및 물리치료사들을 지원해 주었다.

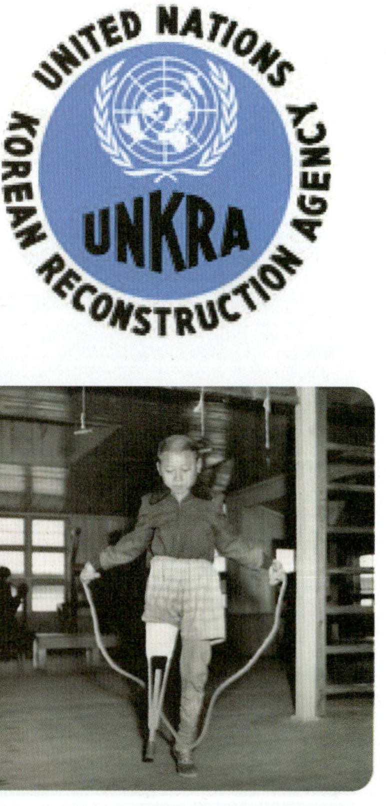

그림 1-4. 유엔한국재건단 마크 및 다리 절단 아동의 줄넘기 운동 적용

1952년 부산에 스웨덴 적십자병원(그림 1-5)에 Caroline Fellenius(스웨덴), 서독 적십자병원(그림 1-6)에 Brigett Harder(독일) 및 캐나다 이동외과병원에 Gardon J Johns(오스트리아) 물리치료사들이 파견되어 보다 전문적인 물리치료를 제공해 주었다. 또한 Dr. Howard A. Rusk는(한미재단 이사장)은 정부와 협의하여 부산 동래에 동래재활원을 개설하였다.

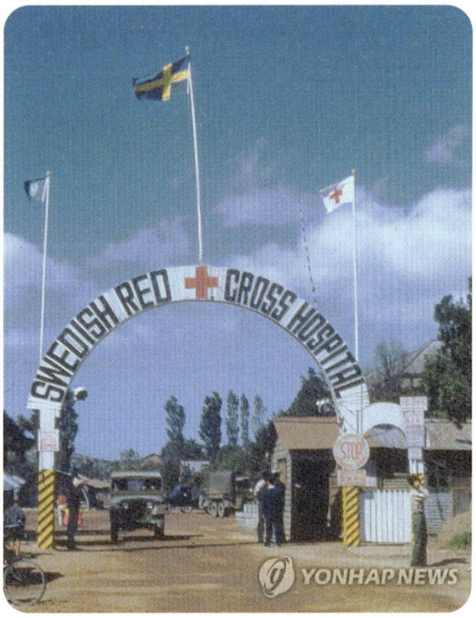

그림 1-5. 부산 스웨덴 적십자병원

1952년 10월 각 육군병원에는 처음으로 물리치료실이 설치되어 운영되었으며, 이를 위해 김은재(의사), 이강월(의사)은 미국 텍사스주 군교육훈련캠퍼스 내 Medical Field Service School(MFSS)에 유학생으로 선발되어 물리치료 교육과정 프로그램을 이수하였다.

1953년 모우숙 물리치료사는 세브란스병원(용산구)에서 절단, 편마비 및 소아마비 환자들에게 물리치료를 시행하였으며, 간호학교 졸업생 5명을 선발하여 전기치료, 광선치료, 수치료, 운동치료 및 팔다리의지 등을 적용하여 물리치료를 시행하였다.

1954년 2월 한국 군의학교(정희섭 교장)에서 정식으로 물리치료 교육과정이 개설되어 운영되었다. 교육과정은 1년 과정으로 미국 MFSS 교재를 번역한 22개 교과목으로 6개월 교육과 6개월 재교육으로 편성되었다. 교육 대상자는 각 육군 병원장들이 추천한 장교급 간호사 30명으로 이루어졌다.

1955년 동래재활원(부산)은 단기 교육과정을 시작하였으며 1963년까지 71명의 물리치료사를 배출하였다.

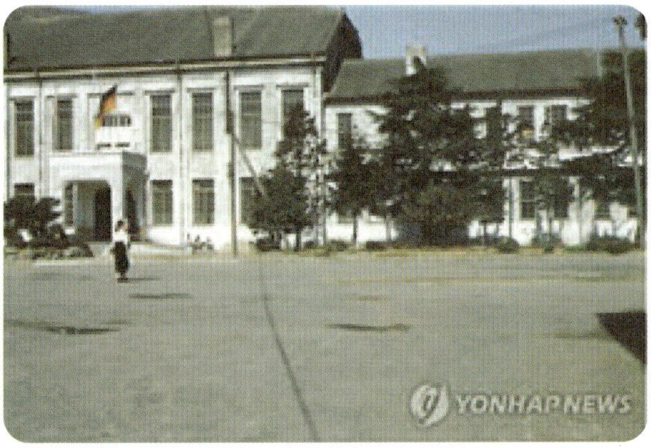

그림 1-6. 부산 서독 적십자병원

1957년 오정희(의사)는 2년간 미국 뉴욕대 부속 러스크재활병원(Dr. Howard Rusk 설립)에서 재활의학 전공을 마치고 귀국하여 국립재활원(전 상이군인 정양원) 의무과 과장으로 재 부임하며 물리치료 발전에 많은 기여를 하였다. 이 시기에 외국인 물리치료사 Wendy Heaton, Mr. Patrie Dugghen와

Ms. Oas 등이 활동하였으며, Ms. Poe(미국)는 동산병원(현 계명대학교 의료원)에서, Ms. Patricia Hunn(영국)은 구라선교회병원에서 물리치료사로 근무를 하였다.

1958년 10월에 국립의료원이 스웨덴, 덴마크 및 노르웨이 정부의 도움으로 개원하였으며, Ms. Martha K. Bonchert(스웨덴), Ms. Kristen Schmit(덴마크), Elin Oas(노르웨이) 등 총 6명의 물리치료사가 파견되어 환자들에게 전문적인 물리치료를 시행하였다. 1961년부터 1963년까지 Ms. Eli Anderson(오슬로 국립물리치료학교) 물리치료사가 파견되어 호흡계 환자들에게 호흡 전문 물리치료를 시행하였다.

1959년 안용팔(의사)은 1955년 서독의 Munchen 대학에서 재활의학을 전공하고 성요셉병원(현, 가톨릭대학교 의료원) 내 물리치료과를 설치하고 물리치료를 시행하였다.

1959년에 캐나다 물리치료사 **Ms. Elizabeth M. Current(한국명: 구애련)**는 선교사로 내한하였다.

(3) 1960년대

구애련은 1960년대부터 세브란스병원(용산구)을 중심으로 비정규 물리치료 교육과정 수련생을 모집하여 물리치료학 강의를 시작한 교육의 개척자이며, 물리치료를 학문적으로 발전시키는데 공헌하였다(그림 1-7).

1961년 세브란스병원이 신촌으로 이전 확장하면서 모우숙과 구애련 물리치료사가 함께 환자들에게 물리치료를 적용하였다.

1962년 세브란스병원을 방문한 미국 물리치료사 Ms. Rara Mae Jonston(감리교 선교회 선교사)은 병원에 물리치료사 도서관을 설립하여 물리치료사들의 학문적인 발전에 기여하였다. 또한 가정방문물리치료의 필요성을 강조하였으며, 장애아동재활원에서 뇌성마비아동들에게 상호교대운동(reciprocal exercise)에 관한 물리치료를 보급하였다.

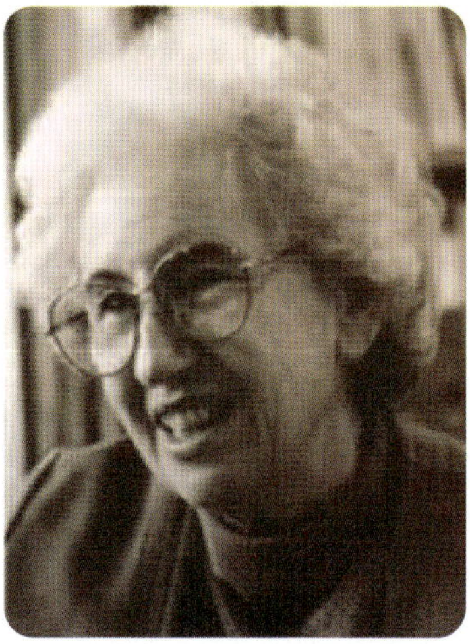

그림 1-7. Ms. Elizabeth M. Current (한국명: 구애련)

1962년 삼육아동불구원(현 SRC 병원)은 원내에 물리치료소를 개원하였으며, 1963년부터 장애인들에게 본격적인 물리치료를 시작하였다.

1963년 1월 28일 한국 문교부 교육령에 의해 정식 교육기관으로 "**수도의과대학 병설 의학기술초급대학**(우석대학교, 현 고려대학교)" 내에 2년제 물리치료과가 신설되어 40명의 학생들을 선발하여 교육이 시작되었다. 교육과정은 총 47개 교과목(교양 6개 교과목, 전공 41개 교과목)과 총 84학점으로 구성되었으며, 졸업 후 국가 면허 시험을 통해 물리치료사 면허증을 받게 되었다. 초대 물리치료과 학과장은 서광륜 교수(정형외과 전문의) 였으며, 1963년 Mrs. Wellen Bough(미국), Mrs. Skranton(미국), 1965년에는 Ms. Elin Oas(노르웨이), 1966년에는 Mrs. Nancy W. New-Meyer(미국), Ms Elizabeth M. Current(캐나다), Ms. Thelma B. Maw(미국), Ms. Kathlen R. Allred(미국, 작업치료사) 등 여러 명의 외국 물리치료사들이 강사로 함께 수업을 진행하였다.

1963년 물리치료사 Ms. Poe(미국, 북장로교회 선교사)는 대구동산병원(현, 계명대학교 의료원)에서 물리치료를 시행하였으며, 물리치료사 Ms. Patricia Hunn(영국 구라선교회)은 구라선교회병원에서 한센병(hansen's disease) 환자들에게 물리치료를 시행하였다.

1965년 정식 교육기관인 "수도의과대학 병설 의학기술초급대학"을 통해 제 1회 대한민국 물리치료사 면허시험제도가 시작되었다.

1965년 10월 1일 **대한물리치료사협회**(Korean Physical Therapy Association; KPTA) 설립을 위한 창립총회가 개최되었으며, 1966년 10월 18일 대한물리치료협회로 법인 인가(정관 승인, 보사부 제762호, 초대 석일헌 회장)를 받았다(그림 1-8).

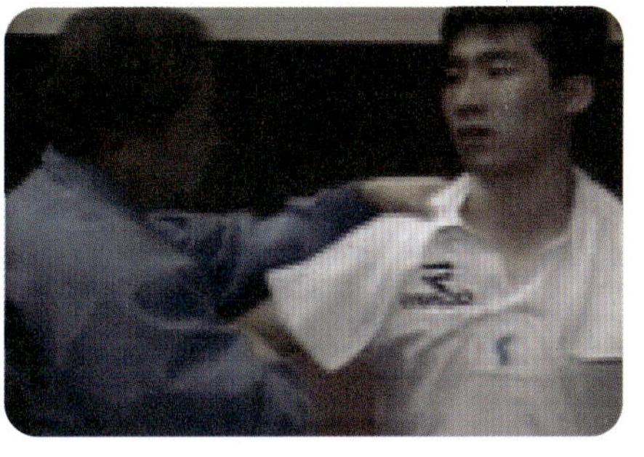

그림 1-8. 초대 석일헌 회장 : 1991년 남북 탁구단일팀 팀 닥터 활동 모습

1967년 3월에 구애련은 3년제로 물리치료사 수련소를 개원하여 주당 24시간 교육과정으로 운영하였다.

(4) 1970년대

1973년 11월에 대한물리치료사협회보 창간호가 발간되었다(그림 1-9).

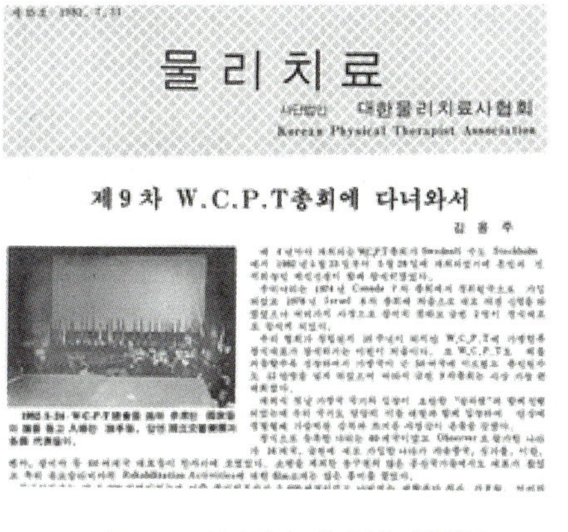

물 리 치 료

사단법인 대한물리치료사협회

Korean Physical Therapist Association

제 9 차 W.C.P.T총회에 다녀와서

그림 1-9. 1982년 제 15호 협회보

1974년 대한물리치료사협회(KPTA)는 캐나다 몬트리올 제8차 **세계물리치료연맹**(World Confederation for Physical Therapy; WCPT) 총회 및 제7회 국제회의에 최초로 참가하여 정회원국으로 정식 가입을 하였다. 현재 한국은 WCPT 5개 지역 중 31개 국가가 가입된 **아시아 서태평양**(Asia Western Pacific Region of WCPT; AWP) 지역에 포함되어 있다.

1975년 KPTA는 일본 이학요법사 협회 회장단 방문을 시작으로 일본과 물리치료 교류가 이루어졌으며, 1976년 일본 이학요법사 협회 학술대회에 처음으로 참가하였다. 또한 물리치료사 신입회원 연수교육이 실시되었으며, 대한물리치료사학회 창립총회가 개최되었다.

1977년 대한물리치료사협회 산하 대한물리치료사학회에서 대한물리치료사학회지 창간호를 발행하였다.

1978년 제 1차 전국물리치료사학술대회가 개최되었으며, 중동지역 리비아에 물리치료사 3명이 취업하였다.

1979년 4월 서울에서 제 6차 범태평양 신체 장애자 재활회의가 개최되었으며, **아시아 물리치료연맹**(Asian Confederation for Physical Therapy; ACPT) 결성 추진 발기인 모임이 이루어졌다. 또한 연세대학교 원주캠퍼스에 4년제 물리치료학과가 개설되었다.

(5) 1980년대

1980년 4월 자유중국 타이페이에서 대한물리치료사협회의 제안으로 아시아물리치료연맹(ACPT) 창립총회가 개최되었다.

10월에는 대한물리치료사협회가 협회 회원의 증가 등으로 제 1회 임시총회가 개최하여 "회원 총회를 대의원 총회로 변경"하는 협회 정관 전면 변경안을 처리하였다.

1981년 11월 제 16기 정기 대의원 총회 및 제 2차 전국학술대회가 개최되었다.

1984년 1월 의료기사 4개 단체 연합회 결성하였으며, 5월 ACPT 한국총회 준비위원회 결성하고 10월 제 2차 ACPT 한국총회 및 제 5차 전국학술대회가 개최되였다.

1986년 대한물리치료사협회는 년 2회 전국학술대회를 개최하기 시작했으며, 5월 제 7차, 11월 제 8차 전국학술대회가 개최되었다.

1987년 10월 대한물리치료사협회는 물리치료소 개설을 위한 탄원서를 정부와 정당 등에 제출하였다.

1988년 10월 서울올림픽 대회에 물리치료사 78명이 외국의 올림픽 참가 선수들을 위한 물리치료 자원봉사를 하였으며, 서울 장애자 올림픽 대회에서도 물리치료사 37명이 참사 선수들에게 물리치료 자원봉사를 하였다. 또한 두 대회마다 선수촌 병원에서 '세계 물리치료사의 밤' 행사가 개최되었다.

(6) 1990년대

1990년 7월 정부정책에 따라 전문대학 물리치료과의 학제가 2년제에서 3년제로 개편하는 것이 확정되었으며, 1991년 전문대학 물리치료과 신입생부터는 3년제 학제로 교육과정이 운영되기 시작했다.

1991년 2월에 물리치료사 면허 국가고시가 1, 2차 통합된 시험 형태로 변경되어 처음으로 시행되었다. 6월에는 1990년도 보수교육 미이수자에 대한 추가 보수교육이 처음으로 실시되었다.

1992년 학회의 발전사를 보면 3월 대한스포츠물리치료학회가 창립총회를 하였으며, 5월에 대한정형물리치료학회(현 대한정형도수물리치료학회)가 창립총회를 하였다.

1994년 6월 대한물리치료사협회는 "의료기사법 제1조 '의사의 지도'가 헌법에 명시한 기본권 침해" 관련 내용에 대해 헌법소원 심판청구서를 헌법재판소에 제출하였다. 10월 제 26차 전국학술대회에서 "물리치료사 자립 개설 쟁취 5대 결의문"을 채택하였다. 9월에는 대학물리치료사협회에서 대한물리치료사 학회지(현재 대한물리치료과학회) 제1권 제1호 발행하였다. 11월에는 대한고유수용성신경근촉진법학회가 창립총회를 하였다.

1995년 3월 19일 서울 여의도에서 대한물리치료사협회 주관으로 대학의 교수, 임상 물리치료사, 물리치료과 재학생 등이 모여 "전국 물리치료원 자립 개설 촉구대회"를 개최하였다.

1996년 4월 25일 의사의 지도 관련 위헌 여부 헌법 소송 재판 최종 결과가 "기각"으로 선고되었다.

1997년 7월에는 세계물리치료연맹 사무총장 Brenda Myers 여사가 협회를 방문하였다.

1998년 전국학술대회는 이전까지는 중앙회가 주관하여 개최하였으나 이후 시도회에서도 주관하는 전국학술대회가 개최되었다.

(7) 2000년 이후

2000년 9월 대학물리치료사협회 창립 35주년 기념행사가 이루어졌다.

2005년 10월 30일부터 11월 1일 제 4차 세계물리치료연맹(WCPT)와 아시아 서태평양(AWP) 총회 및 제 9차 아시아물리치료연맹(ACPT) 학술대회가 서울에서 개최되었으며, 18개국이 참가하였다(그림 1-10).

2008년 3월 태안반도에 기름이 유출된 현장에서 봉사자들을 대상으로 물리치료 자원봉사를 하였다.

2009년 9월과 10월에 한의사 직접 물리치료 및 보험 급여화 대국민 반대운동을 하였다(보건복지가족부 청사, 여의도광장).

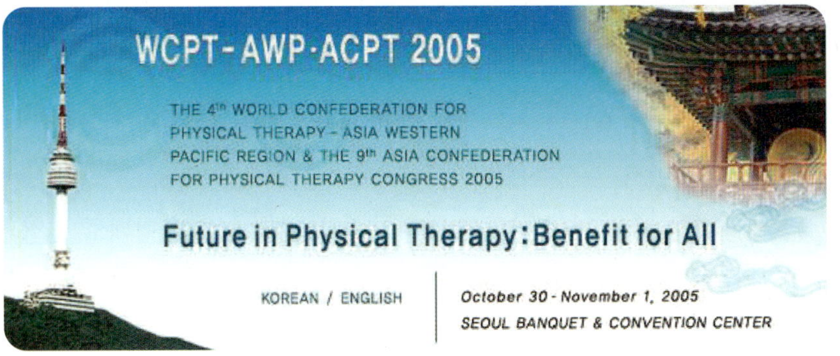
WCPT-AWP·ACPT 2005
THE 4th WORLD CONFEDERATION FOR PHYSICAL THERAPY - ASIA WESTERN PACIFIC REGION & THE 9th ASIA CONFEDERATION FOR PHYSICAL THERAPY CONGRESS 2005
Future in Physical Therapy : Benefit for All
KOREAN / ENGLISH
October 30 - November 1, 2005
SEOUL BANQUET & CONVENTION CENTER

그림 1-10. 제 4차 WCPT와 AWP 총회 및 제 9차 ACPT 학술대회

2012년 일본 나가사키에서 제1회 한일학술대회가 개최되었다.

2014년 4월부터 11월까지 세월호 사건 현장(언딘바지선, 팽목항 등 4곳, 진도 실내체육관)에서 잠수부 및 봉사자들을 대상으로 물리치료 봉사를 하였다(그림 1-11). 8월 국군의무학교와 MOU 체결을 하였으며, 11월에는 부산에서 제2차 한일합동 물리치료사학술대회가 개최되었으며, 한국과 일본 물리치료사협회가 MOU를 체결하였다.

2015년 1월 의료기사 등의 면허신고제가 시행되어 물리치료사 면허자들은 대한물리치료사협회에 의무적으로 신고를 하게 되었다. 8월에 한국과 인도네시아 물리치료사협회가 MOU를 체결, 한국과 필리핀 물리치료사협회가 MOU를 체결하였다. 9월에는 대학물리치료사협회 창립 50주년 기념행사가 이루어졌다.

2018년 2월과 3월에 평창올림픽 및 평창패럴올림픽에서 참가 선수들을 대상으로 물리치료봉사 활동이 이루어졌다.

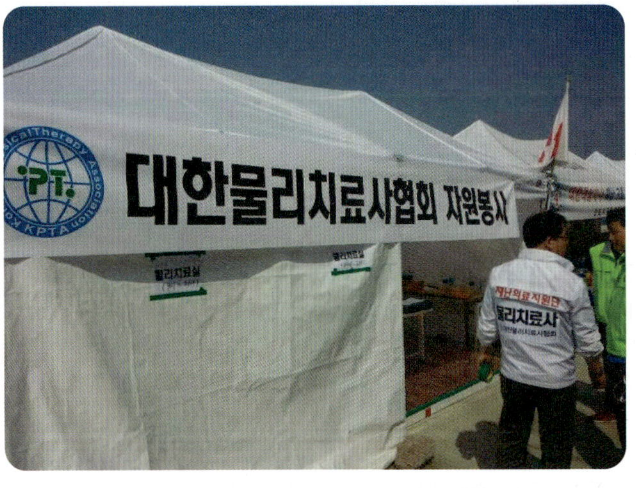
대한물리치료사협회 자원봉사
물리치료사

그림 1-11. 세월호 물리치료 봉사 현장

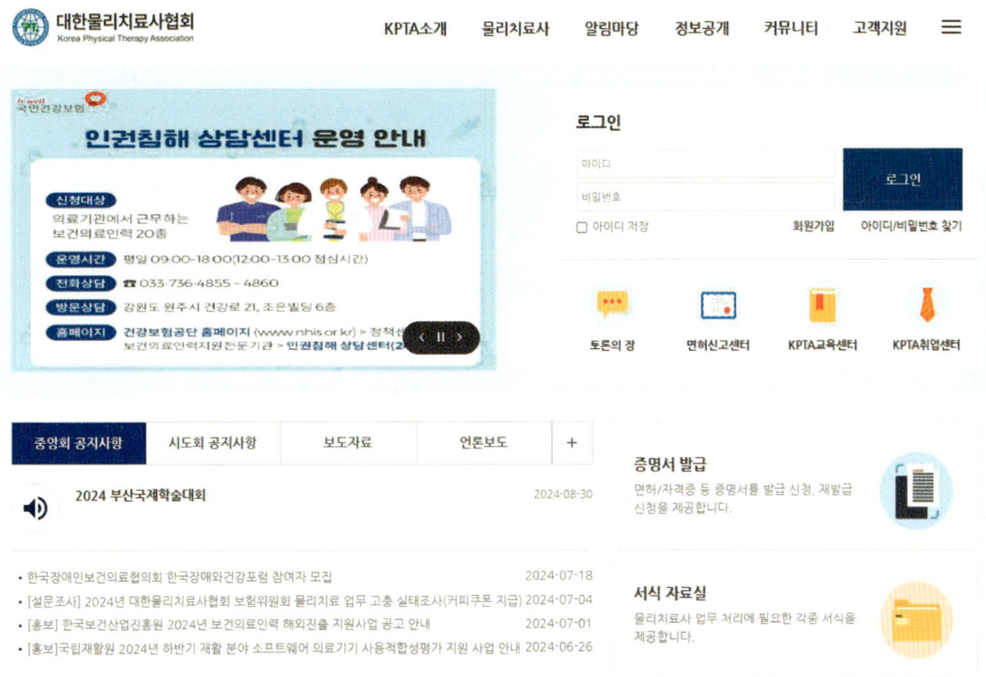

그림 1-12. 대한물리치료사협회 홈페이지

2019년 5월 의료기사법에 있는 물리치료사 관련된 내용을 물리치료사만의 단독 법안으로 발의를 하였으나 기각되었다. 9월에 대한물리치료과학회의 대한물리치료과학회지는 한국연구재단 등재후보지 선정되었으며 2021년에 한국연구재단 등재학술지로 선정되었다.

2024년 7월 10일 그동안 추진한 학제일원화 법안이 국회에 재 입법 발의되었다.

2024년 11월 28일 물리치료학 학제일원화법안(2201577 고등교육법 일부개정법률안) 국회 본회의 최종 통과하였다.

2024년 기준 물리치료사 교육기관은 전문대학교(3년제) 39개, 일반대학교(4년제) 46개 및 대학원(석/박사과정, 전문기술석사과정)이 개설되어 정규과정교육을 통해 훌륭한 물리치료사를 약 9만 5천명 정도 배출된 상태이다.

현재 대한물리치료사협회에는 지부(시도회) 16개, 종별학회 14개 산하에 분과학회 55개, 협의회 6개 및 대한물리치료과학회로 구성되어 있다(그림 1-12).

2) 외국 물리치료 역사

외국의 근대적 물리치료의 발전은 1차, 2차 세계대전으로 인한 부상자 치료과 소아마비 질환자에 대한 물리치료 수요의 급증이라 볼 수 있다. 유럽에서 시작한 물리치료는 미국 등 여러 나라를 통해 학문적으로 발전하게 되었다.

(1) 1800년 이전

외국 물리치료 역사는 고대부터 시작되었으며 B.C 3000년경 중국에서 마사지가 사용되었으며, B.C. 460~355년 Hippocrates는 "Corpus Hippocrateum" 저서에서 후만증 환자에게 후만된 부위를 누르고 견인을 적용하는 도수치료에 대해서 언급하였다.

A.D. 131~202년 Galen은 손가락 저림에 대해 목을 치료하는 등 Hippocrates의 치료 방법을 발전시켜 다양한 도수치료적 접근을 시도하였다.

중세 시대는 종교적 사상이 지배하면서 문화 및 의학에는 암흑의 시기를 보냈으며, 종교적인 방향에서 어긋나는 수술법이나 의학 등은 멸시를 받았으며 종교적인 신앙 또는 민간요법이 우선시 되었다. 특히 1300년경 전염병(흑사병)이 광범위하게 퍼져 유럽 인구의 1/3이 사망하였지만 더욱더 종교가 득세하게 되었다.

르네상스 시대에 예술가인 Leonardo da Vinci는 해부학 교수와 사체를 해부하면서 다양한 해부도를 그렸으며, 1543년 Andreus Versalius는 "De Humani Coporis Fabrica"라는 인체 전반에 대한 7권의 해부학 도서를 출간하였다. 1579년 Ambrose Pare는 외과적 수술과 탈구에 대한 도수치료로 유명하였고 체간지지법을 처음 사용하였다.

18세기 영국에서 시작한 산업혁명은 사회 경제적 변화, 기술의 혁신 등 인류문화에 많은 발전을 이루었다. 발명가인 Francis Lowndes는 1787년 "Observations on Medical Electricity" 저술하였고, 1796년 환자를 대상으로 관절과 근육을 움직이는 "gymnasticon" 고정식 자전거를 설계하였다(그림 1-13).

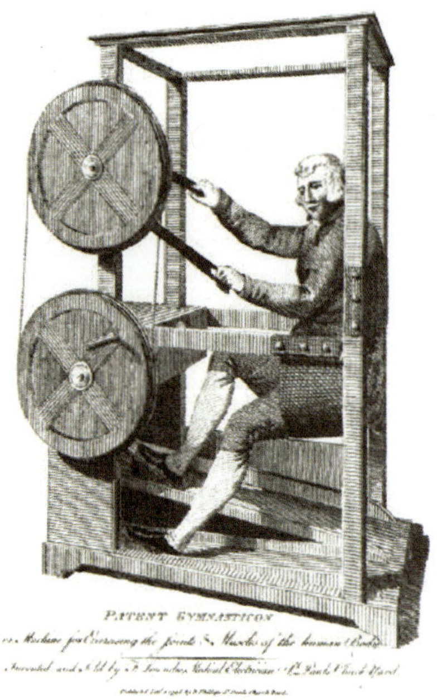

그림 1-13. "gymnasticon" 고정식 자전거

(2) 1800년대

1813년 Per Henrik Ling(1776~1839)은 스웨덴 왕립중앙체조학교(the Royal Central Institute of Gymnastics, RCIG)를 설립하였으며, 체조(gymnastics), 마사지(massage), 도수교정(manipulation) 및 운동(exercise) 등 물리치료와 관련된 많은 내용을 남겼다.

1817년 James Parkinson(1755~1824)은 "Essay on the Shaking Palsy" 저서에서 파킨슨병에 대해 체계적으로 기술을 하였다(그림 1-14).

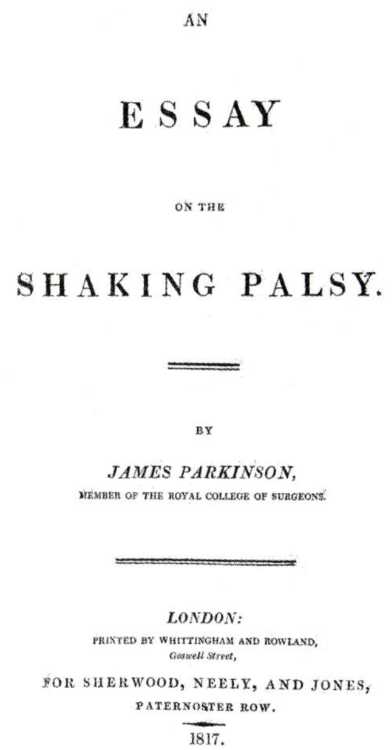

AN

ESSAY

ON THE

SHAKING PALSY.

BY

JAMES PARKINSON,

MEMBER OF THE ROYAL COLLEGE OF SURGEONS.

LONDON:

PRINTED BY WHITTINGHAM AND ROWLAND,

Goswell Street,

FOR SHERWOOD, NEELY, AND JONES,

PATERNOSTER ROW.

1817.

그림 1-14. "Essay on the Shaking Palsy" 저서

1848년 전기치료의 아버지라고 불리는 Guillaume Benjamin Amand Duchenne(1806~1875)는 전기자극기를 개발하고 근육 위축 및 마비를 치료하는 전기생리학적인 접근을 시도하며, 전기진단학을 개척하였다(그림 1-15).

1887년 스웨덴의 국제보건복지위원회(National Board of Health and Welfare)에서 처음으로 "**Physical therapist**"를 보건복지분야 직업군으로 공식적인 등록(official registration)을 하였다.

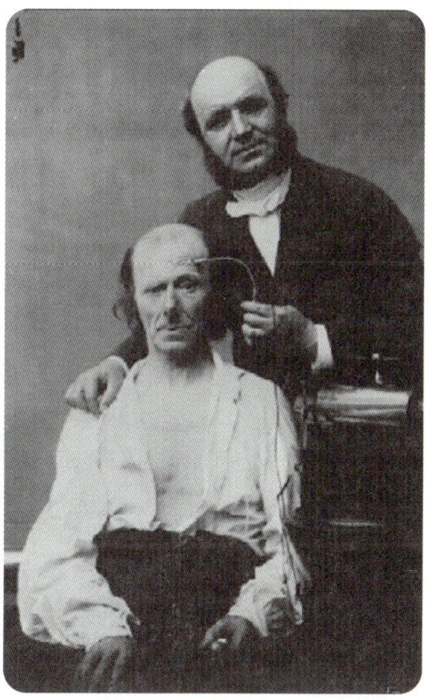

그림 1-15. Guillaume Benjamin Amand Duchenne 이마엽 근육 자극(1847년)

1899년 영국에서 "physiotherapy" 명명되어 졌으며, 1880년대에 Daniel David Palmer(1845~1913)는 "Chiropratic"을 스스로 개발했다고 주장하였다.

외국의 물리치료는 유럽에서 시작하여 미국 등으로 전파되었으며, 미국은 아시아 및 다양한 국가로 물리치료를 전파하였으며, 1차 세계대전과 2차 세계대전은 현대 물리치료가 역사적으로 발전하는 전환점이 되었다.

(3) 1910년~1930년대

1차 세계대전(1914~1918)과 소아마비가 발병한 1894년, 1914년, 1916년에는 물리치료에 대한 수요가 크게 발생하면서 필요성이 매우 강조되었다.

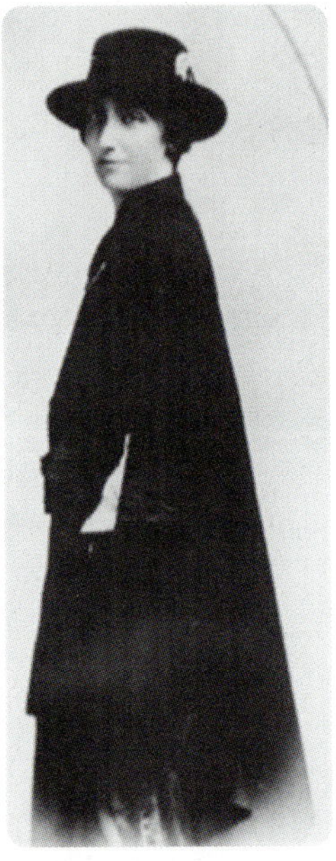

그림 1-16. 1922년 미국 물리치료사협회 초대 회장 Mart McMillan

본 교재는 미국 물리치료를 중심으로 기술하였다.

1910년대 영국에서 미국으로 건너간 물리치료사 **Mart Mc Millan**은 물리치료 프로그램을 시작하였다. 1921년 미국여성물리치료협회(American Women's Physical Therapeutic Association)와 1922년 **미국물리치료사협회**(**American Physical Therapy Association** 변경) 초대 회장으로 선출되어 많은 업적을 이루었으며, "현대 물리치료의 어머니(Motherof modern physical therapy)"라고 불리게 된다(그림 1-16).

1913년 뉴질랜드의 Otago University에 물리치료학과가 개설되었으며, 1914년 미국의 오리건주 포틀랜드 Reed College에 물리치료 교육과정이 개설되었다.

1918년 미국에서는 특수병원과 신체 재건분과는 부상자들의 신체 기능을 회복시키는 도움을 주는 재건보건사(reconstruction aides)를 양성하였으며 이는 물리치료사의 전신이라고 할 수 있다. 또한 버몬트주에서는 물리치료사들이 소아마비 질병에 대한 전문팀의 일원으로 참여하여 근력 검사, 운동, 마사지 및 물리적 인자 등 물리치료 중재를 제공하였다(그림 1-17).

1921년 조지아주는 웜 스프링스 재단(Warm Springs Foundation) 지원으로 온천수에서 소아마비 환자들을 치료하는 수중 물리치료센터를 운영하였다(그림 1-18). 그해 3월 미국에서 물리치료에 대한 연구를 목적으로 최초의 협회 저널인 "The PT Review"가 창간되었다.

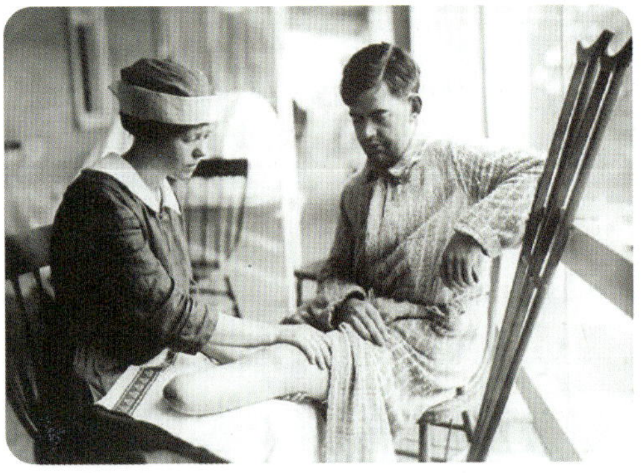

그림 1-17. 재건보건사의 절단자 물리치료 중재 모습

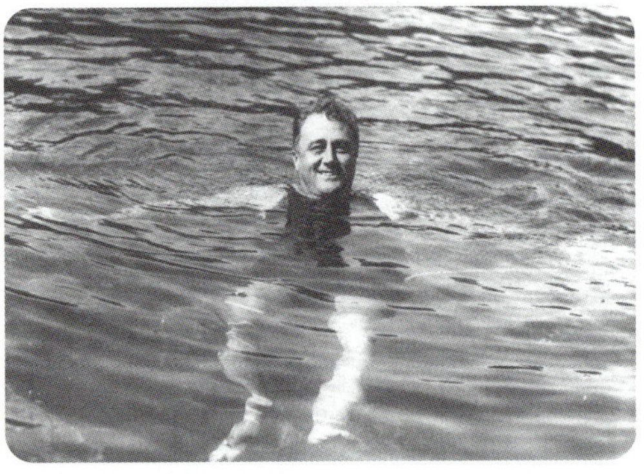

그림 1-18. Warm Springs Foundation에서 수중 물리치료하는 루즈벨트 대통령

1926년 뉴욕주, 1939년 애리조나주는 물리치료사 법률이 제정되었지만 효력을 발생한 것은 많은 시간이 지난 1972년에 가능하게 되었다.

1927년 New York University에 4년제 학사과정이 처음으로 개설되었으며, 1928년 미국물리치료사협회는 표준교육프로그램 과정인 1,200시간을 만들어 공포 및 인증하였다. 1930년 교육프로그램 인증을 14곳이 받았으며 교육이 병원에서 대학으로 전환되는 큰 변화가 시작되었고, 1936년에는 13개 대학이 물리치료 교육과정에 대해 인증을 받았다.

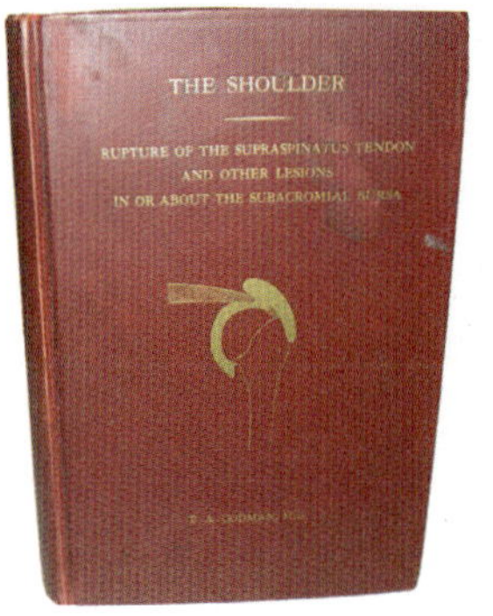

그림 1-19. "The Shoulder" 저서

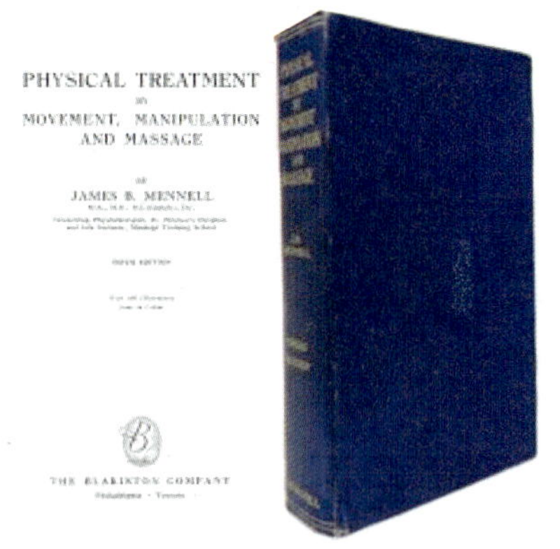

그림 1-20. "Physical Treatment by Movement, Manipulation and Massage" 저서

(4) 1930년~1960년대

2차 세계대전(1939~1945)과 1950년대 급격히 급증한 소아마비 질환 등으로 물리치료사에 대한 인지도가 매우 높아졌으며, 물리치료 수요의 증대로 다양한 단체를 통해 물리치료 양성과정이 매우 급속하게 확산 되면서 전문가로 인정 받기 시작하였다. 이후 1944년에는 물리치료를 의학의 한 전문 분야인 물리의학을 전공하는 물리의학전문의라고 하였다.

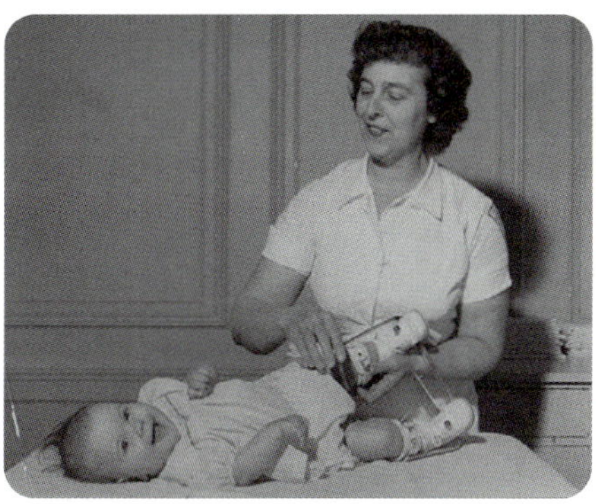

그림 1-21. Lois Stevens(Burnsie) 소아마비 아동에 대한 물리치료

1934년 **Ernest A. Codman**은 "The Shoulder" 저서를 출판하였고, James B. Mennell은 "Physical Treatment by Movement, Manipulation and Massage" 저서를 출판하였다(그림 1-19, 20).

1938년 미국은 소아마비국립재단을 설립하여, 소아마비 아동에 대한 교육, 물리치료, 다양한 서비스를 제공하였다(그림 1-21).

1941년 전쟁 부상자에 대한 문제가 대두되면서 군대 내 물리치료 교육프로그램, Walter

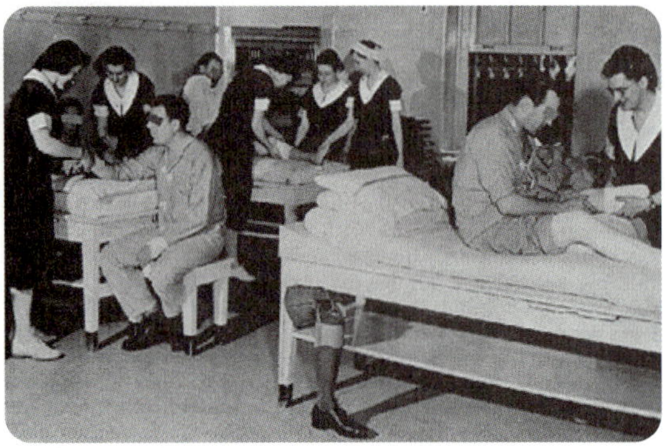

그림 1-22. Walter Read Hospital 내 물리치료사 양성 과정

Read Hospital 내 물리치료사 양성 과정(1년 과정, 6개월 교육, 6개월 실습) 및 다른 주에서 14개 교육프로그램이 개설되었다(그림 1-22).

1943년 애리조나주 육군 시설(Fort Huachuca)에 여성의료봉사부대프로그램(Women's Medical Service Corps Program)을 운영하여 병원에 물리치료사를 파견하였다(그림 1-23).

1947년 여성의학전문가부대(Special Women's Medical Service Corps; WMSC)를 창설하여 부상자들에게 통증, 보조기 및 일상생활활동 등 물리치료를 적용하였다(그림 1-24).

이후 물리치료는 산업 현장의 생산능력을 증대하는 방향으로 전환되었으며, 1948년 **세계보건기구(WHO)**가 설립되었다.

이 시기에 Lovett 등은 소아마비에 대한 도수 근력 검사, 근력 강화 운동 등을 개발하였다.

Florence Peterson Kendall은 소아마비 관련 많은 연구 업적을 이루었으며(그림 1-25), 1949년 남편과 같이 편찬한 "근육: 테스트 및 기능" 책은 근육을 평가하는 표준이 되었다.

1948년 공인물리치료사협회(Chartered Society of Physiotherapy, CSP)는 13개국이 모여 국제협력을 논의했다.

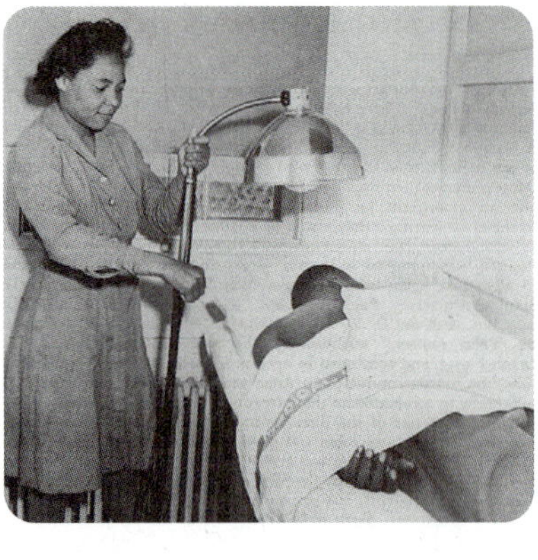

그림 1-23. 아프리게 미국인을 위한 여성의료봉사부대프로그램

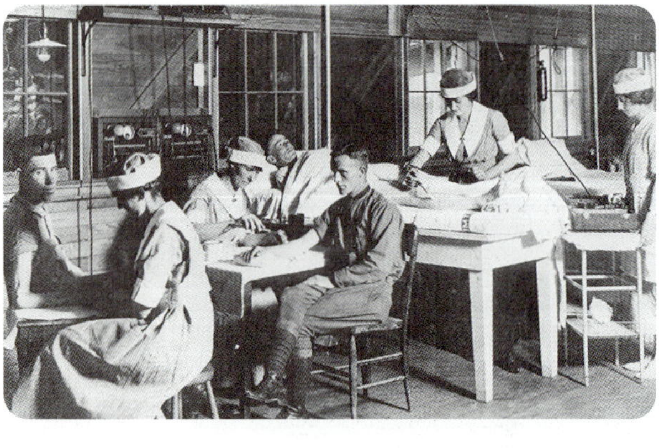

그림 1-24. 여성의학전문가부대 부상자에 대한 물리치료 중재

1951년 **세계물리치료연맹**(World Confederation for Physical Therapy; WCPT)은 11개 창립협의회와 14개국 대표단에 의해 설립되었으며, 5개 지역(아프리카, 아시아 서태평양, 유럽, 북아메리카 카리브, 남아메리카)으로 구성되어 있다. 현재 128개국의 회원국, 총 600,000명 이상의 물리치료사 가입되었다.

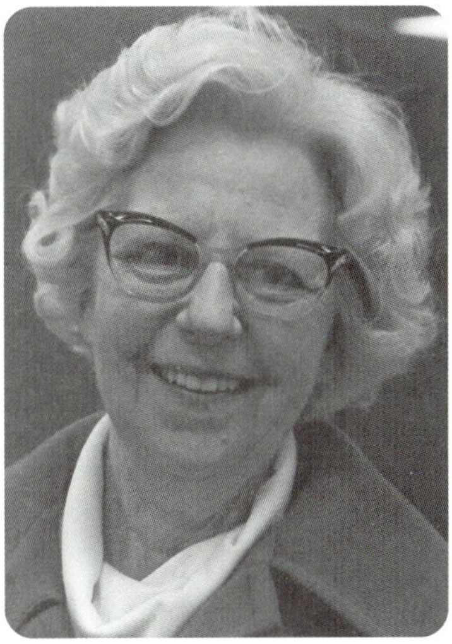

그림 1-25. Florence Peterson Kendall

1951년 Thomas L. Delome은 **점진적저항운동**(progressive resistance exercise; PRE) 저서를 출판하였으며, 이는 물리치료의 근력 강화 운동 이론과 실기에 큰 기여를 하였다(그림 1-26).

1954년 미국은 310개의 객관식 문항, 7시간 등 면허시험 제도를 만들었으며 플로리다는 처음으로 면허시험을 실시하였다. 1958년까지 다른 11개 주에서도 면허시험이 이루어졌다.

1960년 오하이오주 클리브랜드의 Western Reserve University에서 2년제 물리치료 대학원과정이 개설되었다.

1960년 **John M. Mennell**은 Back Pain(Diagnosis and Treatment Using Manipulative Techniques) 저서를 출간하였다(그림 1-27).

1961년 **Freddy M. Kaltenborn**은 “Extremity joint manipulation” 저서를 출간하였다.

1963년 WCPT는 2,700시간의 표준교육프로그램 과정 지침을 발표하였다. 미국은 보조 물리치료사(PTA) 교육프로그램은 플로리다의 Miami-Dade Community College와

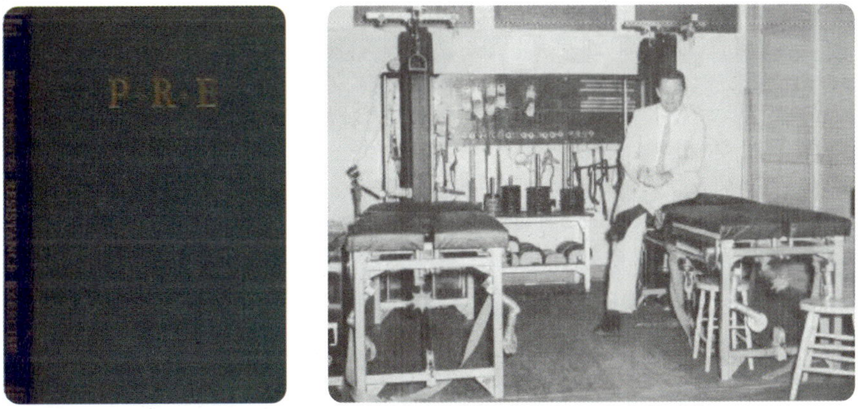

그림 1-26. Delome 저서 및 1959년 Delome과 군인 부상자에게 사용한 저항 장비

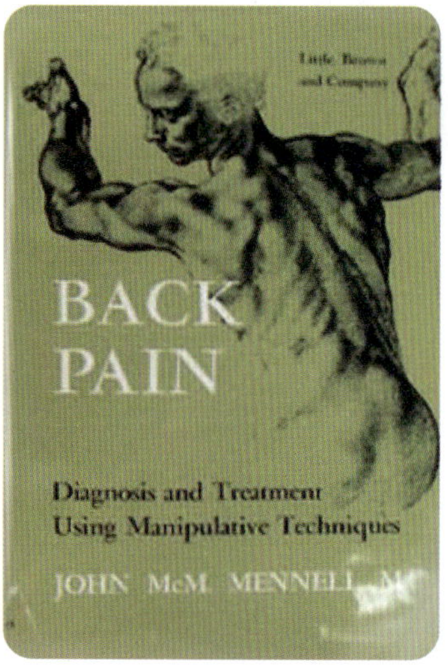

그림 1-27. Back Pain 저서

미네소타의 St. Mary's Junior College(현 St. Catherine University)에서 일찍부터 확립되어 두 클래스가 졸업하고 취업했다.

1965년 미국은 메디케어(Medicare) 및 메디케이드(Medicaid) 프로그램을 제정되었으며, 이는 많은 국민에게 의료서비스의 확대를 가져오면서 숙련된 물리치료사의 수요가 확대할 수 있는 매우 큰 영향을 미쳤다.

(5) 1970년~1990년대

1960년 이후 물리치료 관련 기초 학문들의 발전으로 다양한 중재적 접근법 들이 발전하게 되었으며, 1973년 최초의 4년제 학사 학위 과정을 시작은 뉴욕대학교는 최초의 박사과정을 개설하였다.

1972년 미국은 건강관리를 위한 사회보장 개정법인 연방법이 재정되면서 물리치료는 재도약의 기회를 맞이하게 되었다.

1974년 캐나다 몬트리올에서 열린 제 8차 WCPT 총회에서 하위 그룹이 설립되었으며, 한국도 회원국으로 가입되었다(그림 1-28).

1978년 제 9차 WCPT 총회에서 첫 번째 하위 그룹인 국제 정형외과 수기치료사 연맹(IFOMT)이 인정되었다.

1979년 미국물리치료사협회는 1990년 12월 31일까지 물리치료사들의 질적 향상을 위해 석사학위 이상 취득 목표일로 설정하는 정책을 채택하였다.

1979년 메릴랜드주는 처음으로 물리치료사가 환자에게 직접 접근할 수 있는 직접 방문(direct access)이 시행되었으며, 1984년에 물리치료 진단에 대한 내용을 채택하였다.

1990년 전후에 사회적 다양한 변화, 즉 고용의 불안, 보험 제도의 급변화, 임금의 정체, 물리치료사의 공급과잉 등 물리치료에도 상당한 타격을 주었다. 미국은 1990년대 말에 산업체 근로자들의 건강관리라는 새로운 분야가 만들어지면서 물리치료 수

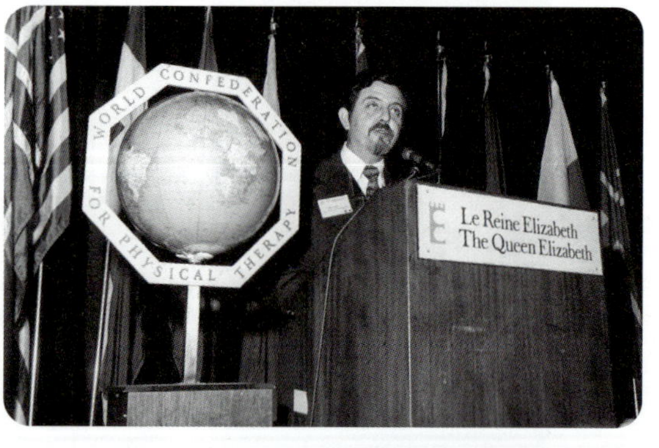

그림 1-28. 캐나다 몬트리올 제8차 WCPT 총회
(하위 그룹 설립, 한국 회원국 가입)

요가 증가하게 되었다.

1991년 텍사스주는 물리치료사가 직접 환자를 평가할 수 있게 되었다.

1995년 미국물리치료사협회는 실습 패턴의 개발을 촉진하고, 물리치료사 실습의 질을 개선하고, 소비자 만족도를 높이고, 적절한 활용을 촉진하기 위해 "물리치료사 실무 지침" 초판을 출판하였다.

1996년 7월 미국 Creighton University에서 최초의 물리치료 전문의사(DPT)가 배출되었다.

1997년 미국물리치료사협회는 전문직 후 물리치료 임상 레지던트 프로그램 인증 위원회를 설립했으며, 1999년 캘리포니아주 로스앤젤레스에 있는 Kaiser Permanente Medical Center에서 고급 정형외과 도수치료를 위한 최초의 레지던트 프로그램을 승인받았다.

(6) 2000년대

2000년 들어 물리치료 연구에서도 환자에게 실질적인 서비스를 제공하기 위해서 **근거중심치료**(evidence based practice)에 대한 접근을 중요시하고 있다.

2000년 미국물리치료사협회에서는 "비전 2020" 발표에서 6가지 핵심 요소인 "자율적 행위", "직접 방문", "교육과정 물리치료박사(Doctor of Physical Therapy; DPT)", "근거중심치료", "신뢰받는 전문가", "전문적 자질"로 구성하여 미래에 물리치료사들이 나아갈 방향을 제시하고 있다(그림 1-29).

2019년까지 미국 물리치료 레지던트 및 펠로우십 교육 위원회(ABPTRFE)는 레지던트 288개과정 및 펠로우십 53개 과정을 인증하였으며 6,600명 이상의 물리치료사들이 졸업을 했다.

2004년 미국물리치료사협회는 물리치료사보조프로그램(PTA) 인증이 시작되었으며, 2012년에 PTA Advanced Proficiency Pathways 프로그램(PTA APP)으로 발전했다.

2010년 212개 대학이 대부분 DPT로 변화되었다.

2015년 직접 방문은 미국 50개 주에 허용되었다. 현재 다른 여러 국가에서도 물리치료사가 직접 환자를 진단, 중재 등을 할 수 있는 방향으로 발전하고 있으며, 물리치료의 다양한 연구와 새로운 분야

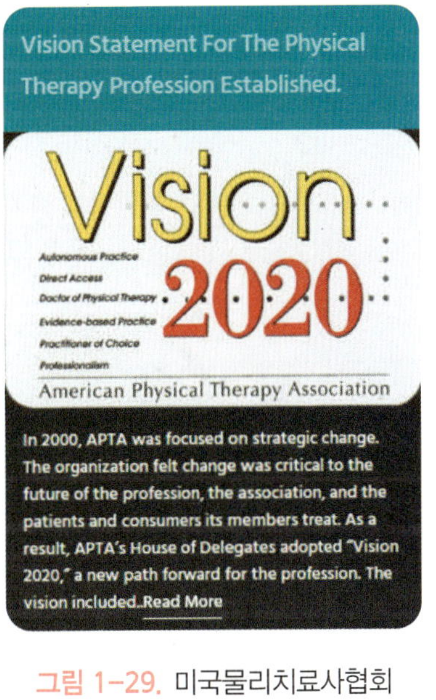
Vision Statement For The Physical Therapy Profession Established.
Vision
2020
Autonomous Practice
Direct Access
Doctor of Physical Therapy
Evidence-based Practice
Practitioner of Choice
Professionalism
American Physical Therapy Association
In 2000, APTA was focused on strategic change. The organization felt change was critical to the future of the profession, the association, and the patients and consumers its members treat. As a result, APTA's House of Delegates adopted "Vision 2020," a new path forward for the profession. The vision included..Read More

그림 1-29. 미국물리치료사협회 "비전 2020"

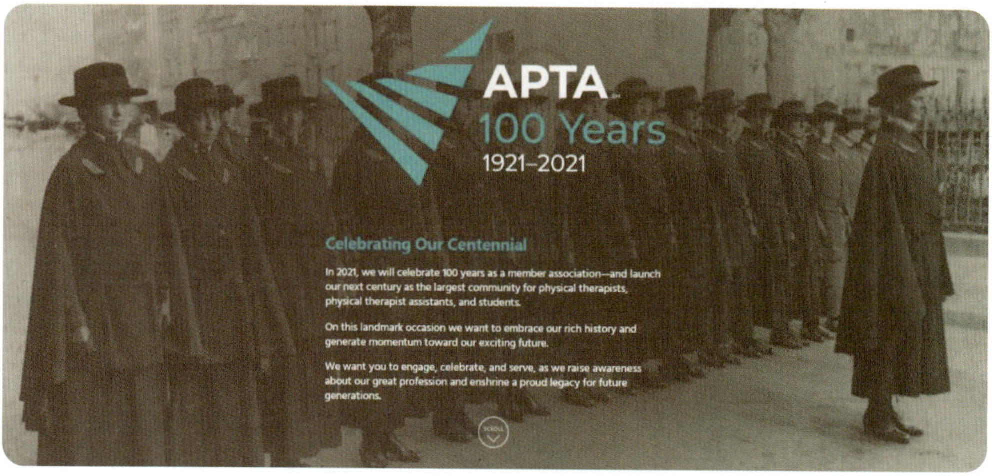
APTA
100 Years
1921–2021
Celebrating Our Centennial
In 2021, we will celebrate 100 years as a member association—and launch our next century as the largest community for physical therapists, physical therapist assistants, and students.
On this landmark occasion we want to embrace our rich history and generate momentum toward our exciting future.
We want you to engage, celebrate, and serve, as we raise awareness about our great profession and enshrine a proud legacy for future generations.

그림 1-30. APTA 창립 100주년

에 대한 도전들이 계속 진행되어 일어난다.

2017년 PT와 PTA가 단일 면허를 통해 여러 주에서 진료할 수 있는 "다중 주 면허 협약"에 10개 주가 협약을 시작하였다.

2021년 1월 15일 미국 APTA가 창립 100주년이 되었으며(그림 1-30) 2024년 현재 WCPT는 128개 협회로 구성되었으며 600,000명 이상의 물리치료사를 대표하는 단체가 되었다(그림 1-31).

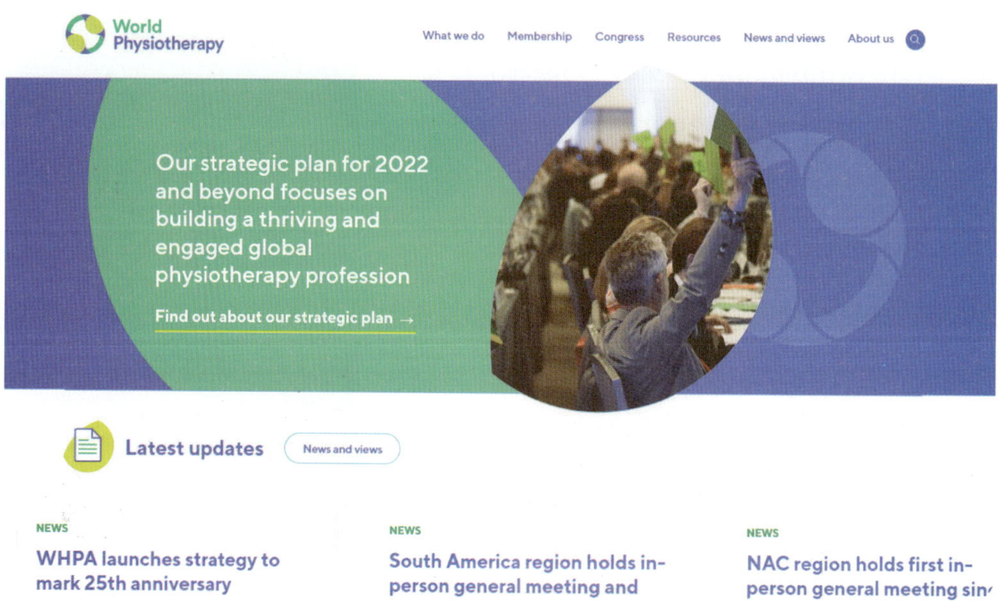

그림 1-31. WCPT 홈페이지

02

물리치료 행정과 업무

학습목표

1. 물리치료 행정에 대해 설명할 수 있다.
2. 물리치료사 업무에 대해 설명할 수 있다.
3. 물리치료사 면허제도 및 보수교육에 대해 설명할 수 있다.
4. 물리치료 의료보험 수가 및 관련 법규에 대해 설명할 수 있다.
5. 물리치료 교육과정에 대해 설명할 수 있다.

핵심용어

- 전자의무기록(electronic medical record; EMR)
- SOAP(subjective, objective, assessment, plan)
- 면허(license)
- 보수교육(conservative education)
- 면허 신고제(license declaration system)

1 물리치료 행정

1) 물리치료 행정 개요

행정의 사전적 의미는 특정 목적의 달성을 위하여 이루어지는 협동적 집단행동을 말한다.

물리치료 행정(physical therapy administration)이란 물리치료를 받는 고객과 보호자들에게 움직임과 관련된 기능을 예방하고, 진단해서 중재하여, 국민의 건강증진 목표로 물리치료 관련 정책, 업무, 교육을 실현하기 위한 근거중심의 체계적이고 과학적인 활동 과정을 포괄적으로 의미한다.

물리치료 행정전문가는 물리치료실의 책임자(실장, 부장 등) 또는 중간관리자(팀장 등) 등을 말하며, 행정전문가는 물리치료실 구성원들에 대한 규정, 인사, 교육, 문서, 기자재, 소모품, 비품, 치료실 운영 및 예산 등을 관리 운영한다. 또한 최상의 물리치료 행정을 제공하기 위해서는 현재 가지고 있는 물적 자원과 구성원을 환경 변화에 따라 효율적으로 활용한다면 합리적이고 체계적인 행정을 이룰 것이다.

미래 사회 환경의 다양한 변화가 요구하는 방향에 맞추어 물리치료사들의 목표와 의식도 바뀌어야 할 것이며, 이에 따른 행정 또한 변화를 이루어야 할 것이다.

2) 물리치료 행정 과정

1937년 귤릭(Gulick)과 어윅(Urwick)은 "행정과학논집(Papersonthe Science of Administration)"에 고위 관리자의 행정활동 과정을 일곱가지 단계로 구분하여 기술하였으며, 이는 일반 행정, 사회복지 행정 및 보건 행정 등에서 공통으로 사용하고 있다. 물리치료 행정과정을 'POSDCoRB'로 설명하면 다음과 같다(그림 2-1).

과정	내용
기획(planning)	행정의 준비 과정이며, 조직의 목표를 달성하기 위한 방법의 구체적 윤곽(일관적인 행동 목적, 수행할 사안, 수행방법)을 잡는 과정 예 물리치료사 1인당 환자 10명 치료
조직(organizing)	기획에 따라 업무를 효율적으로 수행할 수 있도록 구체적인 직무와 권한을 배분하여 공동목표 달성을 위한 분업적 협동체제의 구성 하는 과정 예 회사의 정관, 직제규정, 운영규정, 사무분장 등

과정	내용
인사(staffing)	신규 직원을 채용, 교육훈련 및 좋은 근무환경(조건)을 유지하는 과정 예 물리치료사 충원, 교육, 물리치료실 배치 등
지휘(directing)	부하 직원들에게 업무상의 명령이나 지시 내리고 이를 따르게 하는 과정 예 의사결정을 하는 과정(목표 달성을 위해 지도, 동기부여, 소통 등)
조정(coordinating)	조직내의 타 부서와 원만한 관계를 유지하고 협력하는 과정 예 물리치료실 치료팀, 작업치료실, 언어치료실, 병동 간호부 등 협력
보고(reporting)	부하 직원이 업무관련하여 진행과정, 결과 등을 관리자에게 보고하는 과정 예 행정 감사관련 된 환자 진단 및 치료 기록, 회의록 등에 대한 소통
예산(budgeting)	조직의 목표나 업무를 수행하기 위한 예산 편성, 운영, 회계 처리 등 과정 예 물리치료실 내 예산 및 재정 운영 관리

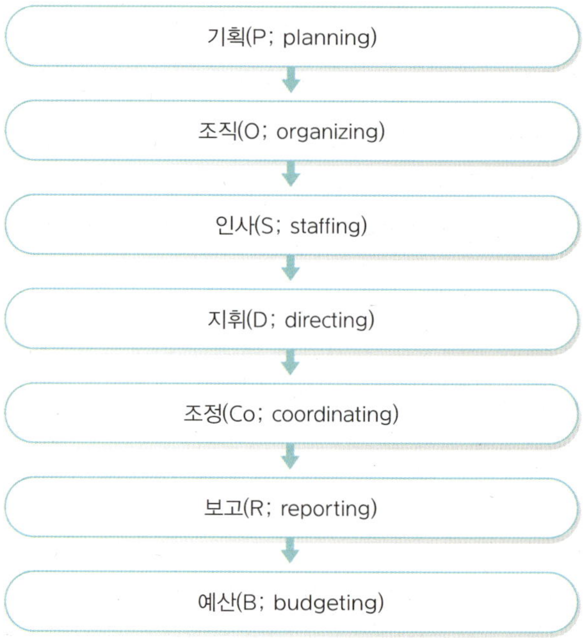

그림 2-1. 물리치료 행정 과정

3) 물리치료 행정 조직

일반적으로 물리치료실의 행정 조직은 실장(센터장, 과장, 부장), 각 파트별 팀장(주임), 실습담당자 등으로 구성되며, 이 조직에 의해 물리치료실 내 모든 행정 업무를 수행한다.

실장은 병원의 정책에 직접 참여함으로써 물리치료실 환경 및 기자재 구축, 타 부서와의 업무 협조 등에 관여하며, 치료실 내 인력관리, 인사관리, 문서관리, 평가총괄, 예산관리 등 주요 행정 정책을 담당한다.

각 파트별 팀장들은 환자 스케줄 관리, 의료보험 수가 청구, 고객 민원 관리, 소모품 및 비품 관리, 치료사 스케줄 관리, 교육 관리, 응급상황 대처, 치료사 간 행사 등 치료실 내 운영에 대한 전반적인 행정 업무를 담당한다. 실장 및 팀장들은 문서 또는 구두로 업무명령을 내릴 수 있으며, 업무의 체계성을 위해서는 문서화하는 것이 좋다.

실습담당자는 실습학생들의 체계적인 실습을 위한 계획, 운영, 평가, 결과 등에 대한 전반적인 행정 업무를 담당한다. 즉 대학-기관 공문 관리, 실습학생 임상 실습 교육 관리, 출결 관리, 안전 관리, 기관 생활 관리 등에 대한 전반적인 행정 업무를 담당한다.

물리치료실의 행정 조직은 물리치료 대상자와 물리치료사들이 조직 내에서 행복하게 물리치료 서비스를 제공받고 제공할 수 있도록 최상의 물리치료 행정 업무 지원을 하여야 한다.

4) 병원 행정 시스템

(1) 처방전달시스템

처방전달시스템(order communication system; OCS)의 기능은 병원내에서 환자를 중심으로 발생되는 진료시스템(외래진찰실, 병동처방, 병동간호 등), 진료지원시스템(물리치료, 임상병리, 방사선, 각종검사실, 의무기록, 약품, 급식, 의료소모품, 수술실 등) 및 원무행정지원(원무행정, 환자등록, 진료비계산수납, 보험청구) 등 정보의 전달을 신속하게 전달하는 시스템을 의미하며, OCS는 정확성, 안전성, 보완성, 경제성 및 공간성 등을 고려하여 구축되어야 한다.

물리치료실의 OCS은 물리치료실 환자의 예약, 접수, 수납, 보험 청구와 기간, 통계자료, 치료실 물품 관리 등 물리치료 관련 업무를 신속하고 정확하게 처리하여 업무의 표준화 및 효율성을 증가시켜주며, 시스템 연계를 통한 의사, 간호사, 기타부서의 업무를 지원한다(그림 2-2).

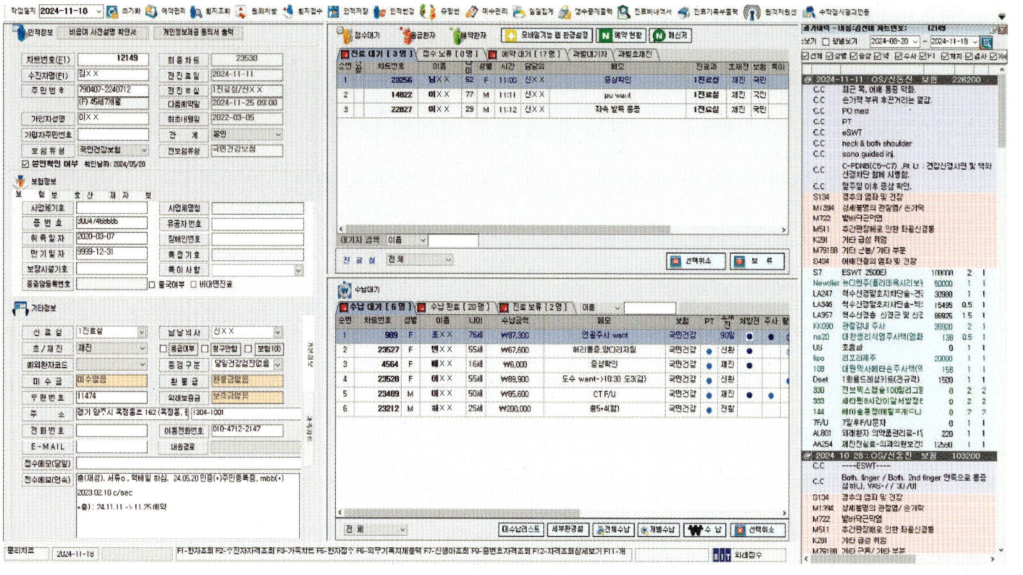

그림 2-2. 물리치료실 처방전달시스템

(2) 전자의무기록

전자의무기록(electronic medical record; EMR)은 병원과 외래 진료환경에서 기존에 종이차트에 기록 했던 인적사항, 병력, 건강상태, 약물, 진찰, 수술, 검사, 입원 및 퇴원기록, 영상판독결과, 간호기록, 물리치료기록 등 환자와 관련된 모든 임상정보를 기록 전산화하여 컴퓨터에 체계적으로 입력, 관리, 저장하는 형태를 의미하며, 업무의 효율성을 높이며 의료의 질을 향상하는 효과를 가져왔다. 물리치료실의 EMR은 물리치료실에서 환자에게 적용하는 SOPA, 검사, 평가, 진단 및 중재 등을 계획하고 물리치료 치료 전반에 걸친 내용을 기록하며 이는 환자에게 물리치료 적용에 대한 업무를 신속하고 정확하게 처리하여 질환에 따른 물리치료 검사, 평가, 진단 및 중재 업무의 표준화 및 효율성을 증가시켜 물리치료 서비스의 질을 향상시킬 것이다(그림 2-3).

(3) 의료영상저장전송시스템

의료영상저장전송시스템(picture archiving and communication system; PACS)은 환자의 상태를 검사하기 위한 디지털의료영상장비(X선, CT, MRI, PET, SPECT, 초음파, 핵의학, 심혈관, 내시경, 관절경, 조직병리, 안저 등)로 획득된 의료영상이미지를 국제표준규약인 DICOM(Digital Imaging and Communications in Medicine)에 맞게 검사 결과를 디지털 이미지로 변환, 촬영과 동시에 대용량 기억장치에 저장(archiving)시켜 판독 전문의가 모니터를 통해 판독(reading) 및 검색(viewing) 기능 등의 수행을

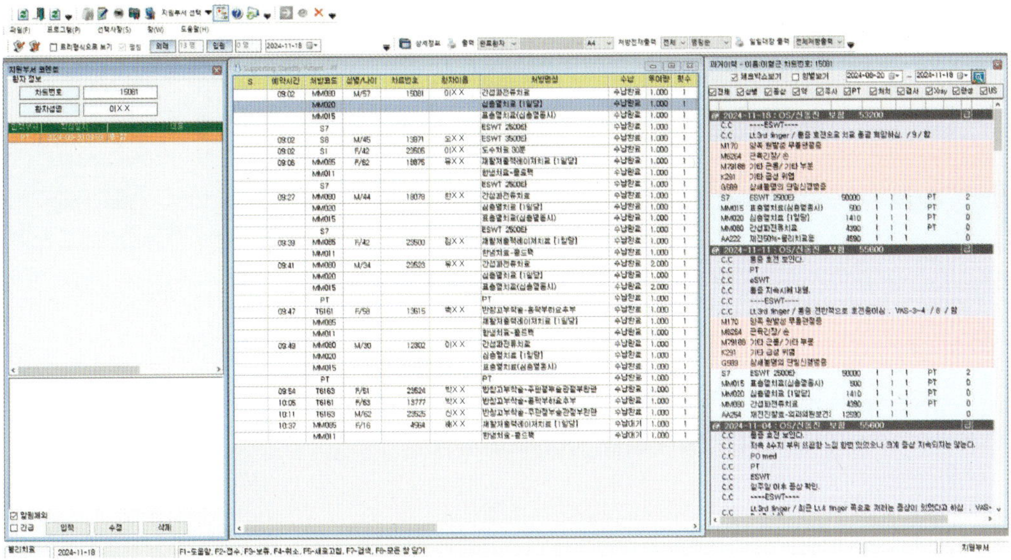

그림 2-3. 물리치료실 전자의무기록

통합적으로 처리하는 시스템을 말한다(그림 2-4). 또한 의료영상획득장비, 진단방사선과 그리고 임상 의사들을 하나로 연결하고 있다. PACS를 OCS, EMR과 연결하여 더욱 효율적인 환자들의 자료 열람이 가능해졌으며, 앞으로 통합된 형태로 발전할 것이다(그림 2-5).

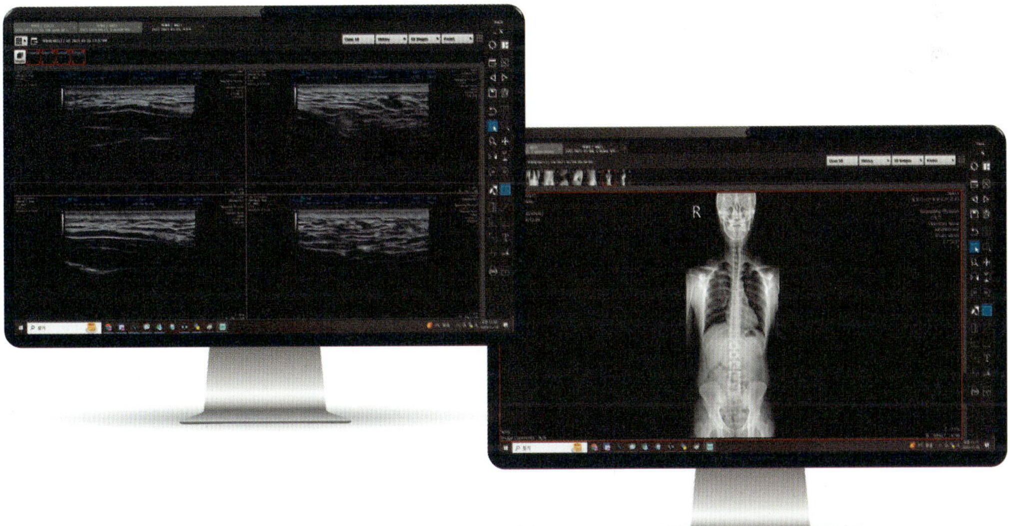

그림 2-4. 의료영상저장전송시스템

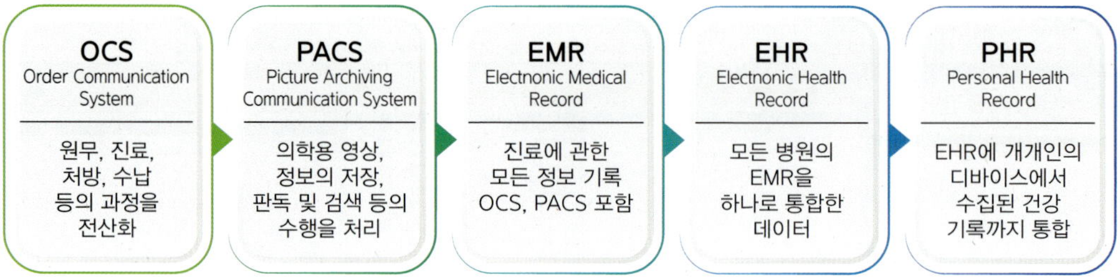

그림 2-5. 통합된 형태

물리치료실에서도 물리치료 평가, 진단, 중재 시 PACS를 통해 고객의 상태를 확인하고 활용하여 최상의 물리치료 서비스를 제공하고 있다.

2 물리치료사 업무 및 활동

1) 물리치료 절차

병원에서 물리치료사는 의사로부터 물리치료 의뢰서를 받고 환자를 대상으로 물리치료 진행 절차에 따라 물리치료 행위를 진행한다.

물리치료 진행 절차는 검진(examination), 평가(evaluation), 진단(diagnosis), 예후(prognosis), 목표 설정(setting goods), 중재(intervention), 결과(outcomes), 재검진(reexamination)으로 구성된다. 또한 환자에게 이러한 진행 절차에 대해서 이해할 수 있도록 설명해 주어야 하며 각 진행 절차 시에도 충분한 설명과 이해가 선행되어야 한다(그림 2-6).

(1) 검진

물리치료사는 환자의 질환 등으로 인한 기능적 문제점을 찾기 위한 **검진(examination)** 시 환자, 보호자 및 의학적 기록을 통해 정보를 얻을 수 있으며, 병력에 대한 청취는 치료사와 환자의 관계 형성에도 매우 중요한 부분이다.

병력 청취는 주된 증상(chief complaint), 현재 질환에 대한 병력(history of the present illness), 과거 병력(past medical history), 일상생활 활동에 대한 기능적 병력(functional history), 전신 소견(review of systems, ROS), 환자에 대한 정보, 직업적 병력(vocational history), 가족력(family history) 등으로 구성된다.

환자의 병력을 근거로 이학적 검사를 통해 기능적 문제들을 검사(tests)와 측정(measurement)을 통해 객관적으로 확인하는 작업을 수행한다.

검사(test)는 지식, 기술, 능력 평가하는 것이며, 실험에서 가설 이론을 확인하는 것이다. 측정(measurement)은 양을 수치화하는 것이다.

(2) 평가

평가(evaluation)는 검진을 통해 수집된 다양한 기초 자료들을 종합하여 환자의 기능적 문제점을 해석하고 임상적 판단을 수행하는 과정이며 문제점을 확인하는 과정이다. 또한 과거 성과들의 가치를 평가하여 성적과 점수로 산출하고 가치판단을 부여하는 것이다.

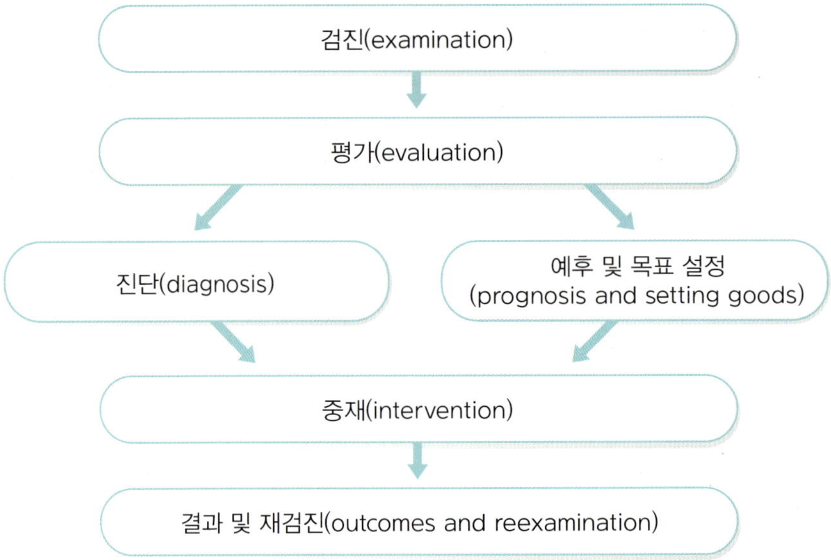

그림 2-6. 물리치료 절차

(3) 진단

환자의 검진(examination)과 평가(evaluation)의 결과를 바탕으로 기능적 문제에 대한 원인을 찾고 증상을 해결할 수 있는 물리치료적 **진단**(diagnosis)을 해야 한다.

(4) 예후 및 목표 설정

예후(prognosis)는 치료사가 환자의 기능적 문제를 해결하기 위한 최적의 치료계획을 포함하는 과정이다. 즉 치료 목표에 도달하기 위한 중재 방법, 단기목표, 장기목표 등을 포함한다. **목표 설정**(setting goods) 시 환자의 참여가 있어야 되며, 목표는 기능적 문제점, 장애 등을 고려해서 측정 가능하게 구체적으로 설정하여야 한다.

(5) 중재

중재(intervention)는 환자의 기능적 문제를 최대한 해결하고 목표를 달성하기 위해 근거 중심의 다양한 물리치료 기술과 방법이 적용되는 과정이다.

(6) 결과 및 재검진

결과(outcomes)는 중재 이후 환자의 기능적 문제점의 개선됨을 확인하는 과정이다.

환자의 기능적 문제점이 개선되고 목표를 이루었다면 물리치료 진행 절차가 매우 잘 진행되었음을 의미하며, 이후 올바른 일상생활 활동을 위한 상담 및 교육 등도 진행되어야 한다. 만약 문제점의 개선되지 않았다면 검진 단계부터 진행 절차를 다시 수행하는 **재검진**(reexamination)을 하여야 한다.

2) 물리치료 문서기록

병원에서는 환자와 관련된 내용은 의무기록작성지에 기록을 한다. 의무기록작성지 중 하나인 SOAP(subjective, objective, assessment, plan) 노트가 일반적으로 가장 많이 활용되며, SOAP 노트 작성자와 다른 의료진과의 중요한 의사소통 수단이다. 물리치료사들도 병원에서 환자를 대상으로 적용하는 모든 물리치료 관련 내용을 SOAP 노트에 기록해야 한다. SOAP 노트를 기록할 때는 정확성(accuracy), 간결성(brevity) 및 명확성(clarity) 있게 하여야 하며, 법적인 서류로도 활용되고 있다.

(1) SOAP 노트 구성

① 주관적 정보

주관적 정보(subjective information)는 환자의 주관적인 정보를 환자나 보호자들로부터 얻어 기록하는 단계이다. 또한 주관적 정보는 객관적 정보를 계획하고 평가 및 계획을 진행하기 위해 타당성을 제공해 주는 부분이다.

일반적으로 환자 성별, 나이, 직업, 주소, 진단명, 주된 호소, 환자 병력, 발병일, 가족력, 건강상태, 복용 약, 통증, 이전 치료, 일상생활활동, 생활양식, 물리치료 의견 또는 목표, 환자 태도 등을 기록한다.

② 객관적 정보

객관적 정보(objective information)는 환자의 주관적 정보를 객관화하기 위한 검사와 측정을 통하여 객관적인 데이터를 기록하는 단계이다. 일반적으로 도수근력검사, 관절가동범위측정, 신경계검사, 근육뼈대계검사, 심장호흡계검사, 피부계검사, 균형검사, 보행검사, 일상생활활동검사, 기능검사 등을 기록한다.

③ 평가

평가(assessment)는 환자의 주관적 정보와 객관적 정보를 종합하여 환자의 주된 문제점들을 기록하는 단계이며, 환자의 문제를 해결할 수 있는 단기 및 장기 치료 목표를 설정하는 단계이다.

주된 문제점을 기록할 때는 현재 할 수 없는 상황을 기록하고 목표를 달성하기 위해 낮은 단계 부분에서 어려운 단계로 기록한다. 단기는 1~2주 정도, 장기는 1~2개월 정도의 기간을 목표로 한다.

④ **계획**

계획(plan)은 평가에서 나타난 문제를 해결하고 목표들을 달성하기 위한 치료프로그램을 구체적으로 기록하는 단계이며, 치료의 경과, 평가 및 재평가를 위한 계획, 퇴원계획, 환자나 보호자에 대한 교육프로그램계획, 환자의 주거 공간에 대한 계획, 타 의료기관에 의뢰 등을 설정하는 단계이다.

3 물리치료사 면허제도, 보수교육 및 면허 신고제

1) 한국 면허제도

(1) 개념

면허(license)의 사전적 의미는 특정한 일을 할 수 있는 독점적인 자격을 행정 기관이 허가하는 일이며, 이를 증명하기 위해 면허증을 발급해 준다. 즉 면허증이 있는 분야의 경우 면허증이 없는 사람은 법적으로 그 일을 할 수 없으나, 자격증의 경우 그것이 없다고 해도 반드시 그 일을 법적으로 금하지 않는다. 일부의 경우 자격증 취득 후 해당자격증에 따른 면허증을 별도로 발급을 받아야 업무 수행이 가능한 경우도 있다.

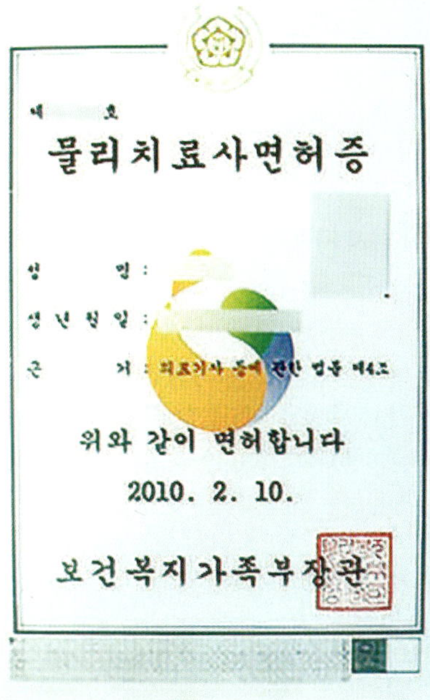

그림 2-7. 물리치료사 면허증

면허의 종류는 다음과 같다. 학위 관련 면허는 전문직 면허를 위해 대학 이상의 학위과정이 있어서 학위과정을 마친 사람만 면허 시험에 응시할 자격이 주어지는 면허이다. 시험 과정 면허는 국가 관리의 필기와 실기시험을 통과해야 하는 면허이다. 자격이지만 면허의 성격을 가진 과정은 변호사로 학위과정을 거치고 시험을 통과해야 하는 자격증이지만 판사나 검사가 되기 위해서는 변호사 자격이 필수적이므로 면허의 성격도 지닌다.

즉 물리치료사 면허증은 학위관련 면허증으로 물리치료(학)과를 졸업하고 면허증 시험에 합격한 사람이 받을 수 있으며, **물리치료사 면허증**을 가진 사람만이 물리치료 관련 업무를 수행할 수 있는 법적 제도인 것이다(그림 2-7).

(2) 시행

우리나라 제1회 물리치료사 면허 국가시험(의료보조원법, 1963년 제정)은 1965년 4월 22일에 시행되었으며, 2023년 12월 10일 제 51회가 시행되었다. 물리치료사 면허 국가시험은 초기 "국립보건원"에서 주관하여 시행되었고, 2000년 제27회부터는 특수법인 "**한국보건의료인 국가시험원**(National Health Personnel Licensing Examination Board)"에서 주관하고 시행되고 있다.

(3) 응시 자격

물리치료사 면허 취득을 위한 응시 자격은 "의료기사 등에 관한 법률 제4조(면허)"에 규정하고 있으며, 한국보건의료인 국가시험원 홈페이지 내용을 보면 다음과 같다(표 2-1).

표 2-1. 응시 자격

응시 자격

다음 각호의 자격이 있는 자가 응시할 수 있습니다.

- 취득하고자 하는 면허에 상응하는 보건의료에 관한 학문을 전공하는 대학 · 산업대학 또는 전문대학을 졸업한 자. 단, 졸업예정자의 경우 이듬해 2월 이전 졸업이 확인된 자이어야 하며 만일 동 기간 내에 졸업하지 못한 경우 합격이 취소됩니다.
- 보건복지부장관이 인정하는 외국에서 취득하고자 하는 면허에 상응하는 보건의료에 관한 학문을 전공하는 대학과 동등이상의 교육과정을 이수하고 외국의 해당 의료기사등의 면허를 받은 자. 다만, '95. 10. 6 당시 보건사회부 장관이 인정하는 외국의 해당 전문대학 이상의 학교에 재학중인 자는 그 해당학교 졸업자.

(4) 국가시험 문항

현재 물리치료사 면허 국가 시험과목은 시대의 흐름에 따라 직무중심의 통합과목 체계로 법률에 의해 2014년에 변경되었으며, 2021년 제 48회 물리치료사 면허 국가고시 부터 적용되어 시행되고 있다. 시험과목에 따라 필기시험은 190문항으로 1교시 105문항, 2교시 85문항으로 구성되어 있고 실기시험은 3교시 70문항으로 구성되어 있다. 한국보건의료인 국가시험원 홈페이지 내용을 보면 다음과 같다(그림 2-8).

시험과목

시험종별	시험 과목 수	문제수	배점	총점	문제형식
필기	4	190	1점/1문제	190점	객관식 5지선다형
실기	1	70	1점/1문제	70점	객관식 5지선다형

그림 2-8. 국가시험 문항

(5) 국가시험 시간표

현재 물리치료사 면허 국가시험 시간표는 시험과목이 변경된 2018년도 제48회부터 적용되었다. 기존 대비 전체 시험시간은 10분 증가하였으며 1교시는 물리치료 진단평가 5문항 감소로 5분 감소, 3교시는 실기시험 10문항 증가로 15분 증가하게 되었다. 한국보건의료인 국가시험원 홈페이지 내용을 보면 다음과 같다(그림 2-9).

시험시간표

구분	시험 과목(문제수)	교시별 문제수	시험형식	입장시간	문제형식
1교시	1. 물리치료 기초(60) 2. 물리치료 진단평가(45)	105	객관식	~08:30	09:00~10:30(90분)
2교시	1. 물리치료 중재(65) 2. 의료관계법규(20)	85	객관식	~10:50	11:00~12:15(75분)
3교시	1. 실기시험(70)	70	객관식	~12:35	12:45~14:10(85분)

그림 2-9. 국가시험 시간표

(6) 국가시험 합격 기준 및 합격자 발표

현재 물리치료사 면허 국가시험 합격기준은 1교시(물리치료 진단평가, 물리치료 기초), 2교시(물리치료 중재, 의료관계법규) 4과목은 각각 40% 이상, 3교시 실기시험 과목은 60% 이상이어야 하고, 전 5과목은 평균 60% 이상 득점시 합격하게 된다. 면허 시험을 보고 약 2주 후에 합격자 발표를 한다. 한국보건의료인 국가시험원 홈페이지 내용을 보면 다음과 같다(표 2-2).

표 2-2. 면허제도 국가시험 합격 기준 및 합격자 발표

합격기준

합격자 결정

- 필기시험에 있어서는 매 과목 만점의 40% 이상, 전과목 총점의 60% 이상 득점한 자를 합격자로 하고, 실기시험에 있어서는 만점의 60% 이상 득점한 자를 합격자로 합니다.
- 응시 자격이 없는 것으로 확인된 경우에는 합격자 발표 이후에도 합격을 취소합니다.
- 국시원 홈페이지 [합격자조회] 메뉴

합격자 발표

합격자 명단은 다음과 같이 확인할 수 있습니다.

- 국시원 홈페이지 [합격자조회] 메뉴
- 국시원 모바일 홈페이지
- 휴대전화번호가 기입된 경우에 한하여 SMS로 합격여부를 알려드립니다.
  (휴대전화번호가 010으로 변경되어, 기존 01* 번호를 연결해 놓은 경우 반드시 변경된 010 번호로 입력(기재)하여야 합니다.)

(7) 국가시험 연도별 합격률

매년 12월에 1번의 물리치료사 면허 국가시험이 시행되며 차수(연도)별 합격률은 다음과 같다(그림 2-10).

차수(연도)	접수인원	응시인원	합격인원	합격률(%)
51(2023)	5260	5138	4209	81.9
50(2022)	5542	5430	4677	86.1
49(2021)	5695	5597	4683	83.7
48(2020)	5409	5317	4266	80.2
47(2019)	5138	5070	4348	85.8
46(2018)	5070	4999	4469	89.4
45(2017)	4990	4924	4461	90.6
44(2016)	4567	4552	3838	84.9
43(2015)	4328	4278	3852	90
42(2014)	4104	4049	3586	88.6

그림 2-10. 국가시험 연도별 합격률

(8) 면허증 발급 절차

물리치료사 면허 국가시험에 합격한 사람은 법적으로 보건복지부령이 정하는 서류를 첨부하여 보건복지부장관에게 면허증 교부 신청을 해야 하며, 보건복지부장관은 면허증 교부신청을 받은 날로부터 2개월 이내에 교부하도록 되어 있다. 면허증 교부에 필요한 서류는 졸업증명서, 의사의 진단서(의료기사 등의 결격사유 없음), 사진(반명함판)이 해당된다. 한국보건의료인 국가시험원 홈페이지 내용을 보면 다음과 같다(그림 2-11, 표 2-3).

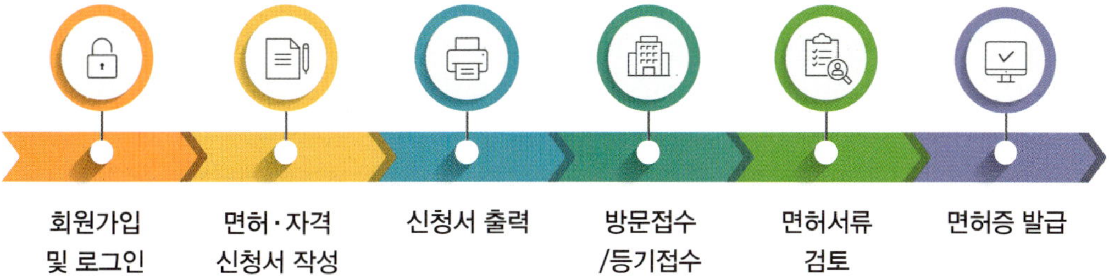

그림 2-11. 면허증 발급 절차

표 2-3. 면허증 교부 신청 관련 서류

면허(자격)증 교부 신청서

- 과거 서식에 직접 작성하거나 면허(자격)증 교부 신청서 없이 신청한 경우, 접수가 불가합니다.
- 면허(자격)증 교부 신청서에 인쇄된 바코드가 훼손되지 않도록 주의하여야 합니다.
- 면허(자격)증은 신청서에 기재한 주소지로 발송되므로 수령지 주소를 정확히 기재하여야 합니다.
- 수취인이 없을 경우 반송되므로 실제 우편물 수령이 가능한 주소를 기재하여 주시기 바랍니다.
- 국시원에 방문하여 면허(자격)증을 수령하고자 할 경우, 면허(자격)증 교부 신청서 작성 시 방문 수령 선택 후 출력하여 발송. 이미 신청 서류를 발송 한 경우 고객상담센터(1544-4244)에 문의하여 주시기 바랍니다.
- 신청서 출력: 국시원 홈페이지 [면허·자격·증명서] – [면허·자격 발급] – [면허·자격 신청 및 조회] – [면허·자격 신청서 작성]에서 작성 후 출력

졸업증명서

- 대학 및 기관에서 단체 신청할 경우에도 개인별 제출 서류(졸업증명서 포함)를 각각 첨부하여야 합니다. 이때, 공문은 필요하지 않으며, 공문이 졸업 증명서 등을 대체할 수 없습니다.
- 졸업예정증명서는 인정하지 않습니다. 즉, 졸업 후에 면허(자격)증 발급 신청이 가능합니다. (단, 위생사의 경우 3·4년제 대학에서 4학기 이상 수료자 제외)
- 사본은 인정하지 않습니다.

의사진단서

- 의사진단서는 30일 이내 발급된 진단서만 인정됩니다. (서류도착일 기준)
- 의사진단서는 대학병원, 병원, 의원 등 발급 의료기관에 대한 제한을 두지 않으나, 해당 의료기관을 방문하기 전에 반드시 진단서 발급 가능여부를 확인하여야 합니다. 즉, 아래 표에 제시된 문구가 진단서에 포함되는지를 확인하여야 합니다.
- 사본은 인정하지 않습니다.

정신건강증진 및 정신질환자 복지서비스 지원에 관한 법률(약칭: 정신건강복지법) 제3조 제1호에 따른 정신질환자, 마약·대마·향정신성의약품 중독자가 아님

(9) 면허증 취득 결격사유

물리치료사 면허를 받을 수 없는 자는 "의료기사 등에 관한 법률 제5조(결격사유)"에 규정하고 있다. 한국보건의료인 국가시험원 홈페이지 내용을 보면 다음과 같다(표 2-4).

표 2-4. 면허증 취득 결격사유

다음 각 호에 해당하는 자는 응시할 수 없습니다.
- 정신건강증진 및 정신질환자 복지서비스 지원에 관한 법률(약칭: 정신건강복지법) 제3조 제1호에 따른 정신질환자. 다만, 전문의가 의료기사등으로서 적합하다고 인정하는 사람은 그러하지 아니하다.
- 마약·대마 또는 향정신성의약품 중독자
- 피성년후견인, 피한정후견인
- 의료기사 등에 관한 법률 또는 형법중 제234조 · 제269조 · 제270조 제2항 내지 제4항 · 제317조 제1항, 보건범죄단속에 관한 특별조치법, 지역보건법, 국민건강증진법, 후천성면역결핍증예방법, 의료법, 응급의료에 관한 법률, 시체해부 및 보존에 관한 법률, 혈액관리법, 마약류관리에 관한 법률, 모자보건법 또는 국민건강보험법에 위반하여 금고 이상의 실형의 선고를 받고 그 집행이 종료되지 아니하거나 면제되지 아니한 자

2) 외국 면허제도

(1) 미국

미국은 50개 주와 컬럼비아, 푸에르토리코, 버진 아일랜드 등 총 53곳에서 물리치료사 면허제도를 실시하고 있다.

2015년 이후 물리치료사가 되기 위해서는 일반대학에서 생리학(physiology), 운동학(kinesiology), 운동과학(exercise science)을 공부하거나 Pre-Physical Therapy 교육과정을 이수한 후 물리치료교육인증위원회(Commission on Accreditation in Physical Therapy Eduction, CAPTE)의 인증을 받은 약 250개 대학원에서 물리치료 박사과정 DPT(Doctor of Physical therapy) 마치고 미국연방시험위원회(The Federation of State Boards of Physical Therapy, FSBPT) 면허시험 접수를 하고 FSBTP가 주관하는 미국 물리치료사 국가시험(National Physical Therapy Examination, NPTE)을 통해 면허를 취득하게 된다. 교육 기간은 일반적으로 대학(학부) 4년, 대학원 2~3년 정도 총 6~7년이지만 주와 학교에 따라 다양하다.

미국이 아닌 다른 국가에서 물리치료 관련 학위나 경력이 있는 사람은 면허 취득을 위해 성적평가 기관(Foreign Credentialing Commission on Physical Therapy, FCC PT)에서 성적인증을 받아야 한다.

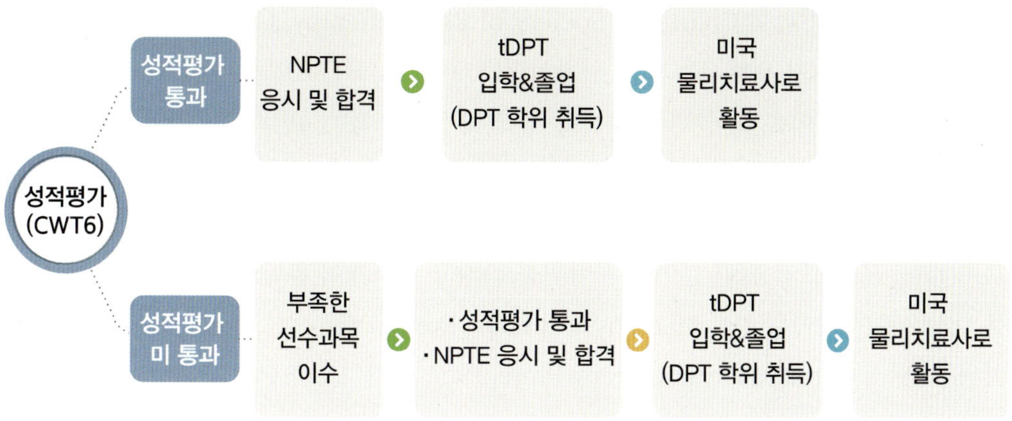

그림 2-12. 외국 물리치료 학위나 면허 보유자 미국 물리치료사 활동 절차

미국 53개 주(state)의 면허 인증 요건이 다르므로 면허를 취득하려는 주(state)를 선택한 후 주에서 요구하는 서류 및 자격 인증을 위한 증명서 일체를 FCCPT에 제출하여 성적 평가(credential evaluation, CE)를 실시하여 문제가 없으면 해당 주(state) 교육청 및 물리치료 위원회(CAPTE)로 서류를 이양하며 성적평가를 거쳐 통과한 후에 FSBPT에서 면허 시험 응시 자격이 주어지면 미국 물리치료사 국가시험(National Physical Therapy Examination, NPTE)을 통해 면허를 취득하게 된다.

만약 서류 및 자격 인증 시 성적평가에서 부족한 교과목이 있다면 온라인으로 학점을 취득해야 하며, 석사 학위 이상, 영어 성적 등이 요구된다. 면허를 가진 후 tDPT(Transitional DPT) 또는 Post-Professional DPT라는 관련 학위 및 자격을 가진 사람들이 단기간에 DPT를 취득하기 위한 과정을 온라인 또는 대면과정으로 수료하면 미국 물리치료사 entry level DPT 학위를 가질 수 있게 된다(그림 2-12).

면허 시험은 컴퓨터 기반 시험(computer based testing, CBT)으로 5개 영역, 영역 당 50문항으로 총 250개 문항이며, 이 중 200개 문항만 합격 여부를 결정하기 위한 점수로 환산되며 나머지 50개 문항은 사전 시험용 문항으로 응시자의 점수에 포함되지 않는다. 각 문항은 4개의 선택형 문항으로 시험시간은 5시간 동안 이루어지며 각 과목의 과락은 없으며, 총점 600점(변화점수 75점) 이상이면 합격하게 된다.

(2) 영국

영국에서 물리치료사로 일하려면 물리치료사 및 기타 보건 전문직(Allied Health Professions, AHP)을 위한 규제 기관인 보건 전문직 협의회(Health and Care Professions Council, HCPC)에서 인증한 대학의 물리치료 교육과정을 마친 후 면허를 취득하고 HC

PC 및 물리치료사 협회(Chartered Society of Physiotherapy, CSP)에 등록해야 한다.

물리치료사가 되기 위해서는 대학 입학시험(A레벨, IB, BTEC) 또는 물리치료학 파운데이션 9개월 과정 이수 후 물리치료 대학 정규 과정(3년 혹은 4년) 또는 영국 물리치료사 면허가 있거나 타 국가 물리치료사들에게 영국 물리치료 석사학위(1년, MSc Advanced Physiotherapy Practice) 과정이 있다. 또한 생물학, 인간 생물학, 심리학, 행동과학, 스포츠 과학, 또는 보건 관련 분야 학사학위를 가지고 헬스케어 분야에서 경력이 있는 사람을 대상으로 석사학위(2년, MSc Physiotherapy Prereg) 또는 석·박사 통합 과정인 박사학위(3.5년, Doctor of Physiotherapy Prereg)으로 물리치료사 면허를 취득할 수 있다.

(3) 캐나다

캐나다 물리치료사는 4년 일반대학교 학부를 마치고 15개의 물리치료과 대학원 졸업(석사) 후 면허 시험(Physiotherapy Competency Examination, PCE, 이론시험과 실기시험)에 합격해야 할 수 있다. 캐나다 석사과정은 시민권자나 영주권자만이 지원하는 대학이 많으며, 외국인이 석사과정에 입학하기는 매우 어려운 현실이다. 한국 물리치료사는 자격심사 과정인 Credentialling Process을 통과하면 면허 시험에 응시할 수 있다. Credentialling Process을 통과하기 위한 4가지 조건(자국 4년제 면허자, 토플 92점 이상 또는 아이엘츠 7.0 이상, 학부에서 1025시간 이상의 실습 시간, 및 캐나다 물리치료 대학원에서 제공하는 6주 온라인 과정 이수자)을 갖추어야 한다. 또한 외국인 면허 시험 합격률이 42% 정도로 낮은 단점과 3번 응시 기회에서 불합격되면 시험 응시 자격이 박탈된다.

면허 시험은 컴퓨터 기반 시험(computer-based testing, CBT)으로, 이론 시험은 4시간 동안 객관식 200문항(서술형 객관식이 대부분), 실기시험은 환자와 감독관이 있는 16개의 방문에 시나리오가 있고 5~10분 안에 환자에게 퍼포먼스를 할 수 있는 능력을 평가받는다.

(4) 호주

호주 물리치료사인증심의회(Australian Council of Physiotherapy Regulating Authority, ACOPRA)에서 인증한 대학의 물리치료 교육과정인 학사학위를 졸업하면 면허 시험 없이 협회에 물리치료사로 등록이 가능하고 취업 또는 개원을 할 수 있다. 또한 관련 학사학위를 취득한 후 석사과정을 통해 물리치료사 면허를 취득할 수 있다.

외국 학사학위 물리치료사 면허인자는 호주에서 물리치료사로 일하려면 서호주를 제외한 모든 주가 호주 보건복지인력관리원(Australian Health Practitioner Regulation Agency, AHPRA)의 호주 물리치료사협회(Physiotherapy Board of Australia)의 호주 물리치료사인증심의회에서 실시하는 호주 물리치료 표준 평가 절차(적격성 평가, 문화 안전교육, 필기평가, 임상 평가)를 통과하고 호주 물리치료사협회에 등록해야 하며, 호주 이민국경보호부(Australian Immigration Department)에서 발급한 비자를 신청해야 할 수도 있다(그림 2-13).

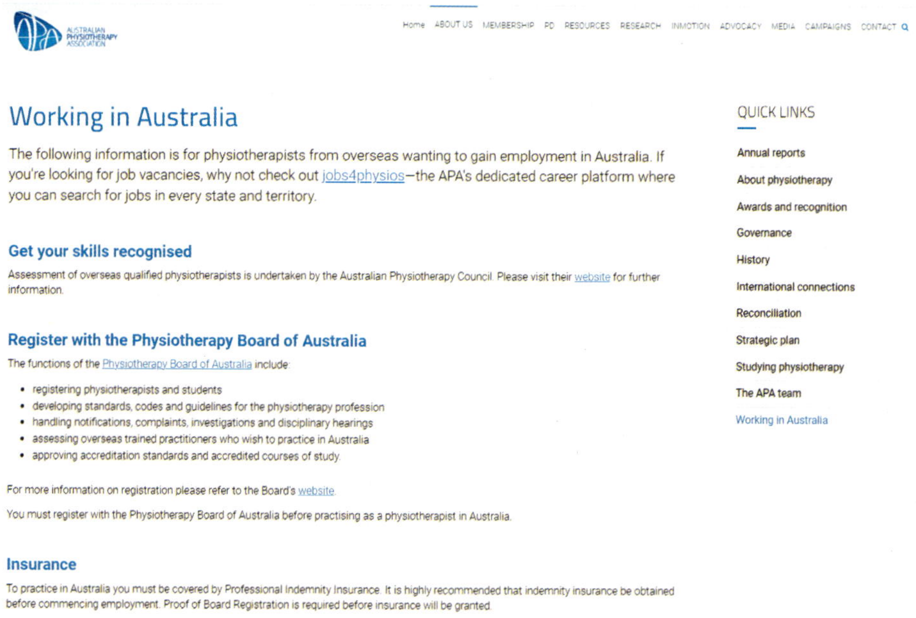

그림 2-13. 외국인 물리치료사가 호주 물리치료사로 활동 관련 내용

Express FLYR Pathway(캐나다, 영구, 아일랜드, 홍콩) 또는 FLYR Pathway(남아프리카, 네덜란드, 싱가포르)는 특정 국가에서 학사학위 물리치료사 면허가 있는 사람은 표준 평가 절차와 별개의 과정으로 빠르게 진행할 수 있다.

(5) 일본

일본 물리치료사 면허를 취득하려면 대학교(4년), 단기대학(3년), 전문학교(3~4년), 특별지원학교(시각장애인) 총 275교에서 물리치료 과정을 이수한 후 후생 노동성 주관 면허 시험을 본다. 석사 및 박사과정이 있으며, 최근 대부분 4년제 대학교로 변해가는 추세이다. 또한 작업치료사 면허가 있는자는 물리치료 교육기관에서 2년 이상 배우면 면허 시험 자격을 얻을 수 있다.

외국 면허소지자 또는 외국 물리치료과 졸업자 중 면허가 없는 자는 후생 노동성에 학력 관련 소정의 절차 및 일본어 능력 시험 N1 취득 등을 통해 일본 면허 시험 동등 자격 인정을 받고 면허 시험에 응시하면 된다.

(6) 독일

독일의 물리치료사는 직업전문학교(아우스빌둥, 2~3년), 학사과정(3년), 석사과정(2년)으로 이루어져 있다. 학사과정은 듀얼 과정과 풀타임 슈투디움 과정으로 진행되며, 듀얼 과정은 1년 직업전문학교(아우스빌둥)와 학사과정(3년)으로 듀얼 과정 3년차에 국가 면허 시험을 치고 일하면서 남은 1년 학사를 마무리 한다. 풀타임 슈투디움 과정 대부분 실습으로 구성되며 3년 후 면허시험 없이 물리치료사 면허를 얻어 활동하게 된다. 석사과정은 직장을 다니면서 4~5학기 과정으로 진행된다. 졸업 시험은 필기시험, 실기시험(학생을 대상), 실습소에서 실습 중 환자를 대상으로 실습 시험, 최종 말하기 시험으로 진행된다. 시험별로 떨어지면 재교육 후 시험이 이루어진다. 독일 물리치료협회(Deutscher Verband fuer Physiotherapie)는 연방 협의화와 9개의 지역 협의회로 구성되어 있다.

한국 물리치료 면허자가 독일의 물리치료사로 일하려면 인증 과정인 주에 따른 관련 서류(독일어 자기소개서, 고등하교 대학 졸업증명서, 면허증, 경력증명서, 언어 합격증 등)를 주 건강청에 제출하여 심사를 받고 추가 요구 사항을 이수하면 인증 과정을 마치게 된다. 추가 교과목 수업 이수를 위해 직업학교인 아우스빌둥(Ausbildung) 시험 후 입학하여 실습과 교육을 병행하여 과정과 독일 주에서 면허시험을 보는 과정이 있다. 한국 면허와 경력을 인정받으면 아우스빌둥 기간 단축과 주 시험에 바로 응시할 수 있다(그림 2-14).

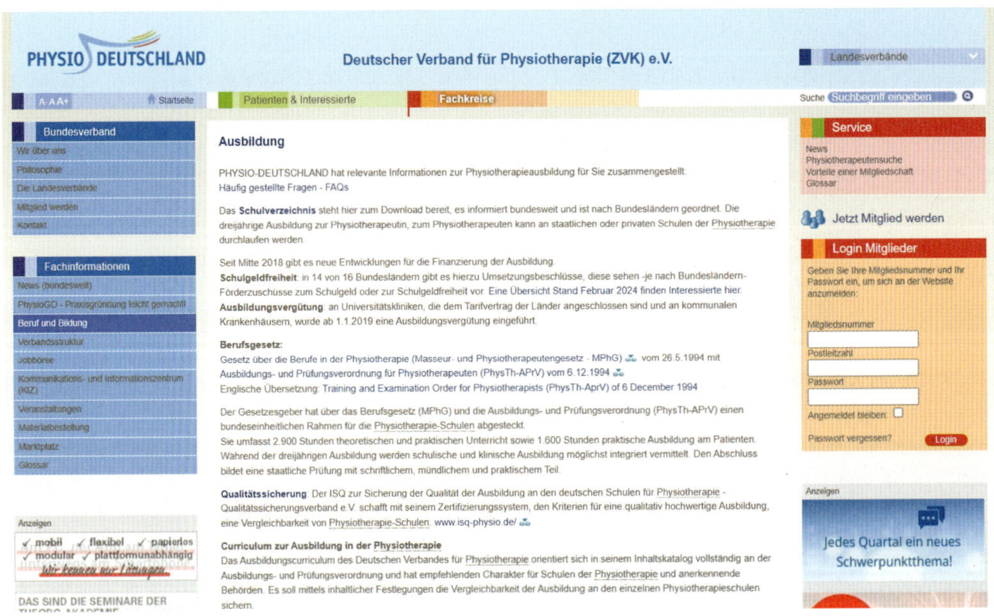

그림 2-14. 독일 물리치료사협회 아우스빌둥 관련 내용

3) 보수교육

물리치료사 **보수교육** 관련 법령은 의료기사법 제20조(보수교육), 의료기사법 시행규칙 제18조(보수교육)에는 면허를 취득한 후 보건기관, 의료기관 등에서 각각 그 업무에 종사하는 물리치료사는 보건복지부령이 정하는 바에 의하여 보수교육을 받아야 하며, 보수교육은 연간 최소 8시간 이상으로 한다(그림 2-15, 16).

대한물리치료사협회는 홈페이지에 보수교육의 목표를 의료기사 등의 면허관리 및 보수교육 내실화를 통한 의료서비스의 질 향상과 의료기사 등에 대한 대국민 신뢰도 제고라고 하고 있다.

물리치료사들은 지속적인 보수교육 등을 통해 전공직무 능력에 대한 자질을 향상시키고 고객에게 양질의 물리치료를 제공하며, 우리나라의 보건 증진을 위해 지속적으로 노력으로 국민에게 인정받는 물리치료사로 성장하여야 한다.

당해연도 물리치료 보수교육 면제 대상자에 해당하는 군복무중인 자, 본인의 질병, 기타 사유로 인하여 보수교육을 받기 곤란한 자는 보수교육 실시 전에 보수교육 면제신청서, 서류 등을 대한물리치료사 협회장에게 제출하여야 한다.

4) 면허 신고제

의료기사 등의 **면허 신고제**는 의료기사 등의 면허관리 및 보수교육 내실화를 통한 의료서비스의 질 향상과 의료기사 등에 대한 대국민 신뢰도를 제고하기 위해 시행되었으며, 물리치료사 면허신고제는 2011년 「면허신고제」에 관한 법률 개정이 되면서 실시하게 되었으며, 최초 면허 발급 후 3년마다 면허를 신고하는 제도이다(그림 2-17).

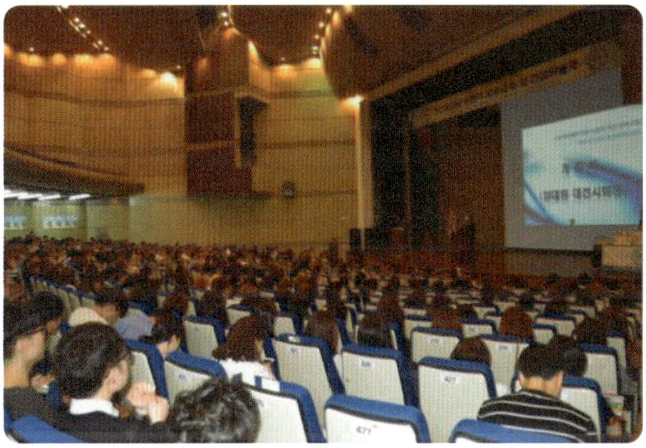

그림 2-15. 대전시회 보수교육

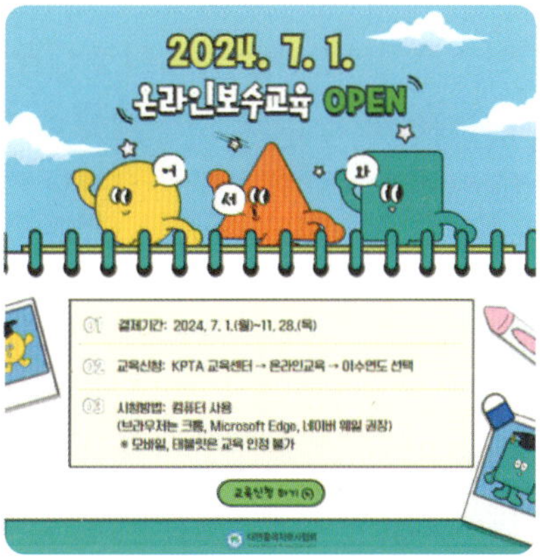
2024. 7. 1.
온라인보수교육 OPEN
어
서
와
01 결제기간: 2024. 7. 1.(월)~11. 28.(목)
02 교육신청: KPTA 교육센터 → 온라인교육 → 이수연도 선택
03 시청방법: 컴퓨터 사용
(브라우저는 크롬, Microsoft Edge, 네이버 웨일 권장)
* 모바일, 태블릿은 교육 인정 불가
교육신청 하기

그림 2-16. 협회 온라인 보수교육 팝업 창

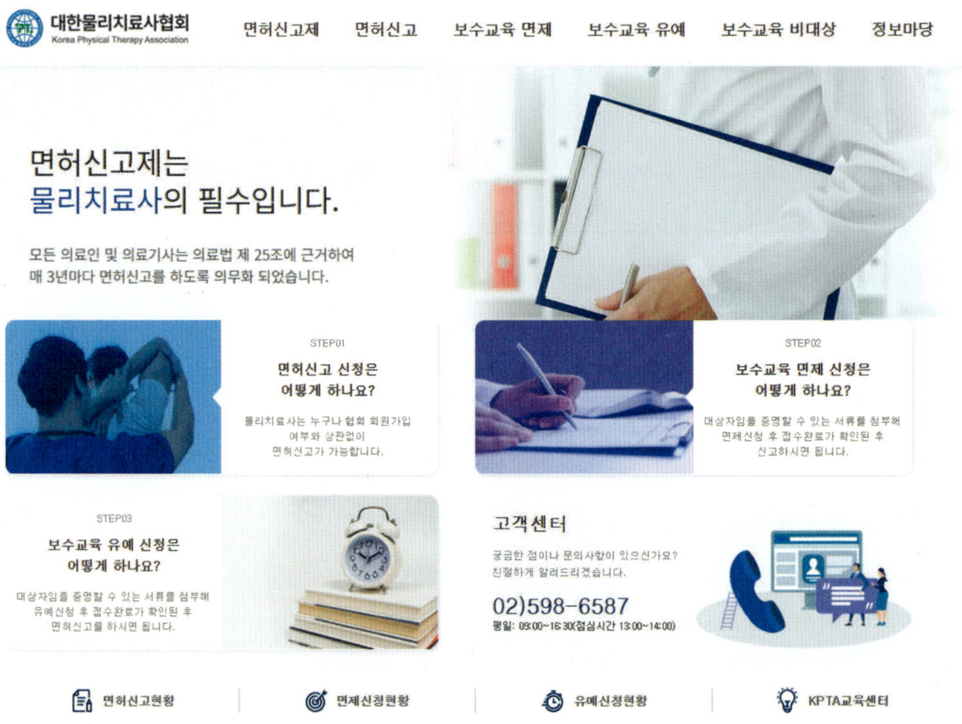
대한물리치료사협회
Korea Physical Therapy Association
면허신고제
면허신고
보수교육 면제
보수교육 유예
보수교육 비대상
정보마당
면허신고제는
물리치료사의 필수입니다.
모든 의료인 및 의료기사는 의료법 제 25조에 근거하여
매 3년마다 면허신고를 하도록 의무화 되었습니다.
STEP01
면허신고 신청은 어떻게 하나요?
물리치료사는 누구나 협회 회원가입 여부와 상관없이 면허신고가 가능합니다.
STEP02
보수교육 면제 신청은 어떻게 하나요?
대상자임을 증명할 수 있는 서류를 첨부해 면제신청 후 접수완료가 확인된 후 신고하시면 됩니다.
STEP03
보수교육 유예 신청은 어떻게 하나요?
대상자임을 증명할 수 있는 서류를 첨부해 유예신청 후 접수완료가 확인된 후 면허신고를 하시면 됩니다.
고객센터
궁금한 점이나 문의사항이 있으신가요?
친절하게 알려드리겠습니다.
02)598-6587
평일: 09:00~16:30(점심시간 13:00~14:00)
면허신고현황
면제신청현황
유예신청현황
KPTA교육센터

그림 2-17. 면허 신고제

물리치료사 면허신고제를 하지 않은 물리치료사는 신고기한이 종료되는 시점부터 신고할 때까지 면허가 정지되며, 면허가 정지된 물리치료사가 물리치료 업무를 한 경우 면허취소 사유가 된다.

5) 면허취소 및 면허 자격 정지

보건복지부장관은 물리치료사가 "의료기사 등에 관한 법률 제21조(면허의 취소 등)"에 해당되면 면허를 취소할 수 있으며, 면허의 취소 사유가 소멸(대통령령이 정하는 사유 인정)되면 보건복지부장관이 면허증을 재교부할 수 있다. 단 2), 4) 규정에 의한 면허취소는 취소된 날부터 1년 이내에는 재교부할 수 없다(표 2-5).

표 2-5. 면허취소

1. 정신질환자, 마약, 대마 또는 향정신성의약품중독자, 피성년후견인, 피한정후견인, 파산선고를 받고 복권되지 아니한 자
2. 의료기사 등에 관한 법률 또는 허위증명서 등의 작성, 위조의 사문서의 행사, 낙태, 의사 등의 낙태, 부동의 낙태, 업무상 비밀누설 및 보건의료관계법령을 위반하여 금고 이상의 형의 선고를 받은 때
3. 타인에게 의료기사 등의 면허증을 대여한 때
4. 면허 자격 정지기간 중에 의료기사 등의 업무를 행하거나 3회 이상 형의 선고를 받은 때

보건복지부장관의 물리치료사가 다음에 해당되면 6월 이내 면허 자격을 정지시킬 수 있다(표 2-6).

표 2-6. 면허 자격 정지

- 의료기사 등의 업무의 범위를 이탈하는 행위
- 의사나 치과의사의 지도에 의하지 아니하고 업무를 하는 행위
- 학문적 또는 윤리적으로 허용되지 아니하는 방법으로 업무를 하는 행위
- 검사결과를 사실과 다르게 판시하는 행위(의료기사 등에 관한 법률 제22조 자격의 정지, 의료기사 등에 관한 법률 시행령 제13조 의료기사 등의 품위손상행위의 범위)
  → 품위손상행위 범위에 관하여는 대통령령으로 정한다.

4 건강보험제도 및 물리치료 의료보험 수가 제도

1) 건강보험제도

건강보험제도는 사회보장제도(social insurance)의 하나로, 공공의료보험(public health care)에 속하며, 적용근거는 국민건강보험법에 따르며 보건복지부산하 국민건강보험공단은 건강보험료 납입과 지출의 재정관리를, 진료비 심사는 건강보험심사평가원이 운영하는 제도이다.

1988년에 농어촌지역, 1989년에 도시지역에 지역의료보험을 단계적으로 확대 실시하며, 전국민의료보험 확대를 실시한 것이다.

건강보험제도란 질병으로 인해 발생하는 고액의 비용에 대해 개인에게 과도한 부담을 줄여주고 모든 사람에게 의료 혜택을 주기 위해 사회가 집단적으로 위탁받아 운영하는 시스템을 말한다. 즉 국민건강보험공단은 국민 상호 간 위험을 분담하여 국민에게 보험급여를 제공하며, 필요한 의료서비스를 받을 수 있도록 한다.

건강보험은 사회보험의 원리를 기초로 하여 모든 사람이 건강보험에 강제로 가입하도록 하여 피보험자에게 질병 부상 등의 사고가 발생한 경우 요양 또는 요양비를 제공하는 것이다.

건강보험제도의 국민건강보험법 제1조에서 "국민의 질병이나 부상에 대한 예방, 진단, 치료, 재활과 출산, 사망 및 건강증진에 대하여 보험급여를 실시함으로써 국민보건 향상과 사회보장을 증진함을 목적"으로 하고 있다.

건강보험은 적용대상에 따라 사업장, 공무원, 교직원 및 피부양자들은 직장가입자로, 직장가입자와 피부양자를 제외한 가입자는 지역가입자로 구분되며, 건강보험료는 보수월액, 소득월액, 소득 및 재산 등을 기준으로 산정된다.

우리나라 건강보험제도의 특성은 다음과 같다.

- 법률에 의해서 국민 모두가 강제로 가입 적용한다.
- 개인별 소득 수준 등 보험료 부담 능력에 따라 보험료를 차등적으로 부담 적용한다.
- 1년 단위의 회계연도를 기준으로 수입과 지출을 예정하여 보험료를 계산하며 지급조건과 지급액도 지급 기간은 단기간이다.
- 전 국민을 당해적용 대상자로 하는 사회적 연대를 강화하는 사회보험 방식을 적용한다.
- 질병 발생 시 필요에 따라 균등한 급여를 받음으로써 소득재분배 기능을 적용한다.

2) 물리치료 의료보험 수가 제도

의료보험 수가는 병원에서 환자가 의료서비스를 받고 병원에 지불하는 비용과 병원에서 환자에게 의료서비스를 제공하고 보험공단에 청구하여 보험공단으로 부터 받는 비용의 합을 말한다.

물리치료에 대한 의료보험 수가를 이학요법료(건강보험심사평가원)라고 하며, 기본물리치료, 단순재활치료, 전문재활치료 및 기타 이학요법료 4가지로 구분하고 있다. 4가지 치료의 경우 물리치료를 할 수 있는 일정한 면적의 치료실과 실제 사용 장비를 보유하고 있는 요양기관에서 행해지며, 외래는 1일 1회, 입원은 1일 2회만 적용되고 있다.

이학료법료의 경우 「건강보험요양급여비용」 고시에 의거 반드시 의료기관 의사의 처방에 따라 상근 물리치료사가 물리치료를 실시하여야만 보험수가 청구가 가능한 것이다. 「요양급여의 적용기준 및 방법에 관한 세부사항」 고시에 의거 상근하는 물리치료사 1인당 물리치료 실시인원을 월평균 혹은 주평균 1일 30명까지만 인정하도록 하고 있으나 물리치료사 인력수급이 어려운 의료기관에서의 진료 차질 문제 등을 야기하고 있는 상황이다.

요양 급여 비용은 국민건강보험법 시행령 제24조 제2항에 의거 요양기관 유형별 상대가치점수에 따라 점수당 단가 적용으로 금액이 다르게 책정된다.

비급여 진료 항목은 건강보험이 적용되지 않아 환자가 비용을 전액 부담하는 진료 항목을 의미한다. 즉 병원마다 자체적으로 금액을 정해 병원마다 금액 차이가 크게 발생할 수 있다(표 2-7).

표 2-7. 물리치료 의료보험 수가 처방 의사

분류	의료보험 수가를 처방할 수 있는 의사 구분
기본물리치료	일반의 및 모든 전문의
단순재활치료	재활의학과, 정형외과, 신경외과, 신경과, 외과, 흉부외과 또는 마취통증의학과 전문의
전문재활치료	재활의학과 전문의

5 물리치료 교육과정

현재 우리나라의 물리치료학과 교육과정은 3년제(120학점)와 4년제(140학점)로 대부분의 대학들은 물리치료사 국가시험에 맞추어 정규 교육과정으로 편성되어 있다.

본 교재에서는 물리치료 전공 교육을 위한 기초 분야와 전공 분야로 교과목을 구분하였다.

1) 물리치료 기초

물리치료 기초관련 교과목으로는 해부학, 생리학, 병리학, 약리학, 물리학, 의학용어 등 교과목에 대한 학습은 필요하다.

(1) 해부학

해부학(anatomy)은 인체의 구조와 형태를 연구하는 사람해부학이며 목적에 따라 계통해부학, 병리해부학, 법의해부학으로 나누어 진다. 인체의 근육계, 뼈대계, 신경계, 감각계, 내분비계, 순환계, 호흡계, 소화계, 비뇨계, 생식계, 피부계 등의 구조, 위치, 방향, 명칭 등을 학습한다.

(2) 생리학

생리학(physiology)은 인체 각 기관의 기능과 현상 및 조직 세포의 기능을 연구하며, 특히 근육생리, 신경생리, 심장호흡생리, 자율신경계생리, 에너지대사 등을 학습하여 신체 활동이 이루어지는 과정을 이해하는 과정이다.

(3) 병리학

병리학(pathology)은 질병의 본질을 파악하는 것으로 질병의 발병 원인, 질병의 진행과정과 성립기전, 질병과정 중 형태학적인 변화, 형태적 변화와 관련된 기능장애에 대해 학습하는 것이다. 즉 인체 각 질환의 병리 현상을 이해하는 과정이다.

(4) 약리학

약리학(pharmacology)은 약물에 관한 지식으로 약물이 인체에 대한 작용을 연구하는 학문이며, 약물의 작용기전, 치료작용, 부작용 등을 이해하는 과정이다.

(5) 의학용어

의학용어(medical terminology)는 의학관련 용어관련 접두사, 접미사, 기호 등 기초를 학습하며, 의료관련 전문가들과의 의사소통 및 물리치료 학문을 위해 필요한 과정이다.

(6) 신경과학

신경과학(neuroscience)은 신경계의 구조와 기능을 학습하는 것으로 중추신경계, 말초신경계 등 신경계 병변의 원인과 결과을 위해 필요한 과정이다.

(7) 운동생리학

운동생리학(exercise physiology)은 운동을 할 때 나타나는 생리적 반응과 적응해 가는 기전을 학습하며, 운동이 인체에 미치는 영향, 에너지원 대사과정 등을 이해하는 과정이다.

(8) 기능해부학

기능해부학(functional anatomy)은 근육, 관절 및 신경 등의 구조와 기능을 학습하여 움직임을 이해하기 위한 기초 과정이다.

(9) 임상운동학

임상운동학(human kinesiology)은 인체가 움직일 때 작용하는 근육, 관절 등의 역학적, 생리학적 상호작용을 학습하고 인체 움직임을 이해하는 과정이다.

(10) 물리치료 연구방법

물리치료 연구방법(physical therapy research)은 물리치료 논문을 작성하는 과정을 학습하는 것으로 문헌 검색, 통계, 연구방법, 결과해석 등을 이해하고 논문을 통해 임상적용을 이해하는 과정이다.

(11) 재활심리학

재활심리학(rehabilitation psychology)은 환자들의 심리적 특성, 행동, 성격 및 인간관계 등 심리학적 지식을 학습하여 신체적, 심리적, 정신적 건강 관리를 이해하는 과정이다.

(12) 공중보건학

공중보건학(public health)은 보건의료 관련 종사자에게 필요한 역학 및 질병관리, 환경보건 및 보건관리 분야 등의 지식을 학습하여 지역사회의 보편적인 건강증진을 이해하는 과정이다.

(13) 의료법규

의료법규(health law and administration)는 물리치료사에게 필요한 의료법, 의료기사 등에 관한 법률, 전염병 예방법, 지역보건법 등의 지식을 학습하여 물리치료사의 권리와 의무를 이해하는 과정이다.

2) 물리치료 진단평가

(1) 근육뼈대계 진단평가

근육뼈대계 진단평가(muscloskeletal system diagnosis & evaluation)는 뼈, 관절, 근육 및 물렁조직 관련 질환들을 배우고 질환에 따른 표준화된 진단평가도구를 배우는 교과목이다.

(2) 신경계 진단평가

신경계 진단평가(nervous system diagnosis & evaluation)는 중추신경계, 말초신경계 관련 질환들을 배우고 질환에 따른 표준화된 진단평가도구를 배우는 교과목이다.

(3) 심장호흡계 진단평가

심장호흡계 진단평가(cardiopulmonary system diagnosis & evaluation)는 심장, 혈관, 호흡 및 림프계 관련 질환들을 배우고 질환에 따른 표준화된 진단평가도구를 배우는 교과목이다.

(4) 피부계 진단평가

피부계 진단평가(integumentary system diagnosis & evaluation)는 피부손상과 피부관련 질환들을 배우고 질환에 따른 표준화된 진단평가도구를 배우는 교과목이다.

(5) 일상생활활동

일상생활활동(activity of daily living; ADL)은 사람들이 가종과 사회에서 일상생활을 하는데 있어 수행되는 활동을 학습하며 질환에 따른 독립적이고 효율적으로 일상생활활동 및 기능훈련을 배우는 교과목이다.

3) 물리치료 중재

(1) 근육뼈대계 물리치료 중재

근육뼈대계 물리치료 중재(physiotherapy of musculoskeletal system)는 근육계와 뼈대계의 질환들에게 적용되는 다양한 물리치료 중재 방법을 학습하며 임상에서 나타나는 문제들을 해결해 가는 방법을 배우는 교과목이다.

(2) 신경계 물리치료 중재

신경계 물리치료 중재(physiotherapy of nervous system)는 중추신경계, 말초신경계의 질환들에게 적용되는 다양한 물리치료 중재 방법을 학습하며 임상에서 나타나는 문제들을 해결해 가는 방법을 배우는 교과목이다.

(3) 심장호흡계 물리치료 중재

심장호흡계 물리치료 중재(physiotherapy of cadiopulmonary system)는 심장, 혈관, 호흡 및 림프계 관련 질환들에게 적용되는 다양한 물리치료 중재 방법을 학습하며 임상에서 나타나는 문제들을 해결해 가는 방법을 배우는 교과목이다.

(4) 피부계 물리치료 중재

피부계 물리치료 중재(physiotherapy of integumentary system)는 피부손상과 피부 관련 질환들에게 적용되는 다양한 물리치료 중재 방법을 학습하며 임상에서 나타나는 문제들을 해결해 가는 방법을 배우는 교과목이다.

(5) 물리적 인자치료

물리적 인자치료(physical factor therapy)는 모든 환자들에게 물리치료에서 가장 기본적인 도구인 전기, 광선, 물, 보조기 및 의지 등을 이용한 물리치료 중재 방법을 학습하며 임상에서 나타나는 문제들을 해결해 가는 방법을 배우는 교과목이다.

① 전기치료

전기치료(electrotherapy)는 직류전류, 교류전류 등을 이용하여 질환을 진단하고 생리적 반응을 유발하는 물리치료 중재 방법을 학습하며 임상에서 나타나는 문제들을 해결해 가는 방법을 배우는 교과목이다.

② 광선치료

광선치료(light therapy, phototherapy)는 적외선, 자외선 및 레이저 등을 이용한 물리적 특성과 생리적 특성에 대한 물리치료 중재 방법을 학습하며 임상에서 나타나는 문제들을 해결해 가는 방법을 배우는 교과목이다.

③ 수치료

수치료(hydrotherapy)는 물의 온도, 형태 등 다양한 특성을 이용한 생리적 특성에 대한 물리치료 중재 방법을 학습하며 임상에서 나타나는 문제들을 해결해 가는 방법을 배우는 교과목이다.

④ 보조기 및 의지

보조기(orthosis)는 인체를 지지해주는 장치이며, 의지(prosthesis)는 신체적 절단이나 결손된 부위를 인공적으로 대처하는 장치로 질환에 따른 보조기 및 의지 종류와 기능에 대한 물리치료 중재 방법을 학습하며 임상에서 나타나는 문제들을 해결해 가는 방법을 배우는 교과목이다.

(6) 스포츠물리치료

스포츠물리치료(sports physical therapy)는 스포츠와 관련된 종목별 또는 신체부위별 손상에 대해 평가, 진단, 중재 및 예방에 대해 학습학습하며 임상에서 나타나는 문제들을 해결해 가는 방법을 배우는 교과목이다.

(7) 소아물리치료

소아물리치료(pediatric physical therapy)는 소아에게 발생하는 질환에 대해 정상 발달, 평가, 진단, 중재 및 예방에 대해 학습하며 임상에서 나타나는 문제들을 해결해 가는 방법을 배우는 교과목이다.

(8) 노인물리치료

노인물리치료(geriatric physical therapy)는 노화에 따른 질환에 대해 평가, 진단, 중재 및 예방에 대해 학습하며 임상에서 나타나는 문제들을 해결해 가는 방법을 배우는 교과목이다.

(9) 여성물리치료

여성물리치료(women's physical therapy)는 여성 질환 또는 임신과 출산에 따른 신체적 변화에 대해 평가, 진단, 중재 및 예방에 대해 학습하며 임상에서 나타나는 문제들을 해결해 가는 방법을 배우는 교과목이다.

(10) 지역사회 물리치료

지역사회 물리치료(community physical therapy)는 우리들이 생활하는 지역, 산업체 등 주민들이 사회적 문제 해결 또는 삶의 질 향상을 위해 물리치료사들이 해야 할 역할등을 이해하고 다양한 물리치료 프로그램을 운영할 수 있는 방법을 배우는 교과목이다.

4) 물리치료 임상

(1) 임상의사결정

임상의사결정(clinical decision making)은 임상 현장에서 치료전부터 치료후까지 환자를 객관적인 평가하여 의사결정과정에 따라 근거기반에 의한 중재를 학습하며 임상에서 나타나는 문제들을 해결해 가는 방법을 배우는 교과목이다.

(2) 임상실습 물리치료

임상실습 물리치료(clinical practice physical therapy)은 대학마다 병원, 학점 및 운영 기간 등 상의하며, 16주 이상(640시간)을 진행한다. 현재는 대학에서 배운 이론과 실습에 대해 병원에서 물리치료사들이 환자에게 수행되는 물리치료관련 내용들을 관찰하는 정도이다. 각 병원 물리치료실 마다 임상실습 프로그램을 다양하게 운영해 주고 있으며, 미래 물리치료사로서 성장하기 위해 임상에서 물리치료사들 수행하는 업무을 파악하고, 기본적인 실무능력을 배양하는 교과목이다.

03

물리치료사 역할과 윤리

학습목표

❶ 물리치료사 정의 및 업무 범위에 대해 설명할 수 있다.
❷ 물리치료사 역할에 대해 설명할 수 있다.
❸ 물리치료사 철학과 직업윤리에 대해 설명할 수 있다.
❹ 물리치료사의 환자 이해와 대응에 대해 설명할 수 있다.

핵심용어

- 물리치료사 정의(definition of physical therapist)
- 철학(philosophy)
- 윤리강령(code of ethics)
- 연구윤리(research ethics)
- 위험관리(risk management)
- 감염관리(infection management)

INTRODUCTION TO PHYSICAL THERAPY

1 물리치료사 정의 및 업무

1) 물리치료사 정의

한국은 법률적으로 "물리치료사는 온열치료, 전기치료, 광선치료, 수치료, 기계 및 기구치료, 마사지, 기능훈련, 신체 교정 운동 및 재활훈련과 이에 필요한 기기, 약품의 사용, 관리 기타 물리요법적 치료 업무에 종사한다."라고 규정하고 있다.

대한물리치료사협회 홈페이지에는 "물리치료는 수술 및 화학요법(약물요법)이 아닌 전기, 광선, 물, 공기, 소리 및 운동요법과 각종 기구 및 기계 등 물리적인 소재를 이용하여 이를 치료 목적으로 개발하여 환자에게 적용함으로써 환자를 고통을 경감시키고, 나아가 기능을 회복시켜 정상적인 사회활동을 하는 데 도움을 주기 위한 물리적인 치료법"으로 정의하고 있다(그림 3-1).

미국물리치료사협회는 물리치료의 정의에 대한 범위를 제한하기 위하여 지침을 제안하였다(표 3-1). 이 지침은 미국물리치료사협회에서 제시한 것으로, 물리치료 고유 행위

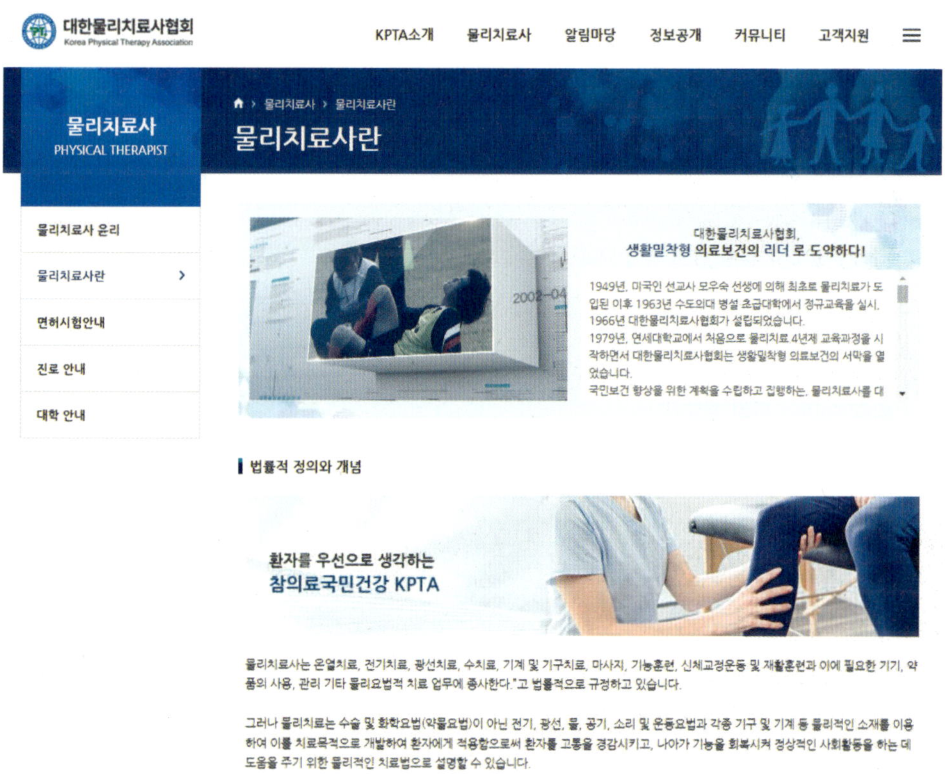
대한물리치료사협회
Korea Physical Therapy Association
KPTA소개
물리치료사
알림마당
정보공개
커뮤니티
고객지원
물리치료사 > 물리치료사란
물리치료사
PHYSICAL THERAPIST
물리치료사란
물리치료사 윤리
물리치료사란
면허시험안내
진로 안내
대학 안내
대한물리치료사협회,
생활밀착형 의료보건의 리더 로 도약하다!
1949년, 미국인 선교사 모우숙 선생에 의해 최초로 물리치료가 도입된 이후 1963년 수도의대 병설 초급대학에서 정규교육을 실시. 1966년 대한물리치료사협회가 설립되었습니다.
1979년, 연세대학교에서 처음으로 물리치료 4년제 교육과정을 시작하면서 대한물리치료사협회는 생활밀착형 의료보건의 서막을 열었습니다.
국민보건 향상을 위한 계획을 수립하고 집행하는, 물리치료사를 대
법률적 정의와 개념
환자를 우선으로 생각하는
참의료국민건강 KPTA
물리치료사는 온열치료, 전기치료, 광선치료, 수치료, 기계 및 기구치료, 마사지, 기능훈련, 신체교정운동 및 재활훈련과 이에 필요한 기기, 약품의 사용, 관리 기타 물리요법적 치료 업무에 종사한다."고 법률적으로 규정하고 있습니다.
그러나 물리치료는 수술 및 화학요법(약물요법)이 아닌 전기, 광선, 물, 공기, 소리 및 운동요법과 각종 기구 및 기계 등 물리적인 소재를 이용하여 이를 치료목적으로 개발하여 환자에게 적용함으로써 환자를 고통을 경감시키고, 나아가 기능을 회복시켜 정상적인 사회활동을 하는 데 도움을 주기 위한 물리적인 치료법으로 설명할 수 있습니다.

그림 3-1. 대한물리치료사협회 홈페이지

표 3-1. 미국물리치료사 행위 지침

물리치료는 물리치료사의 지시 또는 감독하에 제공되는 서비스와 관리로서, 다음의 사항이 있다.

1. 진단, 예후 및 중재를 결정하기 위해 상해, 기능적 제한, 장애가 있는 사람 또는 다른 건강관련 문제가 있는 자를 검진(병력, 계통적 조사, 검사와 측정)하는 것이다.
   여기에는 검사와 측정이 있다.
   - 유산소 능력과 지구력
   - 인체 계측적인 특징
   - 각성, 집중, 인지
   - 보조 및 적응 장비
   - 순환(동맥, 정맥, 림프)
   - 뇌 및 말초신경 통합성
   - 환경, 가정 및 작업(일/학교/놀이) 제한
   - 인간공학과 신체역학
   - 보행, 이동움직임(locomotion) 및 균형
   - 피부통합성
   - 관절 통합성과 운동성
   - 운동기능(운동조절과 운동학습)
   - 근수행력(근력, 근파워, 지구력)
   - 신경근 발달과 감각통합
   - 교정·보호·지지 장비
   - 통증
   - 자세
   - 의수족
   - 관절운동범위(근력 포함)
   - 반사 통합성
   - 자기-관리와 가정관리(일상생활활동과 도구적 일상생활활동 포함)
   - 감각 통합성
   - 환기 및 호흡/가스 교환
   - 작업(일/학교), 지역사회, 여가 활동
2. 치료계획, 수행 및 치료적 중재 수정을 통해 상해와 기능적인 제한을 경감시키기 위해 아래와 같은 방법이 사용될 수 있다.
   - 협력, 의사소통과 문서작성
   - 환자/의뢰인 관련 지도
   - 치료적 운동
   - 자기-관리와 가정관리(일상생활활동과 도구적 일상생활활동 포함)에 대한 기능적인 훈련
   - 도수치료 기술(mobilization/manipulation)
   - 적절한 보조장치(보조기, 의수족 등) 처방과 적용
   - 기도청결 기술
   - 피부 재생과 보호 기술
   - 전기치료 기구
   - 물리 및 역학적 기구
3. 모든 세대를 대상으로 건강과 삶의 질 향상 및 유지를 포함한 상해, 기능적 제한 및 장애 예방하기
4. 상담, 교육, 연구에 적극 참여하기

를 담고 있고, 물리치료사 행위 지침(guide to physical therapist practice)이라 불리며, 환자/의뢰자에 대한 물리치료사의 직무를 문서화된 것이다.

세계물리치료연맹(WCPT)는 물리치료를 다음과 같이 정의한다(그림 3-2).

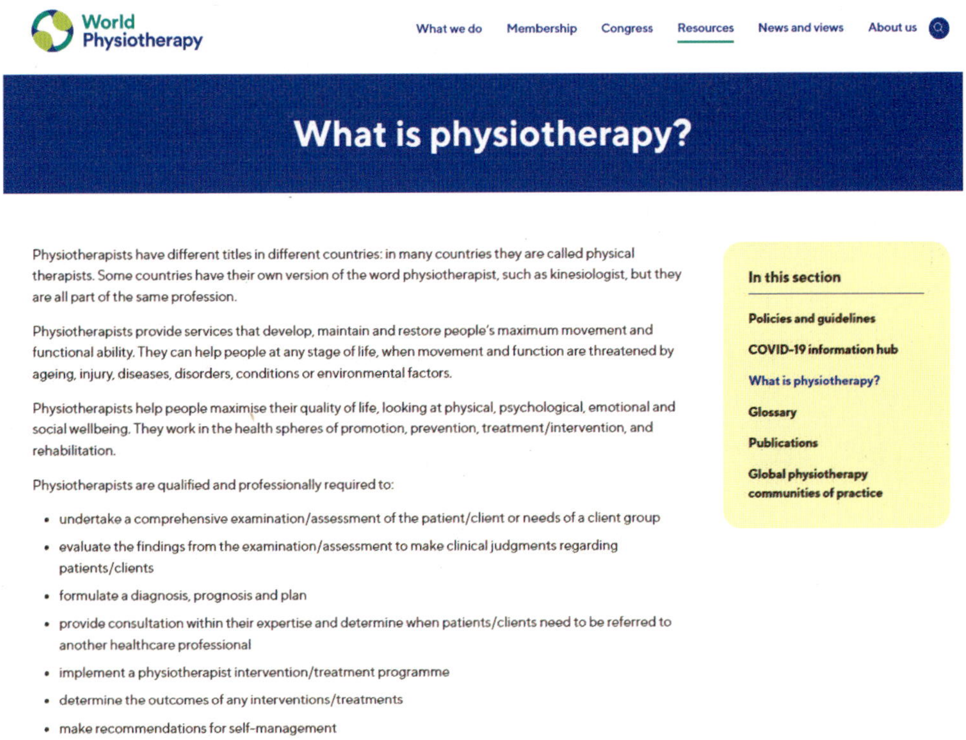
World Physiotherapy

What we do | Membership | Congress | Resources | News and views | About us

What is physiotherapy?

Physiotherapists have different titles in different countries: in many countries they are called physical therapists. Some countries have their own version of the word physiotherapist, such as kinesiologist, but they are all part of the same profession.

Physiotherapists provide services that develop, maintain and restore people's maximum movement and functional ability. They can help people at any stage of life, when movement and function are threatened by ageing, injury, diseases, disorders, conditions or environmental factors.

Physiotherapists help people maximise their quality of life, looking at physical, psychological, emotional and social wellbeing. They work in the health spheres of promotion, prevention, treatment/intervention, and rehabilitation.

Physiotherapists are qualified and professionally required to:

- undertake a comprehensive examination/assessment of the patient/client or needs of a client group
- evaluate the findings from the examination/assessment to make clinical judgments regarding patients/clients
- formulate a diagnosis, prognosis and plan
- provide consultation within their expertise and determine when patients/clients need to be referred to another healthcare professional
- implement a physiotherapist intervention/treatment programme
- determine the outcomes of any interventions/treatments
- make recommendations for self-management

In this section

Policies and guidelines
COVID-19 information hub
What is physiotherapy?
Glossary
Publications
Global physiotherapy communities of practice

그림 3-2. 세계물리치료연맹 홈페이지

물리치료는 일생 동안 최대한의 움직임과 기능적 능력을 발달시키고, 유지시키며, 보유하기 위한 서비스를 제공하는 것으로 노화 과정, 손상, 통증, 질환, 장애, 상태 또는 환경 요인으로 인해 움직임과 기능에 문제점을 가진 삶의 모든 단계에서 사람들에게 서비스를 제공하는 것을 포함한다."

물리치료사는 다음과 같이 정의한다. 물리치료사는 신체적, 심리적, 정서적, 사회적 복지를 종합한 사람들이 삶의 질과 움직임을 극대화하도록 돕는다. 물리치료사는 증진, 예방, 치료, 중재 및 재활과 같은 건강 분야에서 일을 한다.

물리치료사는 다음과 같은 자격을 갖추고 전문적으로 물리치료를 수행한다.

- 고객, 고객 그룹의 요구 사항에 대한 종합적인 검사, 평가를 수행한다.
- 고객에 대한 임상적 판단을 내리기 위해 검사, 평가 결과를 평가한다.

- 고객에 대한 진단, 예후 및 계획을 수립한다.
- 전문 지식 범위 내에서 상담을 제공하고 고객이 다른 의료 전문가에게 의뢰되어야 하는 시기를 결정한다.
- 고객과 합의하여 물리치료 중재, 치료, 재평가 프로그램을 시행한다.
- 물리치료적인 진단, 치료 시기 및 치료 전략을 결정한다.
- 자기관리를 권고한다.
- 보건 관련 전문가 및 이해 관계자와 협력한다.

2) 물리치료사 법률적 지위

(1) 의료기사 등에 관한 법률

제1조(목적) 이 법은 의료기사, 보건의료정보관리사 및 안경사의 자격 · 면허 등에 관하여 필요한 사항을 정함으로써 국민의 보건 및 의료 향상에 이바지함에 목적으로 한다.

제2조(정의) "**의료기사**"란 의사 또는 치과의사의 지도 아래 진료나 의화학적(醫化學的) 검사에 종사하는 사람을 말한다. 〔시행 2020.12.15. 법률 제17643호〕

(2) 의료기사 등에 관한 법률 시행령

물리치료사는 온열치료, 전기치료, 광선치료, 수치료, 기계 및 기구치료, 마사지·기능훈련·신체교정운동 및 재활훈련과 이에 필요한 기기·약품의 사용·관리, 기타 물리요법적 치료 업무에 종사한다. 〔(타)일부개정 2010.3.15. 대통령령 제22075호〕

(3) 보건의료기본법

제3조(정의) 3. "보건의료인"이라 함은 보건의료 관계 법령이 정하는 바에 의하여 자격·면허 등을 취득하거나 보건의료서비스에 종사하는 것이 허용된 자를 말한다.

(4) 의료기사 결격사유

다음 각호의 어느 하나에 해당하는 사람에 대해서는 의료기사 등의 면허를 하지 아니한다. [개정 2017. 12. 19.]

1). 「정신건강증진 및 정신질환자 복지서비스 지원에 관한 법률」 제3조 제1호에 따른 정신질환자. 다만, 전문의가 의료기사 등으로서 적합하다고 인정하는 사람의 경우에는 그러하지 아니하다.

2). 「마약류 관리에 관한 법률」에 따른 마약류 중독자

3). 피성년후견인, 피한정후견인

4). 이 법 또는 「형법」 중 제234조, 제269조, 제270조 제2항부터 제4항까지, 제317조 제1항, 「보건범죄 단속에 관한 특별조치법」, 「지역보건법」, 「국민건강증진법」, 「후천성면역결핍증 예방법」, 「의료법」, 「응급의료에 관한 법률」, 「시체해부 및 보존에 관한 법률」, 「혈액관리법」, 「마약류 관리에 관한 법률」, 「모자보건법」 또는 「국민건강보험법」을 위반하여 금고 이상의 실형을 선고받고 그 집행이 끝나지 아니하거나 면제되지 아니한 사람

3) 물리치료사 업무

물리치료사의 업무는 크게 근육뼈대계와 신경계로 나눌 수 있으며, 의료서비스 체계와 사회복지서비스 체계, 스포츠 서비스 체계로 분류한다. 의료서비스 체계는 종합병원, 대학병원, 전문병원, 병(의)원, 보건소 등으로 분류하며, 사회복지서비스 체계는 장애인복지관, 장애아동 전담 어린이집, 특수학교, 장애인시설, 노인시설 등으로 분류하고, 그 외 스포츠 서비스 체계는 여러 분야의 전문 트레이너로 분류할 수 있다.

물리치료사의 업무를 주요 근무지, 근무 형태 및 세부 업무로 구분하면 다음과 같다(표 3-2, 3-3, 3-4).

표 3-2. 의료서비스 체계에서 물리치료사의 업무

주요 근무지	근무 형태	세부 업무
2, 3차 의료기관 • 종합병원, 대학병원(의료원)	물리치료실 업무	• 근육뼈대계 질환자 물리치료 중재 • 신경계 질환자 물리치료 중재 • 노인성 질환자 물리치료 중재 • 수중운동 물리치료 중재 • 각종 암과 치매 관리 중재
2차 의료기관 • 전문병원(정형계, 신경계)	물리치료실 업무	• 근육뼈대계 질환의 전문적인 물리치료 중재 • 신경계 질환의 전문적인 물리치료 중재
1, 2차 의료기관 • 병(의)원	물리치료실 업무	• 근육뼈대계 질환자 물리치료 중재 • 신경계 질환자 물리치료 중재 • 노인성 질환자 물리치료 중재 • 수중운동 물리치료 중재
보건소	방문 물리치료 업무	• 근육뼈대계 질환자 물리치료 중재 • 신경계 질환자 물리치료 중재 • 노인성 질환자 물리치료 중재 • 분야별 예방교육 및 훈련 • 각종 암과 치매관리 예방교육

표 3-3. 사회복지서비스 체계에서 물리치료사의 업무

주요 근무지	근무 형태	세부 업무
장애인복지관	방문 물리치료 업무	• 장애아동 물리치료 중재 • 거동불편 노인환자 물리치료 중재
장애인복지관	물리치료실 업무	• 신경계 질환 소아환자 물리치료 중재 • 신경계 질환, 노인성 질환자 물리치료 중재 • 수중운동 물리치료 중재
장애아동전담 어린이집	치료교육 업무	• 장애아동 치료교육 • 장애아동 물리치료 중재
	물리치료 업무	• 신경계 질환 소아환자 물리치료 중재 • 장애아동 물리치료 중재
특수학교 치료교사	치료교육 업무	• 장애아동(시각, 청각, 지체, 언어) 치료교육
	물리치료 업무	• 장애아동 물리치료 중재
장애아동복지시설	물리치료 업무	• 장애아동 물리치료 중재
	주간보호센터 업무	• 장애아동 물리치료 중재
	방문 물리치료 업무	• 장애아동 물리치료 중재 • 거동불편 장애인 물리치료 중재 • 거동불편 장애노인 물리치료 중재 • 거동불편 해소 내부구조 컨설팅
노인의료복지시설 (노인요양시설· 노인전문요양시설· 노인전문병원	물리치료 업무	• 근육뼈대계 질환자 물리치료 중재 • 신경계 질환자 물리치료 중재 • 노인성 질환자 물리치료 중재 • 각종 암과 치매 관리
노인여가복지시설 (노인복지관)	물리치료 업무	• 근육뼈대계 질환자 물리치료 중재 • 신경계 질환자 물리치료 중재 • 노인성 질환자 물리치료 중재
재가노인복지시설 (주간보호시설· 단기보호시설)	물리치료 업무	• 근육뼈대계 질환자 물리치료 중재 • 신경계 질환자 물리치료 중재 • 노인성 질환자 물리치료 중재

표 3-4. 스포츠서비스 체계에서 물리치료사의 업무

주요 근무지	근무 형태	세부 업무
스포츠 팀 전문 트레이너	선수 관리 업무	• 근육뼈대계의 상해 예방과 문제해결을 위한 다양한 중재 • 피로회복을 위한 스포츠마사지 • 테이핑을 이용한 상해 예방 및 중재 • 분야별 예방 교육 및 훈련

주요 근무지	근무 형태	세부 업무
운동센터 (필라테스 등)	운동치료 업무	• 운동 위주의 치료를 통한 근육뼈대계 질환자의 중재 • 운동을 통한 근력강화 • 운동을 통한 기능회복

4) 물리치료사 종사 현황

대한물리치료사협회의 2024년 기준으로 전체 회원은 88,020명이며 정회원 인원수는 19,922명, 준회원은 64,650명, 미분류 회원은 3,448명이며 남자 물리치료사 인원은 28,611명, 여자 물리치료사 인원은 49,969명, 미분류 인원은 9,440명이다.

연령대로는 20대 16,878명, 30대 32,711명, 40대 20,214명, 50대 9,329명, 60대 이상은 2,883명이다(그림 3-3).

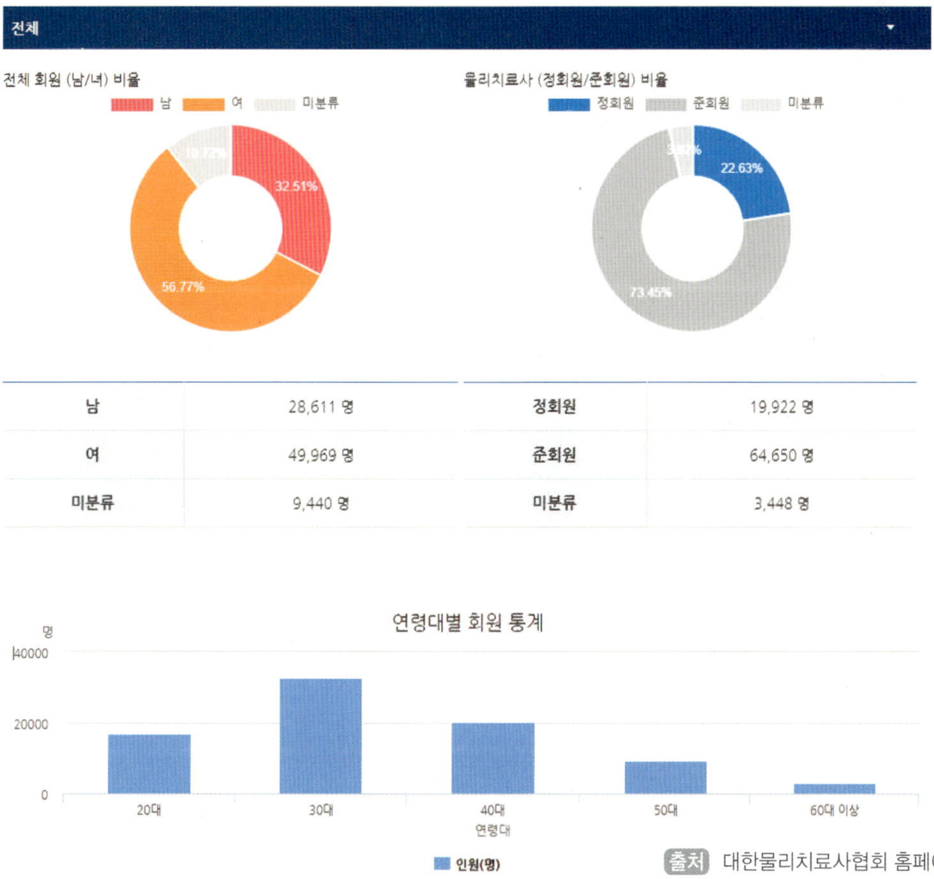

출처 대한물리치료사협회 홈페이지

그림 3-3. 물리치료사 종사 인원 및 연령대

2 물리치료사 역할

물리치료사는 환자의 건강과 웰빙을 증진하게 시키는 중요한 임무를 수행하고 있다. 물리치료사는 많은 기술 중에 고객과의 신뢰 형성이 가장 중요할 것으로 생각되며, 자신의 역할을 명확하게 설정하였을 때 적절한 중재 행위를 실시할 수 있다. 이러한 전문적인 지식과 노력은 많은 환자에게 긍정적인 영향을 미치고 있으며, 물리치료사의 역할은 의료현장에서 더욱 중요한 역할을 하고 있다.

호주 물리치료사협회 회장인 Peter Fazey(2006)가 "물리치료사, 우리는 의사가 되는 것을 원하지 않는다."라고 하였던 내용에 주목할 필요가 있다. 이는 우리가 물리치료의 개념 정의를 새롭게 할 필요가 있고 이에 따른 역할 설정을 정확하게 하여야 한다는 것을 의미한다.

물리치료사가 마사지하는 사람 또는 통증치료만을 하는 것으로 알고 있는 예도 있으나, 물리치료사는 기능적인 움직임을 중재하는 행위를 하는 사람이다. 따라서 통증으로 인한 기능적 움직임의 제한에 대한 치료는 물리치료사가 해야 할 일이며, 통증이 조금이라도 줄어들면 기능적인 움직임을 수행할 수 있게 된다. 이러한 것이 물리치료사의 역할이라고 할 수 있다.

1) 예방과 건강증진

건강증진 행위를 건강한 생활양식을 향상하게 시키기 위한 개인적 또는 지역사회의 활동으로서 안녕 수준뿐 아니라 자아실현, 자기 성취를 증진하기 위한 방향으로 취해지는 활동으로 정의하며, 건강증진행위 영역으로 건강책임, 영양, 운동, 스트레스 조절, 대인관계 및 자아실현 등을 제시하였으며, 이러한 개별 건강증진 행위들을 총체적으로 건강증진 생활양식이라 하였다.

물리치료사는 건강에 대한 전문적인 직업인으로서 건강증진, 안녕, 삶의 질을 증진시키는 등의 일을 하며, 상해, 손상, 기능적 제한 등을 예방하고 모든 연령대 사람에게 체력과 건강, 그리고 삶의 질 증진 및 유지를 하고 있다.

물리치료 업무상 허리부위에 통증이 많았으며, 삶의 질의 평가도 의료생산자가 건강증진 행위를 잘할 때, 삶의 질, 안녕, 산업재해인 통증 유발이 적을 것이고, 의료 소비자를 잘 관리할 수 있다고 생각한다. 향후 의료생산자의 건강증진 행위를 잘할 수 있는 사업장의 환경조성을 수립해야 할 것이다.

2) 진단 및 중재

손상(impairment)과 기능적 제한 그리고 장애(disability) 또는 기타 질병과 관련된 환자를 진단하고, 진행 과정을 확인하고, 중재(intervention)하기 위한 검사를 포함한다.

물리치료 범주 내 검사들은 전반적으로 근육뼈대계(관절운동 범위, 도수근력검사, 관절가동성, 자세 등), 신경계(반사, 호기성능력 또는 지구력, 공기순환, 혈류순환, 호흡 등) 그리고 피부계(검진, 치료, 관리, 피하지방, 비만 관리) 검사가 있다.

- 근육뼈대계 물리치료: 골절, 뼈의 기형 치료, 관절염, 염좌(삠), 물렁조직손상, 근육병, 절단환자 치료
- 신경손상 물리치료: 말초신경병변, 뇌손상, 척추손상, 신경마비. 말초신경손상 등
- 아동물리치료: 뇌성마비, 소아마비, 선천성기형의 교정
- 심장호흡물리치료: 수술전후 호흡운동, 심장 및 폐질환의 운동 등
- 여성물리치료: 산전, 산후요실금 운동치료 등
- 스포츠물리치료: 각종 운동선수의 특성에 따라 상해 예방 및 치료
- 정형외과 영역: 골절 후 운동장애 및 기능장애, 관절염, 염좌, 테니스팔꿈치증 관절장애, 굳은어깨, 척주측만증, 골반 및 척주측만증 변형, 자세 교정, 스포츠 손상 중 관절 및 인대 손상, 퇴행성질환
- 신경외과 영역: 신경마비, 반신마비(중풍), 말초신경장애, 좌골신경통, 신경통, 탈출추간판(목뼈, 허리뼈) 기타 각종 신경질환
- 재활의학과 영역: 소아마비, 뇌성마비, 뇌 및 척수손상 후유증, 절단 후 일상생활활동, 운동기능 장애, 근위축, 기타 재활에 필요한 물리치료, 기타 영역 물렁조직손상(타박상, 근 좌상, 근염, 근육통 등) 인대, 산전/산후 물리치료, 스포츠 손상

3) 안전관리

안전관리는 사고 발생의 원인을 제거함으로써 사고로 인한 손실을 미리 방지하기 위한 계획을 수립하고 이를 실시하는 일이다. 병원에서 환자 안전 사건은 낙상, 잘못된 부위 수술 및 시술, 투약 오류, 자살, 혈액 관리 오류 등 환자 안전상의 문제가 발생할 경우가 많다. 이를 위하여 의료 전달 과정의 결과로 발생할 수 있는 환자의 피해를 최소로 하기 위한 공동의 믿음, 가치, 계속 탐구를 바탕으로 한 통합된 개별적, 조직적 행동 패턴은 실행되어야 한다. 진료 과정 중 발생하거나 발생할 수 있는 문제를 찾아내어 개선하고 예방하는 일련의 활동으로써 환자 안전을 위한 병원 내에서 관리가 필요하다.

(1) 물리치료 적용 시 안전 수칙

물리치료 적용 시 의료사고 일반적인 사고 예방을 위하여 주의 사항 등을 숙지하여 환자에게 안전한 치료가 될 수 있도록 물리치료사는 안전 준수 사항을 지키도록 한다.

① 낙상 위험이 있는 환자는 보호자가 항시 옆에서 지키게 한다.
② 휠체어를 이용하여 치료 침대에 오르고 내릴 때 꼭 고정장치를 확인한다.
③ 감염관리를 위하여 환자를 접촉하기 전 감염을 방지하기 위해 반드시 보호장구를 착용한다.
④ 도수치료를 실시한 후 손 위생관리를 한다.

4) 연구 및 교육

물리치료사는 물리치료가 필요한 환자 대상으로 평가, 진단, 치료 중재, 교육 등 실시한다. 이러한 업무를 수행하기 위해 임상에서 많은 과정을 거쳐야 한다. 병력을 조사하고 증상의 원인을 유추하여 적합한 검사법을 통해 환자의 문제점을 정확하게 알아내야 한다. 문제점을 파악한 후 치료 방법을 적용해야 하며, 이러한 과정을 통해 환자와 적절하게 의사소통해야 하고 필요한 교육도 제공되어야 한다.

임상에서 의료적 도움이 필요한 환자의 문제점을 해결하는 과정을 임상추론(clinical reasoning), 의료적 문제해결(medical problem solving), 또는 임상의사 결정(clinical decision making)이라 한다.

Elstein 등(1972, 1978)은 임상가들의 일반적인 임상추론 과정을 크게 증상의 감지(cue acquisition), 가설 세우기(hypothesis generation), 증상의 해석(cue interpretation), 가설 검정(hypothesis evaluation)의 네 단계로 구분하였다. 또한 진단의 정확성은 증상을 감지하고 정보를 얻어 그것들을 얼마나 잘 해석하느냐와 밀접한 관련이 있다고 설명하였다.

임상추론 과정은 정보 인지 및 해석, 초기 개념화 및 다양한 가설 설정, 가설의 검증과 수정, 임상적 의사결정 시행, 물리치료중재, 재평가 과정으로 이루어진다. 이러한 의료적 문제해결 과정에서는 과학적, 임상적 지식이 필요하며, 의료인, 치료사 팀 일원, 환자, 환자 보호자 등과 의사소통이 꼭 필요하다.

물리치료사의 면허를 취득한 후 임상에서의 교육 학회로는 근골격계 물리치료, 신경물리치료, 심폐물리치료, 스포츠물리치료, 아동물리치료, 노인물리치료, 물리적 인자치료, 골반여성건강물리치료, 수중 물리치료, 동양물리치료, 개인실습 물리치료, 정신건강물리치료 등이 있다.

3 물리치료사 철학과 직업윤리

1) 물리치료사 철학

그리스 시대부터 철학이라는 단어 'philosophy'의 'philo' '사랑'을 뜻하고, 'sophia'는 '지혜'를 뜻한다. 철학이란 말 그대로 '지혜를 사랑한다'라는 의미이다. 실제로는 인간이 존재하는 혹은 존재해야 하는 방식·이유·의미 등 인간 상황에 대한 근원적이고 보편적인 이해를 추구한다. 이에 대해 철학자들은 진리를 분간해 내기 위한 살핌과 문답의 방식 등을 사용한다. 나아가 서양 철학은 대략 다섯 가지 분과로 구성되는 것으로 정리된다.

물리치료사는 환자의 신체적, 정신적, 사회적 건강을 증진시키기 위해 다양한 접근 방식을 활용한다. 물리치료사의 철학의 주요 요소는 환자 중심의 치료, 통합적 접근, 과학적 근거 기반의 치료, 예방과 교육, 윤리적 실천이다.

(1) 환자 중심의 치료

물리치료사의 **철학**에서 가장 중요한 요소는 환자 중심의 치료이다. 이는 환자의 개인적 요구와 목표를 존중하고, 치료계획을 수립할 때 환자의 의견과 선호를 반영하는 것을 의미한다. 환자는 치료 과정에서 적극적으로 참여하며, 이는 치료 효과를 극대화하는 데 중요한 역할을 한다. 환자와의 신뢰 관계를 형성하는 것은 치료의 성공에 있어서 필수적이다.

(2) 통합적 접근

물리치료사는 신체적 치료뿐만 아니라 정신적, 사회적 요인도 고려하여 환자의 전반적인 건강을 증진시키고자 한다. 통합적 접근은 다양한 치료기법과 방법을 결합하여 환자의 건강을 다각도로 개선하는 데 중점을 둔다. 이는 운동치료, 도수치료, 전기 · 광선치료 등을 포함하며, 필요에 따라 심리적 지원이나 생활 습관 개선을 위한 조언도 제공할 수 있다. 예를 들어, 만성 통증 환자의 경우 신체적 치료와 함께 스트레스 관리, 영양 상담 등을 병행하여 전체적인 건강을 증진시킬 수 있다.

(3) 과학적 근거 기반의 치료

물리치료의 철학은 과학적 근거에 기반한 치료를 지향해야 한다. 최신 연구 결과와 임상 증거를 바탕으로 치료계획을 수립하고, 지속적인 학습과 연구를 통해 치료의 질을 높이고자 한다. 물리치료사들은 끊임없이 전문 지식을 개발하고, 새로운 치료 방법과 기술을 습득해야 한다. 이는 치료의 효과성을 높이고, 환자에게 최상의 치료를 제공하기 위한 중요한 요소이다.

(4) 예방과 교육

물리치료는 단순히 질병이나 부상을 치료하는 것을 넘어, 이를 예방하는 데에도 중점을 둔다. 환자에게 적절한 운동 방법, 자세 교정, 생활 습관 개선 등을 교육하여 부상 예방과 건강 유지를 돕는다. 이는 환자가 자신의 건강을 자주 관리하고, 재발을 방지할 수 있도록 하는 데 큰 역할을 한다. 예를 들어, 운동선수에게는 부상을 예방하기 위한 스트레칭 방법과 근력 강화 운동을 교육할 수 있다.

(5) 윤리적 실천

물리치료사는 높은 윤리적 기준을 준수하여 환자에게 최선의 치료를 제공한다. 이는 환자의 존엄성을 존중하고, 공정하게 대하며, 치료 과정에서의 투명성과 정직성을 유지하는 것을 포함한다. 또한, 물리치료사는 자신의 능력을 초과하는 문제에 대해서는 다른 전문가와 협력하여 환자에게 최적의 치료를 제공하는 데 주저하지 않는다. 윤리적 실천은 물리치료사가 환자와의 관계를 신뢰와 존중을 바탕으로 유지하는 데 중요하다.

물리치료사의 철학은 환자 중심의 치료, 통합적 접근, 과학적 근거 기반의 치료, 예방과 교육, 윤리적 실천 등의 원칙을 바탕으로 한다. 이는 물리치료사들이 환자의 신체적, 정신적, 사회적 안녕을 통합적으로 고려하여 최적의 건강 상태를 달성하고 유지하도록 돕는 데 중점을 두고 있음을 의미한다. 이러한 철학은 물리치료사들이 환자의 삶의 질을 향상시키고, 건강한 삶을 영위할 수 있도록 하는 중요한 역할을 한다. 물리치료사는 단순한 치료 제공자가 아니라, 환자의 건강과 웰빙을 위한 전반적인 지원자이자 조언자로서의 역할을 수행한다.

2) 물리치료사 직업윤리

윤리는 사람과 사람의 관계에서 사람의 본성과 욕구에 대한 지식을 바탕으로 우리가 마땅히 지켜야 할 내부적인 것과 외부적인 사회적 규범을 의미한다. 도덕은 사람들이 무의식적으로 행동하는 내부적인 규범을 의미한다.

직업윤리는 일에 대한 존중을 바탕으로 근면, 성실 및 정직하게 업무를 대하는 근로 윤리와 인간 존중을 바탕으로 봉사, 책임감, 규칙 준수 및 예의 바른 태도로 업무를 대하는 공동체 윤리로 구분한다. 즉 직업생활을 위해 필요한 마음, 태도 및 직업관을 의미하며,

직업인에게 평균적으로 요구되는 정신적 자세나 행위규범을 말한다.

한국산업인력 공단은 직업 기초능력 지침서에서 일반적인 직업윤리를 다음과 같이 6가지로 기술하였다.

① 소명 의식 자신이 맡은 일은 하늘에 의해 맡겨진 일이라고 생각하는 태도

② 천직 의식 자기 일이 자기 능력과 적성에 꼭 맞는다고 여기고 그 일에 열성을 가지고 성실히 임하는 태도

③ 직분 의식 자신이 하는 일이 사회나 기업을 위해 중요한 역할을 하고 있다고 믿고 자신의 활동을 수행하는 태도

④ 책임 의식 직업에 대한 사회적 역할과 책무를 충실히 수행하고 책임을 다하는 태도

⑤ 전문가 의식 자기 일이 누구나 할 수 있는 것이 아니라 해당 분야의 지식과 교육을 밑바탕으로 성실히 수행해야만 가능한 것이라 믿고 수행하는 태도

⑥ 봉사 의식 직업 활동을 통해 다른 사람과 공동체에 대하여 봉사하는 정신을 갖추고 실천하는 태도

(1) 한국물리치료사 윤리강령

물리치료사는 고객에게는 최선의 물리치료적 중재를 제공해 주어야 하고, 동료 치료사 간에는 올바른 관계 형성을 하여야 하며, 직업생활을 하는 동안 근거 및 사실적 정보를 준수하며 올바른 직업윤리를 가지고 행동하여야 한다.

최근 들어 물리치료사들이 고객이나 치료사 간에 법적인 논쟁들이 발생하고 있으며, 사람에 대한 인격, 사생활 및 비밀 등 올바른 직업윤리를 준수하여야 한다.

대한물리치료사협회는 "물리치료사는 박애와 봉사 정신을 바탕으로 인간의 생명과 건강을 보살핌으로써 국민 보건 향상에 이바지하고자 한다."라는 내용으로 "10대 물리치료사 윤리강령"을 만들어 성실히 준수할 수 있도록 하고 있다.

물리치료사의 10대 강령

하나, 물리치료사는 민족, 지역, 인종, 종교, 성별, 신분의 차별 없이 전 인류에게 봉사한다.
둘, 물리치료사는 지역사회 주민의 건강증진과 장애 예방을 위하여 항상 노력한다.
셋, 물리치료사는 환자에게 양질의 치료를 제공하기 위하여 산학 연구 활동에 앞장선다.
넷, 물리치료사는 고통받는 환자와 아픔을 함께 나누며 친절과 정성으로 책무를 다한다.
다섯, 물리치료사는 전문인이라는 자긍심과 사명 의식을 갖고 타의 귀감이 된다.
여섯, 물리치료사는 직무상 알게 된 환자의 비밀을 임의로 타인에게 누설해서는 아니 된다.
일곱, 물리치료사는 그 개인의 권위나 이름이 상업적 광고에 이용됨을 허락하지 아니한다.
여덟, 물리치료사는 동료 회원은 물론 타 유관 단체와도 친목을 도모하여 협화를 유지한다.
아홉, 물리치료사는 회원공동체 바탕 위에 본 회의 무궁한 번영과 발전을 위하여 헌신한다.
열, 물리치료사는 물리 의학 발전을 위하여 국제협력 아래 최신 기술정보 교류에 동참한다.

(2) 세계물리치료사 윤리강령

세계물리치료연맹은 여러 회원국이 윤리강령을 제정, 홍보, 회원 모니터링을 하며 문제가 발생한 회원은 적절한 징계 절차를 갖추도록 요구하고 있다. 세계물리치료연맹의 윤리강령은 다음과 같다.

- 모든 개인의 권리와 존엄성을 존중한다.
- 해당 국가의 물리치료사 업무 관련 법과 규정을 준수한다.
- 올바른 판단을 행사하고 그에 따른 책임을 진다.
- 정직하고, 유능하며, 책임감 있는 물리치료 서비스를 제공한다.
- 질 높은 물리치료 서비스를 제공한다.
- 물리치료 서비스에 대해서 공정하고 적절한 수준의 보상을 청구한다.
- 환자/고객 각종 기관 및 지역사회에 물리치료와 물리치료사가 제공하고 서비스에 대한 정확한 정보를 전달한다.
- 지역사회의 보건의료적 필요에 부응하는 서비스를 계획 및 발전시키는 데 이바지한다.

(3) 미국물리치료사 윤리강령

미국물리치료사협회는 어떤 윤리강령도 포괄적이지 않으며 모든 상황을 다룰 수도 없으며, 물리치료사는 윤리강령의 지침이 확정적이지 않을 수 있는 경우 추가적인 조언이나 상담을 구하도록 권장한다. 미국물리치료사협회 윤리강령의 목적은 다음과 같다.

첫째, 환자 또는 환자 관리, 상담, 교육, 연구 및 행정에 있어서 물리치료사 실무의 기초를 이루는 윤리적 원칙을 정의한다.

둘째, 전문적인 책임의 기초를 이루는 행동과 성과의 기준을 대중에게 제공한다.

셋째, 전문적인 역할과 책임에 관계없이 윤리적인 도전에 직면한 물리치료사를 위한 지침을 제공한다.

넷째, 물리치료사의 전문적인 행동을 안내하는 핵심 가치관, 윤리적 원칙 및 기준에 대해 물리치료사, 학생, 기타 의료전문가, 규제 기관 또는 대중을 교육한다.

다섯째, 물리치료사가 비윤리적인 행동을 했는지를 미국물리치료사협회가 결정할 수 있는 기준을 수립한다.

물리치료사는 모든 개인의 고유한 존엄성과 권리를 존중해야 한다. 윤리강령은 물리치료사의 다양한 역할(예: 환자 및 고객 관리, 상담, 교육, 연구 및 행정)에서 원하는 행동을 설명하고 윤리적 행동의 여러 측면(개인, 조직 및 사회)을 다루며 물리치료사의 핵심 가치(책임, 이타성, 협력, 연민 및 배려, 의무, 우수성, 무결성 및 사회적 책임)를 반영한다.

윤리강령의 기본은 장애, 활동 제한, 참여 제한 및 장애가 있는 사람에게 더 큰 독립성, 건강, 웰빙 및 향상된 삶의 질을 촉진하기 위해 권한을 부여하고 교육하며 가능하게 하는 물리치료사의 특별한 의무이다. 미국물리치료사협회의 윤리강령은 다음과 같다.

1. 물리치료사는 환자와 고객의 권리와 요구를 충족시키는 데 있어 신뢰와 동정심을 가져야 한다.
2. 물리치료사는 건전한 전문적 판단해야 한다.
3. 물리치료사는 환자 또는 고객, 가족, 동료, 학생, 연구 참여자, 기타 의료 제공자, 고용주, 지불자 및 대중과의 관계에서 진실성을 입증해야 한다.
4. 물리치료사는 법적, 직업적 의무를 다해야 한다.
5. 물리치료사는 지식, 기술, 능력, 전문적 행동의 평생 습득과 세련화를 통해 전문성을 향상시켜야 한다.
6. 물리치료사는 환자와 고객, 사회에 이익이 되는 조직행동과 사업 관행을 촉진해야 한다.
7. 물리치료사는 지역적, 국가적 또는 세계적으로 사람들의 건강 요구를 충족시키기 위한 노력에 참여해야 한다.

3) 연구 윤리

(1) 연구 윤리 정의

사람과 동물을 중심으로 하는 연구에서 연구 윤리를 지켜야 올바른 연구를 하는 문화를 만들 수 있을 것이다. **연구 윤리**(research ethics)란 연구를 수행하면서 지켜야 할 원칙 또는 행동양식이며, 윤리학에서 이야기하는 기본이 되는 윤리 원칙들을 과학적 연구에서 파생되는 다양한 부분들에 적용하는 것이다.

올바른 연구 윤리를 위한 법률 및 규정(국가연구개발혁신법 제4장, 시행령 제4장, 시행규칙과 연구 윤리 확보를 위한 지침 등)이 있으며, 연구 윤리에서는 사람과 동물을 대상으로 진행되는 실험설계, 실험 이행, 연구 부정행위, 내부고발, 그리고 연구 지침 등을 다룬다. 즉 연구의 적법성 및 유효성을 확보하기 위해서는 연구 윤리 지침에 따라 연구를 진행하며 연구 결과를 진실하게 보고하는 것이 필요하다.

(2) 연구자의 역할과 책임

연구자의 역할과 책임에 관한 교육부 연구 윤리 확보를 위한 지침 제5조의 기술 내용은 다음과 같다.

- 연구대상자의 인격 존중, 공정한 대우
- 연구대상자의 개인정보·사생활의 보호
- 정직·투명한 연구 진행
- 전문가로서 학문적 양심 견지
- 학문 발전에 기여
- 자신 또는 타인의 저작물 활용 시 적절하게 출처를 밝힘
- 연구계약 체결, 연구비, 수주, 집행 등 윤리적 책임 견지
- 이해관계에 영향을 받지 않고, 연구 결과물에 모든 이해관계 명시
- 연구 결과물을 발표할 경우, 연구자의 소속, 직위(저자 정보)를 정확하게 밝힘
- 지속적 연구 윤리 교육에 참여

Israel & Hay(2006)는 연구자들이 연구 윤리를 지켜야 하는 이유에 대해 5가지를 제시하였다.

1. 다른 대상을 보호하고, 피해를 최소화하며, 편익을 최대화하기 위함
2. 연구의 신뢰성(trust/reliability)을 보증하기 위함
3. 연구의 무결성(integrity)을 확보하기 위함
4. 기관과 전문가 요구 조건 충족하기 위함
5. 새롭고 더 도전적인 문제 상황에 대처하기 위함

(3) 연구부정행위 및 부정행위 범위

연구부정행위란 연구와 관련된 전체 과정에서 속임수, 기만행위 등 연구공동체 또는 사회에 심각한 피해를 유발하는 학문적, 과학적 위반행위를 말한다.

우리나라에는 2005년 황우석(서울대) 연구팀의 줄기세포 연구 논문 조작 사건은 연구자 개인, 동일 연구 학문 공동체, 국민 및 국가 등에 매우 큰 문제점을 남겼으며 연구 윤리가 매우 중요한지를 보여주었으며, 이후 기관들은 연구 윤리 지침과 관련된 규정을 제정하게 되었다.

연구 윤리 확보를 위한 지침(교육부 훈령)에 따르면 연구부정행위의 범위는 연구개발과제의 제안, 수행, 결과 보고 및 발표 등에서의 위조, 변조, 표절, 부당한 저자 표시, 부당한 중복게재, 연구부정행위에 대한 조사 방해 행위, 그 밖에 각 학문 분야에서 통상적으로 용인되는 범위를 심각하게 벗어나는 행위를 포함한다.

1. 위조: 존재하지 않는 연구 원자료 또는 연구자료, 연구 결과 등을 허위로 만들거나 기록 또는 보고하는 행위
2. 변조: 연구 재료 · 장비 · 과정 등을 인위적으로 조작하거나 연구 원자료 또는 연구자료를 임의로 변형 · 삭제함으로써 연구 내용 또는 결과를 왜곡하는 행위
3. 표절: 아래와 같이 일반적 지식이 아닌 타인의 독창적인 아이디어 또는 창작물을 적절한 출처표시 없이 활용함으로써, 제3자에게 자기 창작물인 것처럼 인식하게 하는 행위
   가. 타인의 연구 내용 전부 또는 일부를 출처 표시하지 않고 그대로 활용하는 경우
   나. 타인의 저작물의 단어 · 문장구조를 일부 변형하여 사용하면서 출처표시를 하지 않는 경우
   다. 타인의 독창적인 생각 등을 활용하면서 출처를 표시하지 않은 경우
   라. 타인의 저작물을 번역하여 활용하면서 출처를 표시하지 않은 경우
4. 부당한 저자 표시: 아래와 같이 연구 내용 또는 결과에 대하여 공헌 또는 기여를 한 사람에게 정당한 이유 없이 저자 자격을 부여하지 않거나, 공헌 또는 이바지하지 않은 사람에게 감사의 표시 또는 예우 등을 이유로 저자 자격을 부여하는 행위
   가. 연구 내용 또는 결과에 대한 공헌 또는 기여가 없음에도 저자 자격을 부여하는 경우
   나. 연구 내용 또는 결과에 대한 공헌 또는 기여가 있음에도 저자 자격을 부여하지 않는 경우
   다. 지도학생의 학위논문을 학술지 등에 지도교수의 단독 명의로 게재 · 발표하는 경우
5. 부당한 중복게재: 연구자가 자신의 이전 연구 결과와 동일 또는 실질적으로 유사한 저작물을 출처표시 없이 게재한 후, 연구비를 받거나 별도의 연구 업적으로 인정받는 경우 등 부당한 이익을 얻는 행위
6. 연구부정행위에 대한 조사 방해 행위: 본인 또는 타인의 부정행위에 대한 조사를 고의로 방해하거나 제보자에게 위해를 가하는 행위
7. 그 밖에 각 학문 분야에서 통상적으로 용인되는 범위를 심각하게 벗어나는 행위

*연구부정행위 외에도 자체 조사 또는 예방이 필요하다고 판단되는 행위를 자체 지침에 포함할 수 있다.

국가 및 기관에 따라 연구 윤리 관련 기본 준수 사항이 별도로 정해진 예도 있으므로 연구자는 준수해야 하는 연구 윤리 지침을 확보하고 연구 초기 단계부터 고려해야 한다. 즉 연구에 따라 연구자가 참고해야 하는 연구 윤리 지침은 달라질 수 있다. 일반적으로 요구되는 사항은 다음과 같다.

- 정직성: 데이터 등 조작 금지
- 객관성: 실험설계, 데이터분석, 동료 검토 등에서 선입관 배제
- 무결성: 정해진 프로토콜 및 책임 준수
- 공개성: 데이터 및 결과 공유
- 지식 재산권 보호: 표절 및 복제 방지
- 기밀성: 연구에 따라 대상자 신상, 기업 정보 등의 기밀 유지
- 사람이나 동물 대상자 보호: 잠재적인 위해 최소화 및 편익 최대화
- 연구 대상이 사람일 경우, 인간 존엄성, 사생활 및 자율성 존중
- 연구 대상이 동물일 경우, 적절한 존중과 보호

외국의 많은 연구기관에서 윤리 적용 범위가 인간과 동물의 생명윤리를 넘어 세포, 유기체, 합성 핵산 분자 등으로 확대되고 있으며, 연구 윤리를 위한 독자적인 기구를 설치하여 조직(organization)을 운영하고, 연구 윤리 정책(policy)을 제시하고, 연구 윤리 교육(education) 프로그램을 운영하고 있다.

(4) 불법 복사

학교 커뮤니티에서 출판물을 불법 복제한 '전공 교재 PDF 파일 공유/판매' 유통이 되고 있다. 대학 생활에서 익숙한 교재 제본과 스캔, 공유는 모두 저작권을 침해하는 불법 행위이다. 특히 태블릿PC 등 전자기기로 디지털 필기를 하며 공부하는 학생들이 증가하면서 무거운 교재를 들고 다니기보단 대학 교재를 스캔한 불법 PDF 파일을 공공연하게 거래하는 일이 증가하고 있다.

구입한 책을 집에서 스캔하여 디지털 파일로 만들거나, 필기를 위해 복사본을 만들어 혼자 사용하는 것은 저작권 침해가 아니다. 하지만 저작자의 허락 없이 전문 복사 업체에 맡겨 스캔하는 것은 법적으로 허용된 사적 복제의 범위를 벗어나게 된다. 또한 이 파일을 중고장터나 대학가 커뮤니티 등에서 판매하는 것은 「저작권법」에 따라 시정 권고 대상이 되며, 저작권자에게 손해배상 청구를 받거나 형사고소를 당할 수 있다(그림 3-4).

대학 교재는 저작권을 가지는 엄연한 저작물이며, 이에 대한 저작권, 재산적 권리는 출판사가 가지고 있다. 따라서 교재를 불법 스캔, 복사하면 저작권법 제136조에 의거, 5년

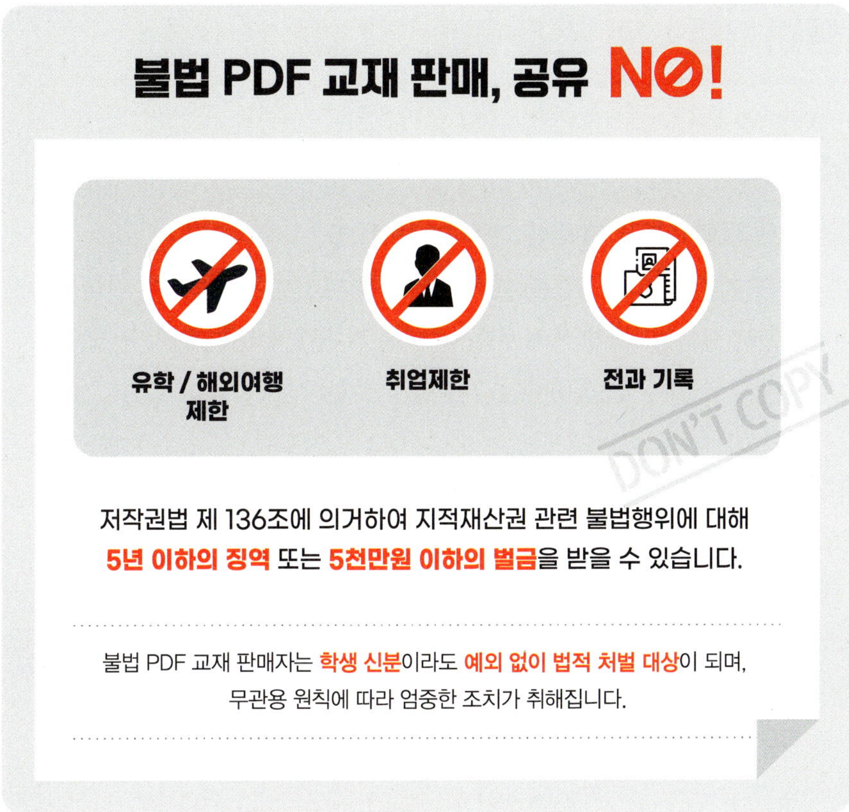

그림 3-4. 불법 PDF 교재 판매

이하의 징역 또는 5천만원 이하의 벌금을 받을 수 있다. 저작권 위반으로 형벌을 받은 이력이 있는 경우, 공무원을 포함한 공공기관은 국가공무원법에서 정하고 있는 임용 결격사유에 해당되며 이러한 취업상의 불이익은 개인의 미래뿐만 아니라 사회적으로도 큰 손실을 야기할 수 있다.

4 물리치료사의 환자 이해와 대응

1) 환자의 권리

(1) 진료받을 권리(의료법 시행규칙, 개정 2016.10.6.)

환자는 자신의 건강보호와 증진을 위하여 적절한 보건의료서비스를 받을 권리를 갖고, 성별, 나이, 종교, 신분 및 경제적 사정 등을 이유로 건강에 관한 권리를 침해받지 아니하며, 의료인은 정당한 사유 없이 진료를 거부하지 못한다.

(2) 알권리 및 자기 결정권

환자는 담당 의사, 간호사 등으로부터 질병 상태, 치료 방법, 의학적 연구 대상 여부, 장기이식 여부, 부작용 등 예상 결과 및 진료 비용에 관하여 충분한 설명을 듣고 자세히 물어볼 수 있으며, 이에 관한 동의 여부를 결정할 권리를 가진다.

(3) 비밀을 보호받을 권리

환자는 진료와 관련된 신체상건강상의 비밀과 사생활의 비밀을 침해받지 아니하며, 의료인과 의료기관은 환자의 동의를 받거나 범죄 수사 등 법률에서 정한 때 외에는 비밀을 누설발표하지 못한다.

(4) 상담조정을 신청할 권리

환자는 의료서비스 관련 분쟁이 발생한 경우, 한국의료분쟁조정중재원 등에 상담 및 조정 신청을 할 수 있다.

2) 환자의 의무

(1) 의료인에 대한 신뢰존중 의무

환자는 자신의 건강 관련 정보를 의료인에게 정확히 알리고, 의료인의 치료계획을 신뢰하고 존중하여야 한다.

(2) 부정한 방법으로 진료를 받지 않을 의무

환자는 진료 전에 본인의 신분을 밝혀야 하고, 다른 사람의 명의로 진료를 받는 등 거짓이나 부정한 방법으로 진료를 받지 아니한다.

3) 환자의 유대감 형성

환자의 '관계'는 의료서비스라는 행위를 통해 생성되는 산물이자 그 자체로 의료서비스 및 마케팅의 성패에 영향을 미치는 중요한 요인이다. 인간으로서 형성하는 유대감은 의사와 환자 모두에게 긍정적으로 작용하는 것으로 알려져 있다. 환자의 관점에서 자신을 치료하는 치료사에 대해 잘 알고 있다는 인식과 치료사에게 갖는 호감은 치료에 대한 환자의 순응과 적극적인 동참을 유도함으로써 치료 효과를 개선함은 물론 환자의 만족도를 제고할 수 있다. 반면 치료사가 환자에 대해서 느끼는 인간적인 책임감과 유대감은 의료서비스의 질을 향상하며 치료와 관련한 의사결정 과정을 효과적으로 촉진할 수 있다. 치료사와 환자 간 형성하는 신뢰와 이해의 감정은 전체적인 의료서비스의 질과 만족도를 동시에 제고함으로써 그 자체로 치료 효과가 있는 것으로 알려져 있다.

4) 환자와의 관계

환자 한 사람 한 사람이 서로 다른 성격을 갖고 있는 상황에서 환자와 의료종사자 간의 신뢰 관계를 만들어 내기는 쉬운 일이 아니다. 더구나 환자의 협력 없이 정확한 평가를 한다는 것은 어려운 일이다. 환자와 의료종사자 간에 신뢰를 높이는 몇 가지 기본자세를 살펴보면 다음과 같다.

(1) 환자의 입장에서 생각한다.

의사나 간호사, 치료사 등은 환자의 마음에 감동을 줄 수 있는 친절을 베풀어야 한다. 한마디로 의료종사자는 환자와 마음의 문을 열고 대화를 할 수 있고, 환자의 진정한 고통이 무엇인지를 간파할 수 있어야 비로소 진정한 치료가 시작된다.

(2) 상황에 맞는 충분한 설명을 해야 한다.

어떠한 일을 환자에게 제시할 때 환자가 충분히 이해하도록, 또는 환자가 스스로 하려는 마음이 생기도록 충분한 설명이 필요하다. 강압적이면 환자는 거부감을 느낀다. 한 번 설득이 실패하더라도 포기하지 말고 몇 번이고 성의 있게 설명하여 이해하도록 해야 할 것이다.

(3) 원한만 인간관계(신뢰)를 이루도록 한다.

환자와의 관계뿐만 아니라 다른 직종, 즉 재활전문의, 간호사, 작업치료사, 방사선사 등 다른 부서의 의료전문가들과 원활한 인간관계를 형성해야 한다. 병원의 구성원은 누구든 자신의 분야에는 능통한 사람이므로 서로 협력하고, 잘못은 인정하고 반성한다면 관계가 좋아지고 신뢰하게 된다. 결과적으로 환자의 치료를 효과적으로 할 수 있는 것이다.

(4) 이해하기 쉬운 말과 친절한 태도로 대응해야 한다.

말은 항상 공손하고 친절하게 하는 것이 모든 사람에게 좋은 인상을 주게 된다. 치료사는 환자 위에 군림하는 것이 아닌 환자를 보필하고 치료하여 육체적·정신적 고통을 덜어 주어야 한다.

환자에게 전문 용어를 사용하는 것보다 쉬운 단어를 선택하여 친절하게 알려주고 항상 이해되었는지 확인한다. 환자에게 가능한 한 쉽고 부드럽게 말하여 환자 스스로 안위를 찾고 치료를 받으면 나을 수 있다는 신뢰감을 얻도록 한다.

(5) 단정한 용모와 올바른 행동을 보여준다.

외모는 가능하면 화려함보다 청결함을 갖추는 것이 좋다. 특히 깔끔해야 환자에게 산뜻한 느낌과 신뢰감을 줄 수 있다. 가능하다면 깨끗한 유니폼을 입고 환자를 대하도록 한다.

올바른 행동은 지식수준보다 심성과 교양에 달려 있다. 치료사의 말투, 표정, 치료 시 몸가짐과 마음가짐 등 모든 것이 환자의 치료 심리와 직결된다.

치료사는 치료 전 항상 기본 윤리를 생각해야 한다. 이것은 전문직의 권위(pride)라고 할 수 있다.

5) 환자의 심리

질병에 대한 환자의 심리적 반응은 불안 혹은 우울을 기초로 하여 여러 가지 심리적인 반응을 초래한다. 질병에 수반되는 불안감을 처리하기 위해 특정한 심리적 방어반응 혹은 적응반응으로 나타내게 된다. 이러한 심리적 반응은 환자 개인의 성격에 의해 영향을 받아 만약 성격이 미숙하고 신경질적이면 그 반응도 신경증의 형태를 나타내는 수가 많다. 질병에 대해서 만성 질환을 가지고 있는 환자는 정신적으로 자기중심적인 자기만의 테두리를 만들어 미래에 대한 희망을 작은 일을 다소 절망적으로 생각할 수도 있다. 또한 가족의 경제적 중심이 환자 자신이라면 그 환자가 받는 정신적인 고통은 크다고 할 수 있다.

신체적 손상이나 장애를 갖는 사람들은 심리적 · 정신적 · 사회적으로 상처받기 쉽다. 병원의 입원환자나 외래환자를 막론하고 공통된 환자의 특성을 보인다. 입원환자는 가정이나 사회에서 익숙하게 사람들과 어울려 지내던 환경에서 갑자기 병원에서 다른 환자들과 일상생활을 통한 급격한 변화와 질환에 대한 불안과 공포심 때문에 고민하게 된다. 자기 질병의 상태와 치료가 될 것인지 아니면 불가능할 것인지, 의사와 간호사, 치료사 등 여러 사람과 처음 접하는 과정에서 모든 것이 낯설고 불안을 주는 요소가 된다. 외래환자도 이와 같은 불안과 고통을 따르게 된다. 병원에서 진찰과 치료를 받기 위해 많은 시간을 소비해야 하며 질병에 대한 예후가 불확실하면 더욱 복잡한 심경을 갖게 된다.

일반적인 질병에 대한 반응은 개인이 질병을 어떻게 인식하는가와 질환에 대한 개인의 신념과 관련이 있다. 질병에 대한 심리 반응은 다음과 같다.

(1) 건강염려증

건강염려증(hypochondriasis)은 자신이 심각한 질병에 걸렸다는 믿음이나 걸릴 수 있다는 공포에 사로잡혀 자신의 건강을 비정상적으로 염려하고 병에 집착하는 질병으로, 신체형 장애에 속한다. 환자는 자신의 정상적인 신체 증상도 병 때문이라고 생각하는 경향이 있으며, 이에 따라 정상적인 사회적, 직업적 활동에 영향을 미친다.

(2) 부정

부정(negation)은 감당하지 못할 자극으로부터 자신을 보호하려는 심리적 기제로서, 환자들이 질병이 있다는 객관적인 증거에 대한 현실적 수용을 하지 않는 것을 말한다. 부정은 객관적 근거가 있음에도 자신의 상태를 가볍게 받아넘기거나 아예 거절하는 태도를 보이는 것으로 신체질환에 따라 나타날 수 있는 최초의 심리 반응으로 흔히 나타나는 것이다.

(3) 퇴행

심신이 건강한 상태에 있는 사람들은 자아 방어기제를 적절히 사용하여 외부의 시련과 좌절, 내부의 갈등과 본능적 욕구에 대처, 해결해 나감으로써 성숙한 단계로 적응해 나가려는 심리작용이 이루어진다. 그러나 신체질환이라는 상황에 직면하면, 평소 건강한 상태에서 자아 방어기제도 약화하여 흔들리고 환자는 그동안 억제, 억압됐던 여러 본능적 욕구와 감정적 요구들에 밀려서 사고, 정서, 행동의 미성숙한 단계로 뒷걸음질하는 심리 현상을 나타내는데, 이것을 **퇴행**(regression)이라고 한다.

(4) 정보 수집을 통한 통계

이것은 자신의 질병과 관련된 정보는 가능한 한 많이 수집함으로써 내부의 불안을 제어하고자 하는 심리 반응의 형태이다. 따라서 질병에 대한 환자의 질문에는 가능한 한 많은 부분을 알려주는 방법을 사용한다.

(5) 불안

질병은 하나의 위험 상황으로 받아들여지기 때문에 환자들은 이에 대한 **불안**(anxiety) 심리가 생기게 된다. 물리치료사는 환자가 과거에 질병을 어떤 반응을 보였는지 알아야 한다. 첫째, 자율적으로 움직이던 신체의 기본적인 조화가 깨지는 데서 오는 두려움이다. 둘째, 낯선 사람들의 손에 달려 있다고 생각하는 데서 오는 외부인들에 대한 두려움이다. 셋째, 사랑하는 사람과 떨어지는 것에 대한 두려움으로 특히 입원환자들에게서 많이 나타나는데, 죽음에 대한 걱정이 증가할수록 분리불안은 더욱 커진다.

(6) 우울

질병을 통하여 뇌졸중, 척수손상 등 중추신경계 질환으로 팔다리 등의 신체를 상실할 경우, 신체 어느 기관의 기능을 잃으면 미모나 자존심을 상실하였으면 **우울증**(depressive disorder)이 올 수 있다.

(7) 분노

인간은 두려움을 느낄 때 이를 대처하려고 화를 내기도 한다. 질병이 있는 환자들은 화를 잘 낸다. 이들은 질병을 두렵지 않다고 부정하지만 이를 쉽게 표출할 수 있는 느낌의 **분노**(anger)로 나타난다.

(8) 성 기능 변화

질병을 통하여 성생활의 변화가 발생하는 경우가 흔하여서 환자가 심리적으로 안전감을 주는 것이 우선이다. 질병과 성 기능 변화에 대한 올바른 설명과 두려움을 감소시키는 것이 필요하다.

(9) 병에 대한 환상

환자들은 정확한 진단을 내리기 전에 자기 자신이 직접 진단을 내리거나 질병과 다른 공상과 환상을 하게 된다.

(10) 여러 가지 걱정

환자들은 질병 자체뿐만 아니라 질병 상태에서 다른 여러 가지 걱정을 하게 된다. 예를 들면 치료비 부담, 가족들의 부양 문제, 자녀들의 양육 문제, 복직의 문제, 자신이 처리하지 못한 일에 걱정하게 된다.

6) 환자를 대하는 물리치료사 태도

(1) 환자와 물리치료사는 서로 동등한 관계에서 서로 존중하고 긍정적 태도를 보이는 것이 중요하다. 긍정적 태도를 보이는 방법은 서로의 차이를 이해하고 환자를 이해해야 한다.

(2) 환자를 치료할 때는 정직성을 가져야 한다. 치료 과정에서 예상하지 못한 과오가 생겼을 때 환자에게 감추어서는 안 된다. 치료 과정을 인정하고 잘 설명하여야 환자와 물리치료사 간에 신뢰를 주어야 치료를 할 수 있다.

(3) 물리치료사는 최신 정보와 기술을 습득하여 새로운 지식을 유지하여야 한다. 물리치료사가 배우고 익히는 의학적 지식이나 전문 치료법은 빠르게 바뀌게 되면서 항상 물리치료 능력을 향상해야 한다.

(4) 물리치료사는 객관성을 유지해야 한다. 병원 직원들과 환자와의 상호작용에서 항상 정확하고 올바르게 설명하는 습관을 지녀야 한다. 환자들과의 개인적인 감정개입 때문에 객관성을 잃어서는 안 된다.

(5) 물리치료사는 환자를 치료의 질적 향상을 위해 노력을 해야 한다. 물리치료사의 주요 치료기법들을 확인하고 이를 통하여 정확히 파악하고 개선이 필요하다.

(6) 환자에게 신뢰감을 주어야 한다. 환자에게 신뢰감을 주면 환자는 불안감을 줄이고 물리치료에 대한 긍정적인 태도를 가질 수 있고, 의료서비스의 품질을 높이고 환자의 치료 결과를 향상하게 시킨다.

(7) 의사 기술을 익혀야 한다. 환자와 물리치료사와의 효율적인 의사소통은 양질의 의료서비스를 제공하는 핵심 수단으로 효과적인 정보를 습득할 수 있으며 정서적인 유대 강화에도 중요한 역할을 한다.

(8) 물리치료사는 치료할 때 환자의 문제점을 파악하고 이를 해결하기 위해서 정확한 검사 및 평가를 시행하여 올바른 치료를 시행해야 한다.

(9) 환자의 비밀을 지켜야 한다. 환자의 비밀을 지켜야 하는 것은 의료 윤리의 핵심 원칙 중 하나이다. 환자의 개인적인 정보를 보호하고, 환자의 권리를 존중하는 데 중요하다. 환자의 비밀을 지키는 것을 의료서비스의 품질을 높이고, 환자와 물리치료사 사이의 신뢰를 구축하는 것이다.

(10) 환자와 물리치료사는 치료를 위하여 상호 협력해야 할 공동협력 관계이다. 환자와의 상호협력 관계는 의료서비스의 품질을 높이고 환자의 치료 결과를 향상하는 데 중요하다.

(11) 환자와 물리치료사는 안전한 도수치료를 위하여 신체접촉을 통하여 불편한 관계를 형성할 수 있으므로 성적 수치나 혐오의 감정을 느끼게 하는 행위를 하지 않아야 한다(그림 3-5, 표 3-5).

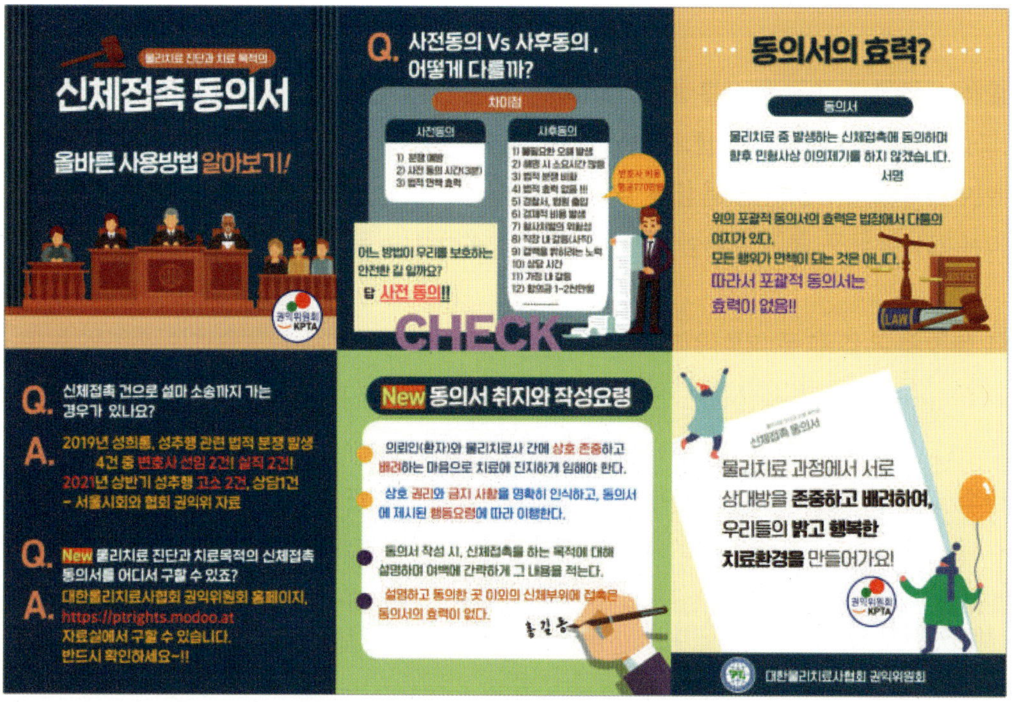
물리치료 진단과 치료 목적의
신체접촉 동의서
올바른 사용방법 알아보기!
권익위원회 KPTA
Q. 사전동의 Vs 사후동의, 어떻게 다를까?
차이점
사전동의
1) 분쟁 예방
2) 사전 동의 시간(3분)
3) 법적 면책 효력
사후동의
1) 불필요한 오해 발생
2) 해명 시 소요시간 많음
3) 법적 분쟁 비화
4) 법적 효력 없음 !!!
5) 경찰서, 법원 출입
6) 경제적 비용 발생
7) 형사처벌의 위험성
8) 직장 내 갈등(사직)
9) 결백을 밝히려는 노력
10) 상담 시간
11) 가정 내 갈등
12) 합의금 1-2천만원
변호사 비용 평균770만원
어느 방법이 우리를 보호하는 안전한 길 일까요?
답 사전 동의!!
CHECK
동의서의 효력?
동의서
물리치료 중 발생하는 신체접촉에 동의하며 향후 민형사상 이의제기를 하지 않겠습니다.
서명
위의 포괄적 동의서의 효력은 법정에서 다툼의 여지가 있다.
모든 행위가 면책이 되는 것은 아니다.
따라서 포괄적 동의서는 효력이 없음!!
LAW
Q. 신체접촉 건으로 설마 소송까지 가는 경우가 있나요?
A. 2019년 성희롱, 성추행 관련 법적 분쟁 발생 4건 중 변호사 선임 2건! 실직 2건!
2021년 상반기 성추행 고소 2건, 상담1건
- 서울시회와 협회 권익위 자료
Q. New 물리치료 진단과 치료목적의 신체접촉 동의서를 어디서 구할 수 있죠?
A. 대한물리치료사협회 권익위원회 홈페이지,
https://ptrights.modoo.at
자료실에서 구할 수 있습니다.
반드시 확인하세요~!!
New 동의서 취지와 작성요령
의뢰인(환자)와 물리치료사 간에 상호 존중하고 배려하는 마음으로 치료에 진지하게 임해야 한다.
상호 권리와 금지 사항을 명확히 인식하고, 동의서에 제시된 행동요령에 따라 이행한다.
동의서 작성 시, 신체접촉을 하는 목적에 대해 설명하며 여백에 간략하게 그 내용을 적는다.
설명하고 동의한 곳 이외의 신체부위에 접촉은 동의서의 효력이 없다.
홍길동
신체접촉 동의서
물리치료 과정에서 서로 상대방을 존중하고 배려하여, 우리들의 밝고 행복한 치료환경을 만들어가요!
권익위원회 KPTA
대한물리치료사협회 권익위원회

그림 3-5. 물리치료사의 권익 보호 행동 요령

표 3-5. 물리치료 진단과 치료 목적의 신체접촉 동의서

물리치료 진단과 치료 목적의 신체접촉 동의서

물리치료는 신체 건강을 향상시키기 위하여 자세와 움직임을 진단(평가)하고 문제점을 치료하는 것입니다. 신체 교정 전문가인 물리치료사는 환자의 미세한 몸 변화 상태를 정확히 진단하기 위해서, 치료사의 손을 환자의 뼈와 관절, 피부, 근육, 인대 등 물렁조직에 접촉해야 합니다. 대부분은 손을 밀착하여야 더욱 안전하고 정확하게 치료할 수 있다는 점을 양지하시기 바랍니다.
따라서 물리치료 진단과 치료 행위 과정 중 부득이 신체접촉이 발생할 수밖에 없으며, 의뢰인(환자) 역시 물리치료사에게 신체적으로 의지하거나 접촉하게 되는 경우가 있습니다.
이 경우에 의뢰인(환자)과 물리치료사 모두 상호 간에 예의를 갖추어 서로 배려해야 합니다.

■ 의뢰인(환자)의 행동 요령

1. 환부를 노출해야 하는 경우, 환부 이외의 신체를 가릴 수건이나 천 등을 요구할 수 있다.
2. 물리치료사의 진단과 치료 행위 전에, 목적과 방법, 신체접촉 부위, 기대효과 등에 관해 설명을 요구할 수 있으며, 설명을 듣고 이에 동의하지 않을 수 있다.
3. 물리치료 행위와 관련이 없는 신체접촉이라고 판단될 때는 즉시 중단을 요구하고 설명을 요구하거나 담당 물리치료사의 변경을 요구할 수 있다.
4. 장소가 공개되거나 밀폐되어 부적절한 장소라면, 보호자를 동석하도록 요구하거나 장소의 변경을 요구할 수 있다.
5. 의뢰인(환자)은 특별한 이유 없이 물리치료사에게 신체접촉을 시도하거나 부적절한 성적 언동을 하지 않는다.

■ 물리치료사의 행동 요령

1. 물리치료 행위와 관련 없는 불필요한 신체접촉을 하지 않는다.
2. 물리치료 진단과 치료를 목적으로 신체를 접촉하기 전에, 목적과 방법, 신체접촉 부위, 기대효과 등에 대해 충분히 의뢰인(환자)에게 설명하고 동의를 구한다.
3. 의뢰인(환자)의 문제 제기 및 요구 사항이 있을 때, 바로 이를 경청하고, 가능한 경우 그에 응하고, 응할 수 없는 경우에는 그 사유를 설명해야 한다.
4. 의뢰인(환자)의 부적절한 행동이 있으면, 물리치료사는 바로 문제를 제기하고 치료 행위를 중단하며 법적인 조처를 할 수 있음을 경고한다.

본인은 위 내용에 관하여 충분히 설명을 듣고 이해하였습니다. 따라서 진단과 치료 목적의 신체접촉에 동의하고, 위 행동 요령을 숙지하고 지킬 것이며, 이에 따라 물리치료 행위 중 부득이하게 발생하는 신체접촉에 대해 향후 이의를 제기하지 않겠습니다.

20 . . .

권익위원회 KPTA

의뢰인(환자): 인

물리치료사: 인

7) 환자의 요구에 대한 접근방법

근육뼈대계 및 신경계 질환은 현대 사회에 만연해 있으며 통증과 개인의 삶 질에 중대한 영향을 미칠 수 있다. 질환을 관리하는 전통적인 접근 방식은 환자 개인의 필요와 선호도를 고려하기보다는 약물이나 수술과 같은 의료 개입에 초점을 맞추는 경우가 많았다.

그러나 질환 관리에 대한 환자 중심 접근 방식은 이러한 질환을 해결하는 더 효과적이고 전체적인 방법으로 인식되고 있다.

근육뼈대계 및 신경계 질환 관리에 대한 환자 중심 접근법은 환자의 고유한 상황과 신념, 가치관을 고려하여 환자의 요구와 선호를 먼저 고려한다. 물리치료 접근법은 환자를 의사결정 과정에 참여시킴으로써 환자 자기 관리에 적극적인 참여자가 되어 건강 결과를 개선하고 치료에 대한 만족도를 높인다.

물리치료 접근 시 환자와 물리치료사의 신뢰, 열린 의사소통, 상호 존중을 기반으로 구축되어야 한다. 환자가 듣고 물리치료에 필요성을 느낄 때, 환자들은 자신의 치료계획에 적극적으로 참여하고 권고사항을 따를 가능성이 더 높다.

이러한 협력적 관계는 또한 물리치료사는 환자의 요구와 선호에 대해 더 깊이 이해할 수 있게 하여, 그에 따라 치료계획을 조정할 수 있게 한다.

환자가 자신의 건강에 대해 정보에 입각한 결정을 내릴 수 있도록 함으로써 환자는 더 많은 동기를 부여받고 자신의 안녕에 투자하게 되며, 더 나아가 질환 관리에 대한 환자 중심 접근법은 질환이 있는 채 살아가는 것의 심리·사회적 측면을 해결하는 것의 중요하다.

질환은 종종 개인에게 상당한 정서적, 심리적 영향을 미칠 수 있으며, 이는 좌절감, 스트레스, 고립감으로 이어질 수 있으므로 물리치료사는 환자가 이러한 심리·사회적 요인을 해결할 수 있도록 지원과 자원을 제공함으로써 치료 효과를 향상하기 위해 전문 물리치료를 적용함으로써 도움을 줄 수 있다.

물리치료사는 환자의 요구와 선호를 우선시하고, 환자와 공급자의 강력한 관계를 구축하며, 자가 관리 전략을 통합하고, 심리 사회적 요인을 해결하며, 기술 발전을 활용함으로써 보다 개인화된 효과적인 관리를 제공할 수 있다.

8) 감염관리 및 안전관리

(1) 병원 내 감염관리

병원 내 감염은 환자가 병원이나 기타 의료 시설에서 치료받는 동안에 발생한다. 이러한 감염은 입원 기간을 연장, 의료 비용을 증가, 때로는 생명에 위협할 수 있다. 병원 내에서는 환자와 의료종사자의 병원감염을 예방하고 차단하기 위해서는 **감염관리**에 대한 최신 지침과 기술을 숙지하기 위해 정기적인 교육과 훈련에 참여해야 한다.

치료실은 감염에 관련된 병원성 미생물의 저장소가 될 수 있고, 병원 미생물을 전파할 수 있는 장소가 될 수 있으므로 감염관리가 매우 중요하다. 치료실의 청결 유지는 중요하면서도 기본적인 요소이다. 규칙적인 소독과 청소를 깨끗하고 안전한 치료실 환경을 유지하는 것이 필수적이다.

① 환자 또는 환경관리

a. 물리치료사는 환자를 치료 전 · 후, 환자 주변 환경 접촉 후 손을 씻어야 한다(그림 3-6).

b. 감염 의심 환자를 조기에 식별하고 적절히 격리함과 병실에서 치료한다.

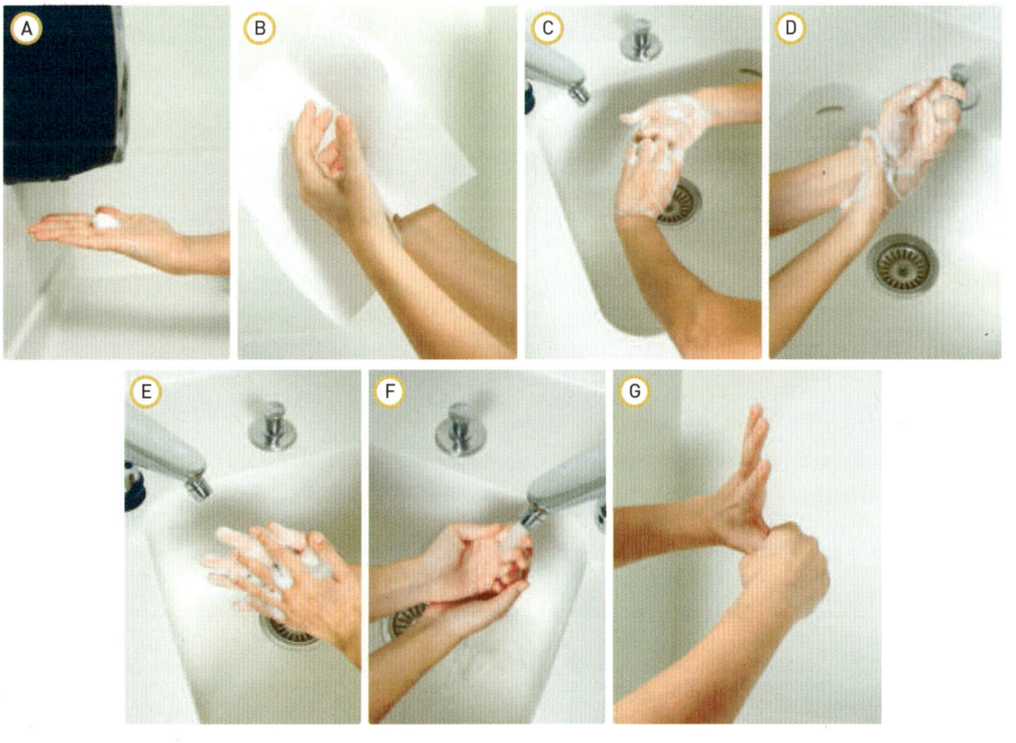

그림 3-6. 손씻기 방법

c. 각종 감염의 전파 경로를 차단하기 위해 개인 보호 장비를 올바르게 착용하고 사용하도록 한다.
d. 치료실의 매트와 테이블 표면은 방수가 가능한 재질로 덮고 있어야 하며 치료 시마다 소독제로 닦는다.
e. 치료실 바닥, 벽, 탁자 등과 같은 환경적인 표면은 접촉의 정도에 따라 구분하여 소독제로 주기적으로 청소와 소독을 시행한다.
f. 환경이나 장비 표면의 소독을 위해서는 일반적으로 낮은 수준의 소독제를 사용한다.
g. 사용한 일회용 장갑이나 마스크는 분리하여 폐기하며 린넨이나 가운은 오염 세탁물에 분리해서 수거한다.

② 기구 및 물품관리

a. 치료실 기구와 장비의 표면은 매일 소독제를 사용하여 닦아주어야 한다.
b. 전기치료 패드는 소독제로 소독하거나 멸균처리 하지만, 환자 개인용 전기치료 패드를 사용하는 것을 권장한다.
c. 오염이 심한 전기치료 패드는 교체하며 병원 규정에 따라 폐기한다.
d. 온열치료(온찜질)에 사용되는 수건의 경우에는 환자마다 교환해야 한다.
e. 시트와 베게 커버를 사용할 때는 환자마다 교환하거나 일회용을 사용하도록 한다.
f. 치료실의 장비와 기구 등은 치료실별 청소 점검표를 작성하여 일일 점검을 시행한다.

(2) 환자의 안전관리

환자 **안전관리**의 첫 단계는 환자 안전의 수준을 파악하는 것이다. 또는 환자 안전관리의 규정과 운영에 관한 주요 사항을 결정하고, 환자 안전관리 예방과 대책 수립, 환자 안전관리에 대한 기획 및 계획 수립, 환자 안전관리 교육 등을 담당하는 것이 필요하다.

① 의료사고와 의료과오

의료사고는 의료 행위가 시작되어 종료될 때까지 그 전체 과정에서 발생한 예상치 못한 뜻밖의 사고를 말한다. 의료과오는 의료사고 중 의료진의 과실로 인한 것을 말한다. 의료인의 과실로는 진료상의 과실, 설명의무위반, 수의 한도를 넘는 불성실한 진료 등이 있다.

법률상 '의료 수준'은 '의학 수준'에 도달한 특정 진료 방법에 관한 지식과 기술의 보급 등을 종합적으로 고려하여 판단한다. 따라서 민간 단체 등에서 학습한 치료기법을 환자에게 실시하여 상해 또는 병상을 악화시켰다면 민간요법으로 간주하여 과실을 피할 수 없게 된다. 종전의 물리치료 자극 조건이 아닌 기법으로 환자를 치료하려 할 때는 의사, 물리치료실장, 동료 치료사에게 기법의 개요를 설명해야 한다. 이때 치료의 적응, 금기,

치료 효과나 위험성 등을 명확히 할 필요가 있다. 그런 다음 해당 환자 처방전을 의사에게 의뢰한다. 새로운 치료기법을 설명하고, 환자의 동의를 얻은 다음 물리치료를 실시한다. 치료 종료 후 상해나 병상이 악화하였는지를 확인하고, 치료 상황이나 치료 후 증상을 진료기록에 기재하여 의사에게 전해준다.

② 위험관리 개념과 사고 발생구조

위험관리(risk management)란 유사 의료사고나 중대한 사고가 다시 발생하지 않도록 대책을 수립하는 것과 의료사고 후 적절한 대응 조치를 취하여 사고의 확률이나 손상을 최소화하는 과정이다. 사고는 치료사와 물리치료 기기 그리고 환자의 문제로 구성되며, 여러 조건이 서로 겹쳤을 때는 중대한 사고로 발전한다. 이래서 문제점이나 사고 발생 요인을 분석하여 사전에 대책을 세우는 것으로 물리치료 사고를 미리 방지할 수 있다.

사고방지와 함께 사고 발생 시 환자에 대한 안전 대응도 중요하다. 위험관리로써 의료사고를 미리 방지하고 쾌적한 치료 환경에서 최적의 치료 체제를 정리하는 것이다. 위험관리가 환자의 안전관리라는 관점에서 입원 · 외래환자와 보호자의 심신 안전 확보도 병원의 책임과 의무라 할 수 있다.

③ 물리치료사의 효율적인 환자 관리

- 환자의 상태를 정확하게 진단 및 평가 파악한다.
- 환자의 치료계획과 절차를 정확하게 전달한다.
- 환자와의 치료 협력 사항을 파악한다.
- 어떤 도움을 받을 수 있는지 또는 현 상태를 지속하기를 기대하는지 판단한다.
- 어떤 환자의 유형이 치료사를 어렵게 하는지 파악한다.
- 환자나 치료사 모두 무력감에 빠지는 것은 나쁘다는 것을 명심한다.

④ 물리치료 관련 안전관리

- 물리치료실 공간은 안전하고 효율적으로 이루어질 수 있도록 적절하게 확보되어야 한다.
- 환자 치료 과정에서 치료 기구에 의해 방해를 받거나, 부딪혀서는 안 된다.
- 사용된 치료 기구는 안전하고 기능적인 상태를 유지하도록 한다.
- 고위험 의료기기 관리와 정기 점검을 한다.
- 치료기기 사용 시 화상 및 감염에 주의한다.
- 물리치료 적용 때 의료사고가 일어나지 않게 주의한다.
- 물리치료사 이외 업무 분야를 유의해야 한다.

- 환자의 민감한 신체 부위를 과다하게 접촉하거나 노출해야 할 때 왜 필요한지 설명해 주어야 한다.
- 도수치료 및 운동치료 시 골절, 열상, 좌상, 운동량 과다, 피로에 유의해야 한다.

⑤ 물리치료 적용 시 안전 수칙

- 고위험 낙상 환자에게 호출 벨의 위치와 사용 방법을 알려준다. 또한 반드시 보호자를 옆에 두고 보조한다.
- 낙상을 방지하기 위해 침상의 추가 테이블에 환자의 손이 닿는 곳에 물건을 둔다.
- 휠체어를 침대 등으로의 이동 시 치료사가 직접하고 필요시 보호자에게 도움을 청한다.
- 휠체어를 타고 내릴 때 휠체어의 잠금장치를 확인한다.
- 치료실 바닥이 미끄러운지 확인하고, 자신의 환자뿐만 아니라 다른 환자들에게도 주의를 기울인다.
- 고위험 환자에게 발에 잘 맞고 미끄러짐이 없는 신발을 신도록 제안한다.
- 치료기기를 사용 전에 안전 점검을 하고, 강도는 서서히 올려 환자의 쇼크를 예방한다.
- 감각저하, 당뇨병, 골다공증, 정신불안환자 등은 특별히 관리한다.
- 고위험이 있는 환자에게 계단을 오르내릴 때 항상 손잡이를 잡도록 교육한다.
- 고위험 환자에게 자세를 변경할 때 몸을 천천히 움직이게 하고 필요하면 도움을 청하도록 설명한다.
- 운동치료기구를 사용할 때 반드시 치료사의 지시하에 사용하게 한다.
- 온열 · 광선 및 전기치료 시 화상에 특히 주의해야 한다.

04

물리치료사 의사소통

학습목표

❶ 의사소통 의의에 대해 알 수 있다.
❷ 의사소통 기술에 대해 알 수 있다.
❸ 효과적인 치료를 위한 팀 구성에 대해 알 수 있다.

핵심용어

- ▶ 의사소통(communication)
- ▶ 효과성(effectiveness)
- ▶ 효율성(efficiency)
- ▶ 사기(moral)
- ▶ 감정 영역(affective domain)
- ▶ 초보 수준(beginning)
- ▶ 성장 수준(developing)
- ▶ 엔트리 수준(entry level)
- ▶ 엔트리-후 수준(post-entry) 전문가 행위

1 의사소통 의의

1) 의사소통 개념 및 정의

의사소통(communication)이란 라틴어의 communis라는 말에서 유래되었으며, communis는 공유 또는 공통의 뜻을 지니고 있다. 의사소통은 인간관계에서 각각의 자기 뜻과 언어, 기호, 동작 등을 통해서 개인 간 또는 집단 간에 의견이나 정보를 교환하는 것이다(그림 4-1). 여기서 사람들의 의사소통 방식은 개인이 속한 가족, 지역, 사회, 문화, 민족적 특징 및 개인적 차이에 따라 많이 달라질 수 있다. 즉, 기호의 전달과 수신을 통하여 발화자(sender)와 청취자(receive) 간에 의미가 전달 공유되는 사회화 과정이다. 메리유(Merrihue)는 "전달자가 수신자에게 소정의 의미를 전달하여 수신자로부터 그가 바라는 반응행동을 일어나게 하는 전달자의 주도적 행동이다."라고, 말하였다.

의사소통의 정의는 둘 이상의 사람들, 특히 말하는 사람과 듣는 사람에 사실, 생각, 의견 또는 감정의 소통을 통해 공통으로 이해하게 되는 쌍방의 상호작용으로 언어적, 비언

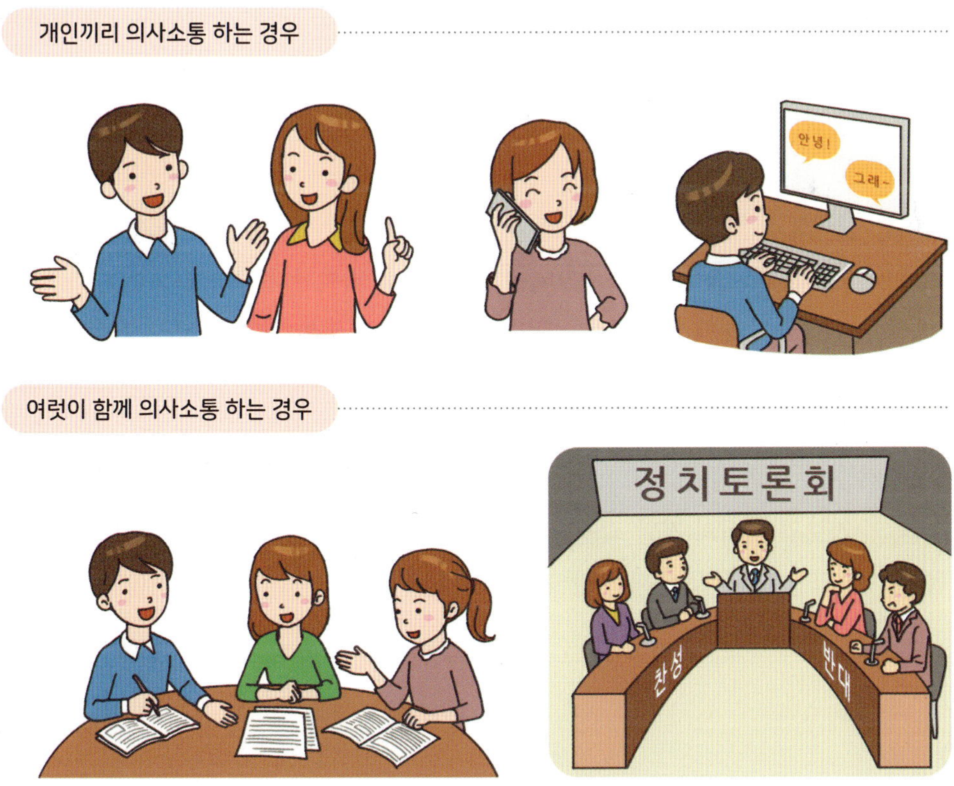

그림 4-1. 의사소통 형태

어적 행동을 모두 포함한다.

의사소통의 핵심은 메시지(massage), 채널(channel), 인코딩(encoding), 디코딩(decoding), 피드백(feedback) 및 맥락(context)이다.

메시지는 정보, 아이디어, 감정 또는 목적을 전달하는 내용이다. 메시지는 말뿐만 아니라 비언어적 수단을 통해 전달될 수도 있다.

채널은 메시지가 전달되는 매체 또는 방법을 의미한다. 언어, 글씨, 음성, 영상, 전자 메일, 휴대전화 등과 같이 다양한 형태이다.

인코딩은 발화자가 메시지를 작성하거나 생성하는 프로세스를 나타내며, 디코딩은 청취자가 메시지를 이해하고 해석하는 프로세스를 의미한다.

피드백은 청취자가 발화자에게 의사소통의 결과에 대한 응답을 제공하는 것을 나타낸다. 피드백은 의사소통을 조절하고 개선하는 데 중요한 역할을 한다.

맥락은 의사소통이 발생하는 환경이나 상황을 나타낸다. 메시지의 의미는 맥락에 따라 달라질 수 있으므로 잘 고려해야 한다.

Sereno와 Bodaken(1975)은 의사소통을 "참여자들 간의 역동적이고 동시적인 상호교환"으로 정의하고 상호 복합 작용으로써의 의사소통은 체제 · 지각 · 의미 · 과정의 네 가지 본질적 요소들을 내포하고 있다고 하였으며, Arnold와 Boggs(2006)는 "대인 의사소통은 정보 공유를 위해 통합된 언어적 · 비언어적 행동의 결합"이라고 하였다.

2) 의사소통 중요성

물리치료사들이 집단을 이루어 활동할 때 그 활동을 효과적으로 수행하기 위해서는 조직구성원 간의 의사소통이 원활하게 이루어져야 한다. 원활한 의사소통은 병원조직과 물리치료사들의 핵심적인 요소이며, 물리치료사들 간에 정보를 공유하거나 의사결정을 전달하는 중요한 수단이기도 하다. 또한 의사소통 권리를 가질 수 있다(그림 4-2).

의사소통이란 가장 단순하게 말하면 개인 간에 정보를 교환하는 과정이라고 할 수 있다. 다시 말해 의사소통은 조직과 팀의 효율성과 효과성을 성취할 목적으로 이루어지는 물리치료사들의 정보와 지식의 전달 과정으로서 여러 사람의 노력으로 공통의 목표를 추구해 나가는 집단 내의 기본적인 존재 기반이고 성과를 결정하는 핵심 기능이라 할 수 있다.

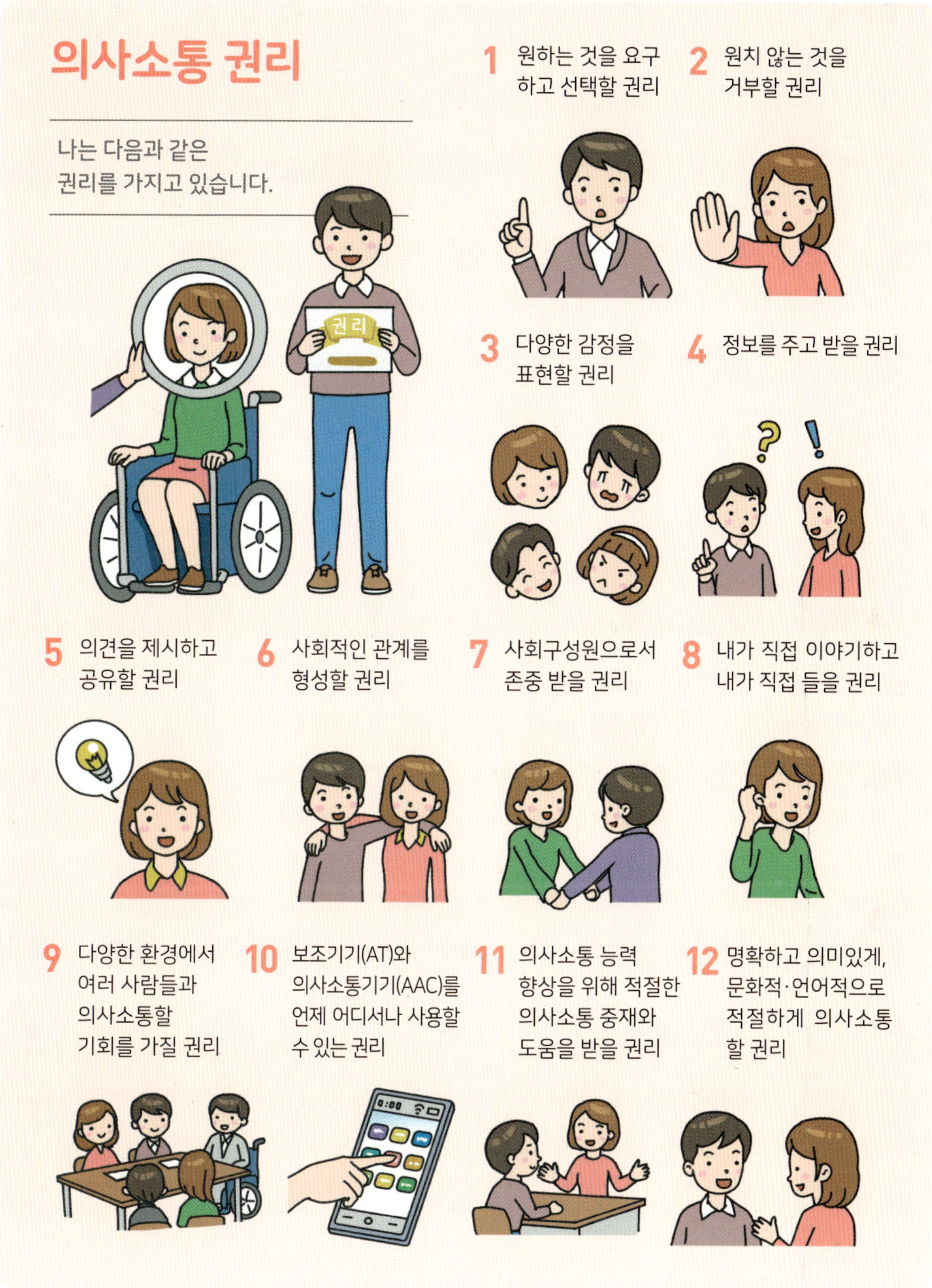
의사소통 권리
나는 다음과 같은
권리를 가지고 있습니다.
권리
1 원하는 것을 요구
하고 선택할 권리
2 원치 않는 것을
거부할 권리
3 다양한 감정을
표현할 권리
4 정보를 주고 받을 권리
5 의견을 제시하고
공유할 권리
6 사회적인 관계를
형성할 권리
7 사회구성원으로서
존중 받을 권리
8 내가 직접 이야기하고
내가 직접 들을 권리
9 다양한 환경에서
여러 사람들과
의사소통할
기회를 가질 권리
10 보조기기(AT)와
의사소통기기(AAC)를
언제 어디서나 사용할
수 있는 권리
11 의사소통 능력
향상을 위해 적절한
의사소통 중재와
도움을 받을 권리
12 명확하고 의미있게,
문화적·언어적으로
적절하게 의사소통
할 권리

그림 4-2. 의사소통 권리

(1) 효과성

조직에서의 **효과성**(effectiveness)은 물리치료사 상호 간, 특히 팀장 및 실장과 물리치료사 사이에 생각과 감정을 공유하는 데 달려 있다. 쌍방적 의사소통(two-way communication)은 민주적 과정의 핵심 요소로, 서로의 의견을 경청하고 반영하는 상호작용을 통해 형성된다. 이는 효과적인 정책을 결정하고 건전한 의사결정을 내리는 데 필수적이며, 참여자들 간의 신뢰를 구축하고 협력의 기반을 마련한다. 또한, 쌍방적 의사소통은 다양한 관점과 정보를 수용함으로써 보다 공정하고 균형 잡힌 해결책을 도출할 수 있도록 돕는다.

(2) 효율성

물리치료사들은 상호 간에 개방적으로 의사소통함으로써 서비스의 질을 향상시킬 수 있다. 또한, 서비스 개선을 위해 효율적인 기법을 습득한 물리치료사는 이를 다른 동료들과 공유하여 전체적인 업무 **효율성**(efficiency)을 높일 수 있다. 어떤 절차가 부적절하거나 비효과적이라고 판단한 물리치료사는 이를 적극적으로 다른 물리치료사들과 공유함으로써 문제점을 개선하고 조직의 운영 효율성을 높이는 데 기여할 수 있다. 이러한 피드백 과정은 문제 해결뿐만 아니라 팀 내 협력과 소통을 강화하며, 더 나은 진료 서비스와 업무 프로세스를 구축하는 데 중요한 역할을 한다. 나아가, 이를 체계적으로 기록하고 개선안을 제시하면 조직의 지속적인 발전과 품질 관리에 긍정적인 영향을 줄 수 있다.

(3) 사기

사기(morale)는 팀장 및 실장과 물리치료사들 사이에서 서로의 생각과 감정을 솔직하게 공유하고, 그들이 왜 그렇게 생각하고 느끼는지를 함께 나누는 과정을 통해 향상된다. 이는 단순히 의견의 일치를 목표로 하는 것이 아니라 상대방의 입장과 감정을 존중하고 이해하려는 노력에서 시작된다. 이러한 상호 이해는 팀 내 신뢰와 공감대를 형성하고, 구성원들이 존중받고 있다는 느낌을 가질 수 있게 한다. 결과적으로 소통의 질이 개선되어 업무 만족도가 높아지고, 더 건강한 조직문화와 협업 환경이 조성된다.

3) 의사소통의 일반원칙

(1) 명료성

전달 내용이 분명하고 정확하게 이루어져야 한다. 특히 노인과의 의사소통에서는 상대방의 지적 수준, 경험적 배경, 이해 속도를 고려하여 적절한 어휘를 선택하고, 메시지를 단순화하여 명료하게 전달하는 것이 중요하다. 복잡한 용어나 추상적인 표현은 지양하고, 구체적이고 친숙한 언어를 사용해야 한다. 또한, 천천히 말하고 반복을 통해 이해를 확인하며, 비언어적 요소(예: 시선 맞춤, 부드러운 표정, 손짓)를 함께 활용하면 전달 효과가 더욱 높아진다. 이는 의사소통의 일반 원칙 중 '**명료성**(clarity)'에 해당하며, 상대방의 입장에서 메시지를 이해하기 쉽고 수용 가능하게 만드는 핵심 요소이다. 명료한 의사소통은 오해를 줄이고 상호 신뢰를 증진시키며, 원활한 상호작용을 가능하게 한다.

(2) 일관성

전달 내용은 **일관성**(consistency)을 유지해야 한다. 최초의 의사소통이 전달 과정에서 수정, 번복되거나 불필요하게 가감되면 메시지의 신뢰성과 명확성이 떨어질 수 있다. 따라서 전달 내용은 처음부터 끝까지 논리적으로 연결되어야 하며, 사용되는 용어와 표현이 일관되게 유지되어야 한다. 특히 팀이나 조직 내에서의 의사소통은 명확한 기준과 구조에 따라 이루어져야 하며, 불필요한 혼선을 방지하기 위해 동일한 메시지를 반복 전달할 때도 동일한 표현을 사용해야 한다.

이러한 일관성의 원칙은 상대방에게 신뢰를 주고, 메시지에 대한 혼동을 최소화함으로써 효율적인 의사소통을 가능하게 한다. 또한, 의사소통의 일관성은 구성원 간 오해를 방지하고, 정책이나 절차와 같은 중요한 사항을 정확히 이해하고 실행하는 데 핵심적인 역할을 한다.

(3) 적시성

아무리 좋은 의사소통 내용이라도 적절한 시기와 시간에 전달되지 않으면 그 가치와 효과가 반감되어 불필요한 정보로 전락할 수 있다. 의사소통은 상대방이 필요로 하는 시점에 정확하게 입수되어야 하며, 이를 통해 정보의 활용도가 극대화될 수 있다.

특히 긴급한 상황이나 의사결정이 필요한 순간에 정보가 지연되면 문제 해결이 어려워지고, 반대로 너무 이른 시점에 제공되면 관심이나 중요도가 떨어질 수 있다. 따라서 '**적시성**(timeliness)'은 의사소통의 핵심 원칙 중 하나로, 상황과 맥락에 맞는 시기에 메시지를 전달하는 것이 중요하다.

이를 위해 전달자는 상대방의 상황과 필요를 고려해 정보를 준비하고 전달해야 하며, 수신자가 이를 즉각적으로 활용할 수 있도록 전달 채널과 타이밍을 신중히 계획해야 한다. 적시에 이루어진 의사소통은 오해를 줄이고 신속한 의사결정과 문제 해결을 돕는 중요한 역할을 한다.

(4) 적량성

전달하고자 하는 정보의 양과 규모는 상황에 맞게 적절해야 한다. 너무 많은 정보는 수신자의 이해를 방해하고 혼란을 줄 수 있으며, 반대로 너무 적은 정보는 메시지의 목적을 충분히 전달하지 못할 수 있다. 따라서 전달자는 핵심 내용을 중심으로 불필요한 세부사항을 배제하고, 수신자가 필요한 만큼의 정보만을 제공해야 한다.

의사소통의 **적량성**(adequacy)은 정보의 양과 질이 적절히 균형을 이루는 것을 의미한다. 이를 위해 메시지는 목적에 맞게 간결하고 명확하게 전달되어야 하며, 상대방의 지식 수준과 상황을 고려하여 조정되어야 한다. 또한, 단계적으로 정보를 제공하거나 피드백을 통해 이해 여부를 확인하면 정보 과부하를 방지할 수 있다.

결론적으로, 적절한 양의 정보는 의사소통의 효율성을 높이고, 메시지의 수용도와 실행력을 강화하는 중요한 원칙이다.

(5) 배포성

의사전달의 내용은 모든 수신자가 명확하게 이해할 수 있도록 투명하고 공평하게 공개되어야 한다. 이는 의사소통의 일반원칙 중 하나인 **배포성**(distribution)에 해당하며, 정보가 필요한 모든 사람에게 적절한 시기와 방법으로 전달되어야 한다.

정보가 일부에게만 국한되거나 불명확하게 전달되면 오해와 혼란이 발생할 수 있으며, 이는 조직 내 신뢰 저하와 협업 문제로 이어질 수 있다. 따라서 전달자는 정보의 공개 범위를 명확히 설정하고, 모든 사람이 접근 가능한 채널(예: 공지사항, 이메일, 회의록 등)을 활용해 효과적으로 배포해야 한다.

또한, 정보의 전달 과정에서 누락이나 왜곡이 발생하지 않도록 지속적으로 점검하고 피드백을 수집하는 것이 중요하다. 이렇게 명확하고 체계적으로 배포된 정보는 조직의 투명성을 강화하고, 구성원 간의 소통을 원활하게 하며, 목표 달성을 위한 협력의 기반을 마련하게 된다.

(6) 적응성과 통일성

의사소통의 일반원칙 중 **적응성**(adaptability)과 **통일성**(uniformity)은 효과적인 소통을 위해 반드시 고려해야 할 중요한 요소이다.

적응성은 의사소통이 상황과 대상에 따라 유연하고 융통성 있게 이루어져야 함을 의미한다. 이는 상대방의 지식 수준, 경험, 문화적 배경, 그리고 상황의 특성을 고려하여 메시지를 조정하는 것을 포함한다. 예를 들어, 복잡한 전문 용어는 이해도가 낮은 대상에게는 쉽게 풀어서 설명해야 하며, 상황의 긴급성에 따라 전달 방식과 속도를 변화시킬 수 있어야 한다. 적응성이 뛰어난 의사소통은 수용성을 높이고 오해를 최소화하며, 다양한 상황에 적합한 현실적인 소통을 가능하게 한다.

반면 통일성은 각각의 개별적 의사소통이 조직 전체의 방향성과 목표를 반영하고 일관된 메시지를 전달하는 것을 의미한다. 조직 내 다양한 부서나 팀이 서로 다른 메시지를 전달하면 혼선이 발생할 수 있으므로, 통일된 언어와 표현을 사용하고 동일한 목표를 중심으로 의사소통을 진행해야 한다. 이를 통해 조직 전체가 하나의 목표를 공유하고 일관된 방향성을 유지할 수 있다.

결론적으로, 적응성과 통일성은 상호 보완적인 관계에 있다. 적응성은 개별 상황과 대상에 맞게 융통성 있게 메시지를 전달하는 능력이라면, 통일성은 모든 의사소통이 전체적으로 조화를 이루고 일관된 흐름을 유지하도록 하는 것이다. 두 원칙이 균형을 이룰 때, 조직 내 소통의 효율성과 효과가 극대화되며, 목표 달성을 위한 강력한 기반이 마련된다.

(7) 관심과 수용

의사소통의 일반원칙 중 **관심과 수용**(interest & acceptance)은 상대방의 메시지를 진지하게 받아들이고 공감하는 태도를 의미한다. 이는 수신자가 메시지에 관심을 기울이고 상대방의 감정이나 상황을 이해하려는 노력을 포함한다.

특히 환자가 극단적인 불평, 좌절의 표현, 혹은 거부적인 태도를 보일 때 이를 단순히 부정적으로 해석하기보다는, 그들이 현재 얼마나 힘들고 불편한 상태인지를 표현하는 하나의 신호로 받아들이는 것이 중요하다. 이러한 표현은 환자들이 스스로를 이해받고 싶어 하며, 자신의 어려움을 전달하고자 하는 본능적 반응일 수 있다. 따라서 의료진은 관심과 이해의 태도로 이를 수용하고, 환자의 감정을 존중하며 진지하게 경청해야 한다.

또한, 상대방의 입장에서 문제를 바라보고 공감하는 자세를 유지함으로써 신뢰를 형성할 수 있다. 이런 태도는 의사소통의 장벽을 낮추고, 환자가 더 편안하게 자신의 상태를 표현하도록 돕는다. 관심과 수용은 단순한 정보 교환을 넘어, 상호 간의 신뢰를 강화하고 긍정적인 관계를 구축하는 기반이 된다.

결론적으로, 상대방의 메시지에 관심을 가지고 이를 수용하는 태도는 원활한 소통의 시작이며, 상대방의 감정과 경험을 존중함으로써 효과적인 의사소통을 가능하게 한다. 특히 의료 현장에서 이러한 원칙은 환자 중심의 치료와 돌봄의 질을 높이는 중요한 요소이다.

4) 의사소통의 고려 사항

(1) 사실과 감정

물리치료실에서의 의사소통은 치료적이든 행정적이든 **사실**(facts)과 **감정**(feelings)을 모두 포함해야 한다. 이는 조직 내 원활한 운영과 구성원 간의 신뢰 구축에 핵심적인 역할을 한다.

먼저 사실은 구성원들이 조직의 정책, 문제, 계획, 결정 및 활동에 대해 정확히 이해할 수 있도록 명확하고 투명하게 전달되어야 한다. 이는 불필요한 오해나 혼선을 방지하고, 조직의 목표와 방향성을 공유하는 데 기여한다. 사실의 전달은 공식 문서, 보고서, 이메일, 회의록 등을 통해 체계적으로 이루어져야 하며, 이해를 높이기 위해 구체적이고 논리적으로 표현하는 것이 중요하다.

반면 감정은 인간관계의 본질적인 요소로, 면담, 위원회, 직원회의 등과 같은 대면적 관계에서 가장 분명하게 드러난다. 병원 행정가나 리더는 단순히 사실만을 전달하는 것이 아니라, 자신의 감정을 진솔하게 표현하고 구성원들의 감정을 경청하는 태도를 가져야 한다. 감정적 교류는 구성원들이 조직 내에서 존중받고 있다는 느낌을 주며, 조직의 소속감과 사기를 높이는 데 기여한다. 예를 들어, 어려운 상황에서 리더가 솔직하게 공감과 지지를 표현하면 구성원들은 더욱 협력적으로 행동하게 된다.

결론적으로, 물리치료실 내 의사소통은 사실과 감정의 균형을 맞추어 이루어져야 한다. 명확한 사실 전달은 효율적이고 체계적인 업무 수행을 가능하게 하며, 감정적 교류는 조직 내 인간관계를 강화하고 신뢰를 구축한다. 이를 통해 치료적 목표와 행정적 목표 모두를 달성할 수 있는 건강한 조직 문화를 형성하게 된다.

(2) 의사소통의 길이

메시지는 너무 길어서도 안 되고, 너무 짧아서도 안 된다. 의사소통의 길이는 상황과 목적에 맞게 적절히 조절되어야 하며, 핵심 내용이 명확하게 전달될 수 있도록 구성되어야 한다.

특히 의사소통을 위한 시간이 제한된 상황에서는 제한된 시간 안에 생각과 감정을 효과적으로 전달하기 위해 치밀한 준비가 필수적이다. 전달자는 메시지의 목적을 명확히 설정하고, 불필요한 세부사항을 배제하며 핵심 정보만을 간결하고 체계적으로 전달해야 한다. 또한, 메시지를 논리적 순서에 따라 구성하고, 상대방이 이해하기 쉬운 언어와 표현을 선택하는 것이 중요하다.

한편, 메시지가 지나치게 길면 수신자의 집중력이 저하되고 핵심이 흐려질 수 있으며,

반대로 너무 짧으면 중요한 정보가 누락될 위험이 있다. 따라서 메시지는 명확성과 완결성을 갖추되, 상대방이 필요로 하는 정보만을 적절히 포함해야 한다.

결론적으로, 의사소통의 길이를 적절히 조절하는 것은 의사소통의 효율성과 효과를 극대화하는 중요한 요소이다. 이를 위해 사전에 메시지를 준비하고 시간 관리에 신경 쓰며, 상대방의 상황과 수용 능력을 고려해 정보를 전달하면 더 명확하고 효과적인 의사소통이 가능해진다.

(3) 반복

대부분 사람은 기억력이 짧고 그들이 듣고 읽는 그것 대부분을 다 기억해 낼 수 없다. 만약 정보, 계획, 그리고 사건이 중요하다면 그런 것은 한 번 이상 언급되는 것이 필수적이다.

(4) 경청

경청은 가장 효과적인 청취자가 되는 것이 중요하다. 경청의 실제적인 지침은 다음과 같다.

① 말하는 것을 멈추어라.
② 말하는 사람을 편하게 해주어라.
③ 말하는 사람에게 당신이 듣기를 원하고 있음을 보여주어라.
④ 주의산만을 제거하라.
⑤ 말하는 사람에게 감정이입을 하라
⑥ 인내심을 가져라.
⑦ 화를 내지 말아라.
⑧ 논쟁하지 말아라.
⑨ 질문하라.
⑩ 너무 많이 말하지 마라.

2 의사소통 기술

물리치료사는 의사소통 기술은 치료 면에서 아주 중요하다. 물리치료적 인간관계는 환자의 성숙, 발달, 증상 제거, 스트레스 대응 개선, 성격 개조 등을 위한 관계이다. 모든 인간관계는 의사소통을 통해야 하므로 치료적 인간관계도 효율적인 의사소통을 통해야만 발달할 수 있다. 이와 같은 치료적 인간관계를 발달시키는 의사소통은 치료적 의사소통이라고 할 수 있다. 치료적 의사소통은 교육, 예방, 지지, 교정적인 목표 등을 위하여 일상적인 상징 체계 또는 언어적, 비언어적 기호의 교환을 통하여 상호 지향적 작용을 하는 것이다. 환자나 보호자들에게 어떠한 관계 간에 일반적인 의사소통 기술이 사용하게 된다. 물리치료사는 환자와 치료에 임할 때는 숙련된 의사소통 기술이 필요하다.

1) 언어적 의사소통

언어적 의사소통은 언어로 이루어진 의사소통으로 가장 기본이 되는 의사소통 방법이라 할 수 있다. 구어, 편지, 문서로 작성된 언어를 사용하는 언어적 의사소통은 지식이나 정보를 전달하는 것이 효과적이다. 사람들은 독특한 방법으로 사건을 인식하고, 경험하고, 상호교환한다는 것을 이해한다. 그러므로 의사소통에 있어서 어느 정도의 오해는 예상해야 하고 이러한 문제를 줄여 나가려는 자세가 필요하다. 환자들에게 이해하기 쉬운 방법으로 사고를 조직하고 메시지를 전달하려는 의지가 필요하다. 환자가 말하는 것을 들을 수 있도록 자신의 방어를 줄이는 의지가 필요하다. 치료에 필요한 내용을 전달할 때는 환자들이 치료 내용에 기울여 듣고자 하는 의지가 있어야 한다. 환자의 사고와 감정, 행동 변화에 잘 이해하고 이해받기 위해서 의사소통에 필요한 시간을 가지려는 의지가 있어야 한다.

2) 비언어적 의사소통

비언어적 의사소통은 언어를 사용하지 않고 메시지만 전달하는 것이다. 언어가 아닌 방법으로 전달하는 의사소통은 표정, 자세 및 외모, 제스처와 같은 표정과 행동을 포함하는 것과 말의 내용이 없을 때 신호에 남아있는 것, 즉 음성의 높낮이, 속도, 크기, 질, 억양 등과 같은 것이 여기에 속한다. 사람들은 의사소통 중 많은 부분은 비언어적으로 이루어진다고 할 수 있다. 어떤 연구자는 모든 메시지의 약 50%가 표정 특히 눈을 통해서 전달되며 또한 약 30%는 목소리의 고저에 따라 표현된다고 한다. 특히 환자들은 자신을 통해 표현하고자 하는 의사소통은 비언어적으로 표현을 할 수 있다.

(1) 표정

표정은 자연적인 정서를 표현하는 가장 기본적인 수단이다. 미소를 띠는 표정이면 상대방에 대한 만족, 고마움, 사랑, 기쁨 등을 표현하는 것이며, 찡그린 표정은 상대방에 대한 불쾌감, 통증의 강도, 분노 등을 표현하는 것이다. 또한 물리치료사의 표정은 물리치료사 자신의 언어적 표정과도 일치해야 한다. 치료 시 통증을 느낄 때 환자들에게 겉으로 드러내지 않아야 할 때도 있고 감정을 좀 더 분명하게 드러내야 할 때도 있다.

(2) 접촉

접촉은 물리치료사와 환자 간의 관계 조성을 위한 일차적 방법이다. 비언어적인 의사소통에서 가장 개인적이다. 우리는 때로 신체접촉을 통해서 상대방에 대한 감정과 태도를 표현한다. 신체적 접촉은 언어보다는 개방적 관계를 촉진해 주며 편안함과 안락함을 제공해 줄 수 있다. 물리치료사의 손을 환자 환자가 자기 몸의 상태와 통증에 대한 의사소통 여부를 알리는 표시를 나타내고 민감성과 이해를 나타내는 지표이다.

(3) 음성

음성은 속도, 강약, 리듬, 음성의 고저, 크기, 억양 및 잠시 멈춤, 중얼거림, 웃음, 신음 등과 같은 소리는 다양하게 정보를 제공한다. 환자에게 깊고 낮은 어조의 목소리는 상대에게 신뢰감이나 만족감을 전달할 수 있다. 크고 힘이 있는 어조는 공격성, 통제, 그리고 힘이 있음을 반영하고, 약하고 잘 들리지 않는 어조는 통증이 심하거나 두려움, 약함을 나타낸다. 환자를 대할 때는 지속해서 말의 속도, 강약 조절을 변화시키는 훈련을 통해 효과적인 의사소통을 활용할 수 있어야 한다.

(4) 팔과 손의 동작

대화 중에는 팔과 손 등의 몸동작을 적절히 사용함으로써 의사소통 의미를 더욱 분명하게 전달하거나 강조할 수 있다. 팔과 손의 동작은 강하지만 표현되지 않은 감정을 나타낸다. 신체의 긴장은 방어적 태도로 불편한 점이 나타나게 한다. 편안한 자세는 치료적 개방적 성격을 나타낸다.

(5) 신체적 자세

신체적 움직임을 적절히 잘 사용하는 것은 말의 의미를 분명하게 하거나 강렬하게 전달하는 기능을 한다. 신체적 자세는 여러 가지의 태도와 의도를 나타낸다. 머리를 약간 앞으로 기울이고 상체를 환자 앞으로 향하는 물리치료사 자세는 환자에게 관심을 드러낸다. 치료 중 관심과 존경을 가지고 부드러운 자세를 취하는 것이 좋다. 물리치료사는 환자의 몸동작을 잘 파악하고 그들의 선호에 맞추어 치료에 임하는 것이 바람직하다.

3) 표현적 의사소통 기술

물리치료사는 치료적 내용을 소개하거나 환자를, 치료를 시행할 때 표현적 의사소통 기술을 사용한다. 최근 물리치료사는 강점 관점, 감수성과 권한 부여에서, 특히 위기에 처해 있거나, 통증이 있거나 무력하고 다양한 집단과 화동할 때 표현적 기술을 사용한다. 표현적 기술은 물리치료사가 환자들에 대한 민감성, 관심, 존경심을 가지고 사용해야 한다.

최근 연구를 통해 10가지 전문가적 지식과 기술 습득뿐만 아니라 성공적인 물리치료사가 되기 위해서 필수적으로 알아야 한다(표 4-1).

표 4-1. 전문가적 행동

필수기술	설명과 예
비판적 생각	논리적으로 질문할 수 있는 능력; 논리적 문제의 요소를 파악하고 평가하기; 사실, 추론의 결함 또는 적절성, 가정을 인식하고 구별하기; 관련 없는 정보 배제하기; 논리적 논쟁을 위해 과학적 근거를 이용, 분석, 그리고 비판적으로 평가하기; 의사 결정에서 편견의 영향을 인식하기
의사소통	다양한 목적과 청자에 맞추어 효과적으로 의사소통(언어적 · 비언어적)하기
문제해결	문제 확인, 자료 분석, 해결 방법을 개발하고, 수행 및 결과를 평가할 수 있는 능력
사람 사이 기술	환자, 가족, 동료, 다른 건강전문가와 효과적으로 상호협조하고 문화적인 태도로 의사소통할 수 있는 능력
책무	직장, 지역사회, 사회 측면에서 전문성을 유지하고 개인 또는 전문가로서 발생한 결과에 대해 책임질 수 있는 능력
체계적인 되먹임 이용	고품질의 되먹임을 찾고 되먹임을 통합하여 반영하고, 타인에게 의미 있는 되먹임을 제공할 수 있는 능력
자원과 시간의 효과적인 이용	가능한 이점을 최대로 얻기 위해 효과적으로 시간과 자원을 관리할 수 있는 능력

필수기술	설명과 예
스트레스 관리	스트레스 원인을 확인하고 효과적으로 대처하는 방법을 개발/실행할 수 있는 능력, 자신, 환자 또는 보호자, 또는 다른 건강전문가 사이에서 유발되는 스트레스 관리
지속적 학습	학습 필요성과 학습자원을 스스로 확인하고 배울 수 있는 능력; 새로운 지식, 행동, 그리고 기술을 지속해서 찾을 수 있는 능력

감정 영역(affective domain)에서 기술은 모든 전문적인 기술에 영향을 미치는 태도, 가치, 성격 발달을 다루기 때문에 교육하기 가장 힘든 부분이다. 감정적인 행동의 통제는 시간이 지남에 따라 향상되어 진다. May 등은 보편적인 능력과 관련하고 초보 수준(beginning), 성장 수준(developing), 엔트리 수준(entry level), 그리고 엔트리-후 수준(post-entry) 전문가 행위로 표현하였다. 이러한 10가지 행동은 각 발달 수준에서 수행력과 연관된 특별한 행동이 있다.

초보 수준 전문가 행위는 교과과정 중 교훈적 부분에서 발달한다. 성장 수준 전문가 행위는 인턴 또는 임상실습 과정에서 습득될 수 있다. 학생이 임상실습 과정 동안 이러한 전문가적 행동을 숙지하고 성숙함에 따라, 학교 및 임상에서 자신의 효율성을 높일 수 있으며, 전문성을 시키는 데 도움이 된다(표 4-2).

표 4-2. 의사소통 시 학생 또는 물리치료사의 전문적 행동 수준

행동 수준	설명과 예
초보 수준의 행동	• 기초적인 언어(구도 및 문서)에 대한 이해를 보인다; 올바른 문법, 정확한 철자와 표현을 사용한다. • 자기 자신 또는 타인과의 의사소통에서 비언어적 요소의 중요성을 인식한다. • 신뢰성을 위해 언어적 · 비언어적 요소의 특성을 인식한다. • 의사소통을 위해 적절하게 전자문서를 활용한다.
성장 수준의 행동	• 다른 청자의 요구에 맞추어 의사소통(언어, 비언어적, 쓰기, 전자문서) 방법을 수정한다. • 메시지를 재진술하고, 회상하며, 명확하게 한다. • 개인 또는 집단 사이에서 효과적으로 의사소통한다. • 환자/클라이언트 관리 절차에 따라 필요한 모든 정보를 수집한다. • 효과적인 교육(언어, 비언어, 쓰기, 전자문서)을 제공한다.
엔트리 수준의 행동	• 대화 상대에 따라 의사소통(구두 및 문서) 방법을 변경한다. • 논리적 구성과 순서를 통해 설득력 있는 메시지를 전달한다. • 개방적이고 체계적인 의사소통을 유지한다. • 효율적으로 의사소통을 위한 기술을 활용한다.

행동 수준	설명과 예
엔트리-후 수준의 행동	• 학습효과를 높이기 위해 청자에 대한 이전 지식과 상황에 맞추어 메시지를 전달한다. • 환자 또는 지역사회에 영향을 미치는 메시지를 효과적으로 전달한다. • 지역사회 등에서 논리적으로 교육을 제공한다. • 갈등을 중재한다.

(1) 목적, 역할 및 기대의 명료화

물리치료사가 환자들에게 치료 방법에 대한 자신의 관점을 명확하게 언급함으로써, 물리치료사의 역할을 명백하게 설명하고 물리치료사가 환자에게 가지는 기대감을 분명하게 설명하고, 여러 가지 관련된 부분들에 대한 염려를 줄이도록 도와줄 수 있다.

물리치료사가 사용하는 명료화 기술은 치료적 목적, 물리치료사의 역할, 환자의 특성에 따라 달라질 것이다.

(2) 질문하기

물리치료사가 치료적 내용을 설명할 때 사용된다. 너무 많은 내용을 설명할 때는 환자의 관점에서는 내용을 알아차리기에는 힘들다. 질문 기술은 불편한 점과 통증이 나타나는 부위를 정확한 부위를 알 수 있게 적절하게 사용하는 기술이 필요하다.

(3) 초점화

일반적으로 환자가 자신의 문제와 관련되는 감정을 물리치료사에게 표현하는 것은 물리치료사가 환자 자신보다 문제를 더 잘 이해하고 해결할 능력을 갖추고 있으며, 그가 필요한 도움을 줄 수 있다고 생각하기 때문이다.

(4) 부분화

문제를 여러 개의 작은 부분으로 나누어 초점을 모으는 것을 부분화(partialization) 한다고 한다. 이러한 부분화가 필요한 이유는 인간의 자아(ego) 기능과 관련이 있다. 부분화는 환자가 문제, 관심, 다른 복잡한 현상을 문제해결에 다루기 쉬운 부분으로 분류하도록 돕는 기술이다. 문제가 개별적으로 보이거나 작은 부분으로 보일 때, 지나치게 당황하지 않고, 논리적이고 우선순위를 생각하여 쉽게 문제를 받아들일 수 있다.

(5) 정보 공유

치료 내용 공유와 교육은 물리치료에서 중요한 표현적 의사소통 기술 중 하나이다. 물리치료사는 환자에게 정보를 명확하고 이해하기 쉽게 전달함으로써 치료의 효과를 극대화할 수 있으며, 이는 환자의 참여와 동기 부여에도 긍정적인 영향을 미친다.

특히 강점 관점(strengths-based approach)을 활용하면 환자들이 스스로 인식하지 못했던 자신의 강점과 능력을 인정하고 발전시키도록 돕는 것이 가능하다. 물리치료사는 환자의 신체적, 정신적 강점을 강조하며 이를 치료 과정에서 어떻게 활용할 수 있을지를 구체적으로 안내해야 한다. 예를 들어, 회복 과정에서 환자가 성취한 작은 목표를 인정하고 격려함으로써 자신감을 심어줄 수 있다.

또한, 정보 공유 과정에서는 환자의 이해 수준과 상황을 고려해 단순하고 명확한 표현을 사용하는 것이 중요하다. 의료적 용어를 쉽게 풀어 설명하고, 시각 자료나 교육 도구를 활용하면 환자가 치료 과정을 더 잘 이해할 수 있다. 아울러 환자와의 대화를 통해 치료 내용과 목표를 함께 설정하면 환자는 더 적극적으로 치료에 참여하게 된다.

결론적으로, 물리치료사가 치료 내용을 효과적으로 공유하고 교육하는 것은 환자의 회복을 돕는 중요한 기술이다. 환자의 강점을 인식하고 이를 발전시키도록 돕는 강점 관점의 활용과 명확한 정보 공유는 치료 관계를 더욱 신뢰롭고 긍정적으로 만들어, 궁극적으로 치료의 질을 높이는 결과를 가져온다.

(6) 자기 노출

자기 노출 기술은 물리치료사가 자기 생각과 감정, 삶의 경험을 밝히는 것이다. 물리치료사가 자신의 감정과 경험을 적절하게 노출할 때, 환자들은 물리치료사를 진실하고 진솔한 인간으로 인식할 것이다. 물리치료사의 개인적인 감정과 경험을 환자들과 함께 나눌 때 신뢰감과 상호이해를 증진할 수 있다.

그러나 자기 노출을 부적절하게 사용하게 된다면, 환자가 물리치료사의 정서적 안정성이나 전문적 능력에 대해 의문을 가지고 심지어는 조종당한다는 느낌이 들 수도 있다. 그래서 물리치료사의 자기 노출은 긍정적일 수도 부정적일 수도 있다.

4) 환자 또는 보호자의 의사소통

환자와 보호자의 원활한 의사소통은 서로의 만족도를 높인다. 환자 및 보호자와 원만하게 의사소통할수록 서로의 삶의 가치와 목표 그리고 최종적인 선택이 일치할 가능성이 커진다. 특히 외면하고 싶은 어려운 환경에서 원활한 의사소통은 올바른 결정을 하도록 이끌어 준다.

환자 중심적 의사소통은 환자가 필요로 하고 선호하는 것을 환자 수준에서 이해하고 적절히 반응하기 위한 의사소통을 말하는 것으로 환자 권리 존중, 생의학 영역의 정신사회적 요인의 통합, 환자 중심 진료모델의 발달 등에 의해 그 중요성이 더욱 강조되고 있다.

가장 좋은 의사소통의 기준은 '환자 중심'이다. 사회적, 심리적인 이해부터 선호도 및 가치관을 고려하며 의사결정 참여까지 모든 과정은 환자 중심으로 이루어진다. 그러나 가족 중심의 의사결정이 이루어지는 국내 환경에서는 '환자'보다는 '환자를 포함한 가족' 중심이라는 좀 더 확장된 개념이 요구된다.

원활한 의사소통을 위해서 의료진들은 가장 먼저 환자와 가족의 감정을 이해해야 한다. 분노, 죄책감, 좌절, 슬픔, 공포 같은 느낌은 소통과 결정에 영향을 미친다.

부정적 감정에 휩싸인 환자는 내용 자체보다 전달 방법에 더 집중하게 된다. 다시 말해 의료진이 부정적인 감정을 다루지 못한다면 환자와 가족은 메시지를 수용하지 못할 가능성이 커진다.

환자와 가족뿐 아니라 의료진의 감정도 의사소통에 영향을 미친다. 의료진은 생애 말기 환자를 돌보면서 많은 감정을 경험한다. 이러한 의료진의 감정은 의사소통에 영향을 미친다. 심지어 환자가 의학 정보에 반응하는 과정에서도 의료진의 감정은 중요한 역할을 한다(표 4-3).

표 4-3. 환자 또는 보호자의 의사소통 요령

첫째, 구체적으로 잘 모르면 확인 질문을 하기
둘째, 이야기 전개가 원활하지 않으면 개입하기
셋째, 환자의 감정에 주의를 기울이기
넷째, 신뢰하고 검증하기
다섯째, 침묵은 금이다.
여섯째, 자신의 불편한 점을 말할 수 있는 시간을 제공하기
일곱째, 계속 말할 수 있도록 격려하라 등 수십 가지의 규범으로 구성되어 있다.
먼저 의료진과 환자 간의 의사소통은 쌍방의 의사 교환을 통해 이뤄져야 하며 무엇보다 환자의 의견을 경청하는 것이 중요하다고 할 수 있다.
의사소통 문제가 진료 현장에서 중요한 문제로 드러나면서 이에 관한 관심이 집중되고 있어서 국내 현실에 맞는 의사소통 기준의 필요성도 제기되고 있다.

5) 치료팀원 및 의료인과 의사소통

의료기관은 환자를 중심으로 의사, 간호사, 의료기사, 행정직 등 다양한 직종으로 구성

되어 있으며 근무 형태가 다양하므로 상호 간의 의견 불일치나 갈등이 발생할 가능성이 높아 다른 조직에 비해 효과적인 의사소통은 중요하다.

병원 내 의사소통은 매우 중요하다. 의사소통은 구어나 문어를 포함한 언어적인 것을 포함하여 손짓, 자세, 표정, 목소리나 억양 등과 같은 언어가 아닌 요소들을 모두 포함하여 이루어지고 있다. 개인이 속한 가족이나 지역이나 동아리에서부터 자연스럽게 시작하는 것은 물론 병원 부서 간에서도 그리고 치료팀원 사이에서도 특성에 따라 의사소통에 있어 어려움을 겪을 수 있다. 의사소통을 촉진하기 위해서 가장 기본적인 활용하는 회의를 통해 병원에서 의사소통을 더욱 유익한지 알아보아야 한다.

병원 내 부서 간의 의사소통은 정보를 얼마나 유익하게 활용하느냐가 관건이라 하겠다. 의료기관의 고객이 환자와 의료기관 사이에서도 발생하는 것은 물론이고 병원 내부 어느 곳에서도 항상 발생하는 자연스러운 현상이며 행위이다.

물리치료사는 의사, 간호사, 작업치료사, 언어치료사, 의지보조기사, 사회복지사, 임상심리치료사, 청각학자 등 다른 전문가들과 협력 관계를 형성한다. 재활병원에서는 다른 부서보다 업무가 다학제 간의 협력으로 이루어지는 경우가 많아 더욱더 효과적이고 효율적인 조직 의사소통이 요구된다. 이를 위해서는 먼저 물리치료사와 일반 다른 전문가들의 조직 의사소통 만족에 대한 분석이 이루어져야 할 것이다.

Curtis는 효과적인 전문가 간 협력작용 형성을 위해 도움을 줄 수 있는 여덟 가지 행동을 정의하였다(표 4-4). 팀 구성원이 여덟 가지 안내에 따르면 환자의 상태는 팀 구성원 간의 성공적인 협력 향상될 것이다.

재활팀 회의에서는 구성원들의 관점 및 여러 분야의 전문가적 정체성, 다른 팀 구성원들과 함께 업무를 할 때 자신의 편견이나 고착된 생각이 있는지를 확인하고 치료 결과에 맞췄을 때 환자의 상태가 팀 구성원들 간의 성공적인 협력으로 형성되는 것이다.

표 4-4. 전문가 간 협력을 도와주는 행동

- 회의와 문서로 된 의사소통 상황에 모든 팀 구성원이 참여하도록 노력하기
- 다른 팀 구성원의 관점을 인식하기
- 다른 사람의 영향에 대해 인식하기
- 모든 구성원이 참여할 수 있는 시간에 회의를 계획하기
- 역할 갈등을 예방하기
- 물리치료사의 전무가적 정체성을 인식시키기
- 결과에 초점을 맞추기

3 효과적인 치료를 위한 팀 구성과 의사소통

물리치료사는 여러 가지 형태로 환자에게 치료를 제공하는 전문가들과 함께 업무 수행할 것이고 또한 치료 팀 구성이 될 것이다. 치료를 위한 팀 구성원으로서 일할 때 다른 전문가를 관찰하거나 혹은 다른 전문 분야를 공부함으로 다른 전문가에 대해 배울 수 있다.

효과적인 팀의 특성은 역동적이고, 강력하고, 생산적인 팀을 뒷받침하는 업무 환경에는 여러 가지 공통적인 특성이 있다.

1) 5가지 주요 요소

(1) 책임과 목표를 명확하게 설정

필요에 따라 지정한 '리더'를 포함해 팀원들이 맡은 모든 역할을 각 팀원의 강점을 반영해 명확하게 정의하도록 한다. 보통 팀에는 다양한 기술이 고루 분포되어 있다. 작업을 배정할 때 팀원들이 가진 이러한 기술을 고려하도록 한다.

(2) 협업과 지원

효과적인 팀워크는 업무를 완료하고 프로젝트나 프로세스의 결과를 달성하기 위한 집단적인 노력만을 의미하지 않는다. 여기에는 문제나 장애물이 생겼을 때 동료들에게 도움을 구하고, 동료들이 도움이 필요할 때 지원을 제공하는 것도 포함된다.

(3) 솔직하고 열린 소통

효과적인 팀워크는 효과적인 소통에서부터 시작된다. 여기에는 적극적인 경청과 팀에 영향을 미치는 의사결정에 의문을 제기하는 것을 두려워하지 않는 자세가 포함된다. 즉, 필요할 때 팀원들이 편안한 마음으로 건설적인 비판을 주고받을 수 있어야 한다.

(4) 갈등 해결

중요한 마감일이 다가오고 있는데 팀은 일정에 뒤처져 있다. 당연히 긴장과 갈등이 고조된다. 이러한 상황에서 강한 팀과 약한 팀을 구분 짓는 것은 이러한 긴장을 처리하는 방식이다.

효과적으로 운영되는 팀은 다양한 의견을 듣는 것의 중요성을 잘 알고 있다. 그래서 특정 개인이 아닌 팀 전체에 부합하는 해결책을 모색하고, 필요한 경우 타협점을 찾는다.

이때 필요할 때 팀원 누구나 참조할 수 있도록 회의록을 기록해 두고 다 함께 실행 계획을 세우는 것이 좋다.

(5) 신뢰와 존경

이 목록에 있는 다른 특성을 모두 갖추고 있다면 팀원들의 관계가 원만하다. 신뢰와 존경은 단순히 프로세스를 믿고 일이 잘 진행되고 있다고 생각하는 것뿐만 아니라 긴장이 고조되었을 때 문제를 극복할 수 있는 역량을 갖추는 것도 포함된다.

업무 이외에도 시간이 있을 때 동료들과 비동기식으로 회의와 치료적 교육 자료에 관한 이야기를 나눌 수 있다고 믿는 것도 신뢰감이 형성된다.

병원에서는 성공적이고 효과적인 팀 접근법은 포괄적인 치료가 이루어지기 위해서는 여러 분야의 전문가와 협력하여 진단, 평가, 치료계획을 세우고 치료를 통해 환자의 잔존기능을 최대로 활용하는 것이다. 효과적인 팀 구성은 재활의학과 전문의, 물리치료사, 작업치료사, 언어치료사, 임상심리치료사, 재활간호사, 의료사회복지사, 의지·보조기기사, 특수교사, 직업상담가 등 여러 전문가가 모여 환자의 최대목표에 도달하도록 목표를 세우고 치료적으로 접근해야 한다(그림 4-3).

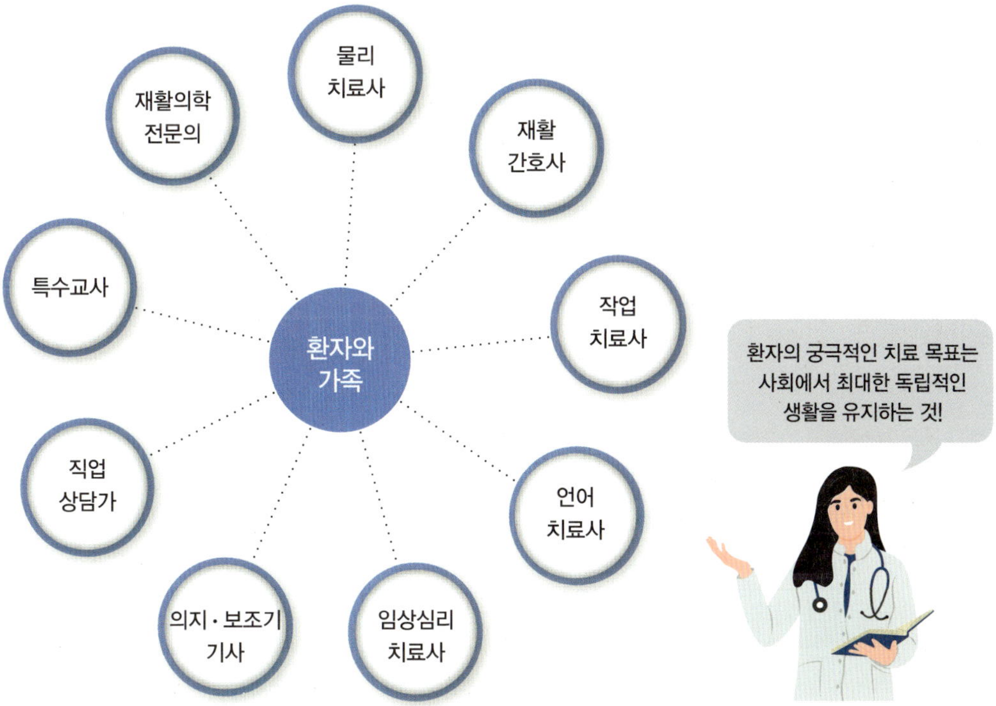

그림 4-3. 효과적인 팀 구성

2) 효과적인 팀 구성

(1) 재활의학과 전문의

재활의 총괄적인 지휘, 환자의 평가와 재활의 조정 및 진행, 의학적 치료 및 합병증 예방, 장애의 평가 및 진단서 발급을 한다.

(2) 물리치료사

환자의 평가 및 재평가, 관절운동범위 증진, 지구력 및 협조성 증진, 근력 평가 및 근력 증진, 물리적 인자치료(열치료, 광선치료, 전기치료, 수치료, 견인치료 등), 앉는 동작, 균형잡기, 이동, 보행 평가 및 점진적 보행훈련, 의지 및 보조기착용 훈련, 휠체어 평가 및 훈련, 일상생활훈련을 담당한다.

(3) 작업치료사

환자의 일상생활활동 훈련, 팔보조기와 적응 장치의 평가 및 착용 훈련, 관절운동범위 및 지구력 증진, 협조성 증진, 팔다리 의지 착용과 기능훈련, 감각 및 인지 손상의 평가 및 훈련 등을 담당한다.

(4) 언어치료사

삼킴장애의 평가와 치료, 신경학적인 의사소통 장애의 평가와 치료, 인공인두 사용 및 식도 발성법 훈련, 구강 내 결손에 대한 언어 재훈련, 의사소통과 연하에 대한 교육, 의사소통 기구와 훈련 등을 담당한다.

(5) 재활간호사

환자의 건강 상태 파악 및 전반적 위생관리, 위생 환경에 대한 장애물 관리, 비활동성으로 인한 악영향 최소화, 일상생활활동에 필요한 적응 장치의 필요성 측정, 약품의 관리 및 투여에 담당한다.

(6) 임상심리치료사

환자의 신체적 변화에 대한 적응, 장애로 인한 이차적 문제 상담, 성격, 스트레스 대처방식, 문제해결의 기술, 심리상태에 대한 훈련, 인지능력, 기억력 검사 등을 담당한다.

(7) 의료사회복지사

환자의 생활방식, 가족 상황, 재정 상태, 재정 지원 등 평가, 환자와 가족 간의 상담을 통한 관계 유지, 퇴원 후의 치료 과정 안내 등을 담당한다.

(8) 의지·보조기기사

보조기 및 의지의 제작 및 조립, 기구의 사용, 유지, 수신 등에 대한 교육 및 수리, 생활 보조도구의 사용 훈련 및 교육을 담당한다.

(9) 직업상담가

직업적인 흥미, 적성, 기술의 평가와 직업전환에 대한 상담, 직업과 관련된 활동 증진, 직업교육 및 취업 알선에 담당한다.

05

물리치료 평가

학습목표

1. 평가 정의, 필요성, 절차, 과정 및 순서에 대해 설명할 수 있다.
2. 근육뼈대계 평가를 수행할 수 있다.
3. 신경계 평가를 수행할 수 있다.
4. 심장호흡계 평가를 수행할 수 있다.
5. 균형평가를 수행할 수 있다.
6. 보행평가를 수행할 수 있다.
7. 문서화를 설명하고 물리치료 노트작성을 수행할 수 있다.

핵심용어

- 평가(evaluation)
- 자세(posture)
- 보행(gait)
- 국제기능분류(international classification of functioning disability and health, ICF)
- SOAP 노트
- 관절운동범위(range of motion)
- 맨손근력검사(manual muscle test)
- 폐기능검사(pulmonary functional test)
- 신경학적검사(neurologic examination)

1 평가 정의와 필요성

1) 평가 정의

의료 분야에서 **평가**(evaluation)는 환자를 치료하기 전에 반드시 거쳐야 할 단계 중의 하나이고 물리치료의 모든 과정은 평가로 시작하여 평가로 마무리한다고 해도 무리가 없을 것이다. 물리치료 평가는 환자의 현재 상태를 파악하여 진단하고 치료계획을 수립하기 위해 중요한 과정이며 이러한 평가를 통해 환자의 신체적, 기능적, 심리적 상태를 평가하고 환자에게 적합한 치료방법을 선택하여 치료 효과를 알아보는데 사용되는 과정이다.

2) 평가 필요성

물리치료 평가는 환자의 현재 상태를 정확하게 파악하여 신체의 기능장애(dysfunction)를 진단하고 알아보는 과정이며 물리치료사가 가장 적절한 치료계획과 치료목표를 수립하고 설정하기 위해서 우선적으로 정확하게 환자의 상태를 평가하여야 한다. 치료사가 정확한 환자의 상태를 알아봄으로써 이에 맞는 맞춤형 적절한 치료를 제공하는 데 물리치료 평가가 필요하고 중요한 역할을 담당한다. 또한 치료 후 치료효과를 통해 환자의 상태가 현저하게 좋아졌는지, 아니면 변화가 없는지 또는 나빠졌는지 알아보기 위해 물리치료 재평가를 실시하여 적절한 치료를 위한 중재방법의 수정 및 변경, 보완 등 평가과정을 재구성할 수 있다.

3) 용어 설명

(1) 검진

검진(examination)은 병력(history), 계통관찰(review of system), 검사 및 측정(test and measure) 등을 포함한 다양한 정보를 수집하는 단계를 말한다.

(2) 검사

검사(test)는 일련의 질문과 과제를 제시해 놓은 것으로 일반적이고 객관적인 방식으로 이루어지며 검사결과는 점수나 등급 등으로 표현하는 질적 및 양적으로 기술하는 개념이다.

(3) 측정

측정(measure)은 검사보다는 광의의 개념이고 도구를 이용하여 계측한 결과를 수치화한 것으로 어떤 속성이 얼마나 크거나 작은지를 정량적으로 파악하는 것으로 예를 들면 관절운동범위, 혈압, 몸무게 등을 측정하는 것이다.

(4) 평가

평가(evaluation)는 검진으로 수집된 검사와 측정자료를 근거로 임상판단을 하는 동적 수행 과정으로 손상, 기능적 제한, 장애 등의 문제를 확인하는 단계이다.

(5) 사정

사정(assessment)은 환자의 상태에 대한 의료제공자의 평가를 말하며 환자의 전반적인 상태를 이해하고 이를 바탕으로 치료계획을 세우는 단계를 말한다.

2 평가 절차와 과정

1) 평가 절차

평가의 절차는 평가 대상을 선정하고 질환에 따른 적절한 평가도구를 활용하여 평가를 실시한 후 그 평가 결과를 토대로 환자의 상태를 분석한 후 치료 계획을 수립하는 순서로 진행한다(그림 5-1).

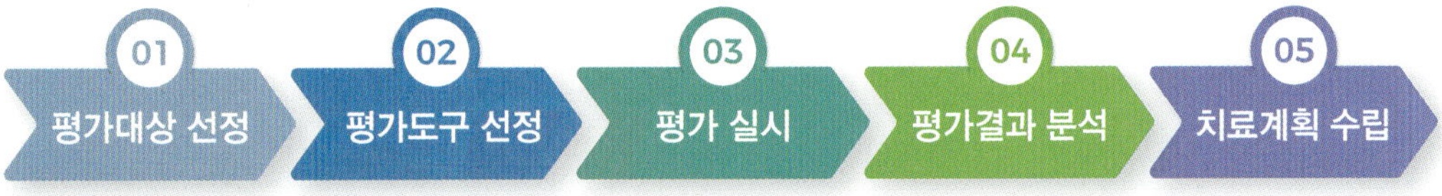
01
평가대상 선정
02
평가도구 선정
03
평가 실시
04
평가결과 분석
05
치료계획 수립

그림 5-1. 평가 절차

2) 평가과정 및 순서

물리치료는 다양한 질병과 부상으로 고통받는 환자들에게 신체 기능을 개선하고 통증을 완화시켜주는데 도움을 주는 중요한 치료방법 중 하나이다. 물리치료를 실시하기 전에 반드시 거쳐야 할 과정이 환자에 대한 정확한 평가이고 이러한 정확한 평가를 통해 치료계획을 수립한다. 또한 치료를 실시한 후 치료에 대한 효과를 평가하고 검증하며 평가 결과를 바탕으로 치료계획을 수정, 보완하는 것이다(그림 5-2).

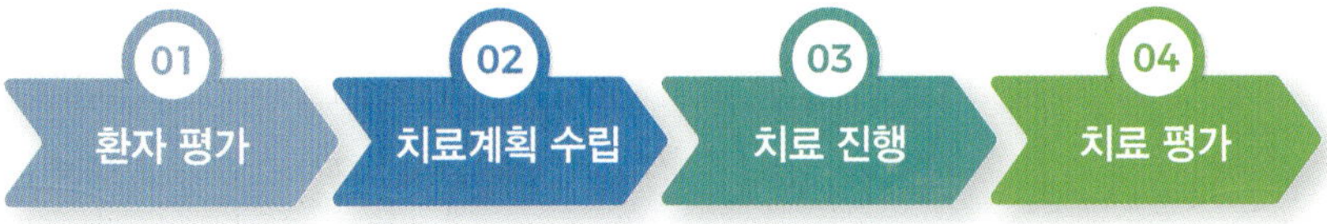
01
환자 평가
02
치료계획 수립
03
치료 진행
04
치료 평가

그림 5-2. 평가과정 및 순서

(1) 환자 평가

환자의 병력, 증상, 과거의 의학적 기록 및 현재의 건강상태를 파악하여 운동 및 감각기능, 균형, 보행상태 등 다양한 면을 종합적으로 평가하여 환자의 신체적 및 정신적인 상태를 평가한다.

(2) 치료계획 수립

치료계획 수립은 환자의 전반적인 정확한 평가를 통해 환자의 현재 상태와 목표에 맞게 치료방법을 선택하고 치료목표를 달성할 수 있도록 실행가능한 치료계획을 수립하여야 한다.

치료목표를 달성하기 위해 예측되는 기능적 수준, 소요시간, 빈도를 포함한 장기 및 단기목표를 제시하고 중재과정, 중재횟수와 기간 등이 포함된다.

환자 및 보호자와의 협의를 통해 치료방향을 설정하고 환자에게 치료과정을 충분히 설명하여 치료사와 신뢰관계를 구축하는 것이 중요하다.

(3) 치료 진행

치료 진행은 치료계획 수립에 알맞게 절차에 따라 치료를 진행하는데 환자와 가족, 치료사는 목적 있고 숙련된 상호작용을 통해 환자의 현재 상태에 맞는 치료를 진행하는 데 있어서 가족의 역할과 변화된 지역사회 역할 등 지속적인 교육이 필요하고 원활한 의사소통이 필요하다.

(4) 치료 평가

치료 평가는 치료계획에 따라 치료를 진행한 후 치료효과를 평가하는 것이다. 평가 결과를 바탕으로 치료계획을 수정하거나 보완하는 재평가를 실시할 수 있다.

3 평가 내용

물리치료 평가는 물리치료 중재를 시행하기에 앞서서 반드시 필요한 과정이고 우선시 되어야 한다. 물리치료사는 관절운동범위 측정, 근력 및 감각 검사, 반사 검사, 균형 검사, 자세 평가보행 평가, 기능적 수행능력 검사 등을 포함하는 근육뼈대계 평가, 신경계 평가, 심장호흡 평가를 종합적으로 평가하여 환자의 상태를 정확하게 파악하고 치료계획을 수립하여야 한다.

1) 근육뼈대계 평가

(1) 통증 검사

통증 검사에는 주관적 통증 검사와 객관적 통증 검사로 나누어지는데 주관적 통증검

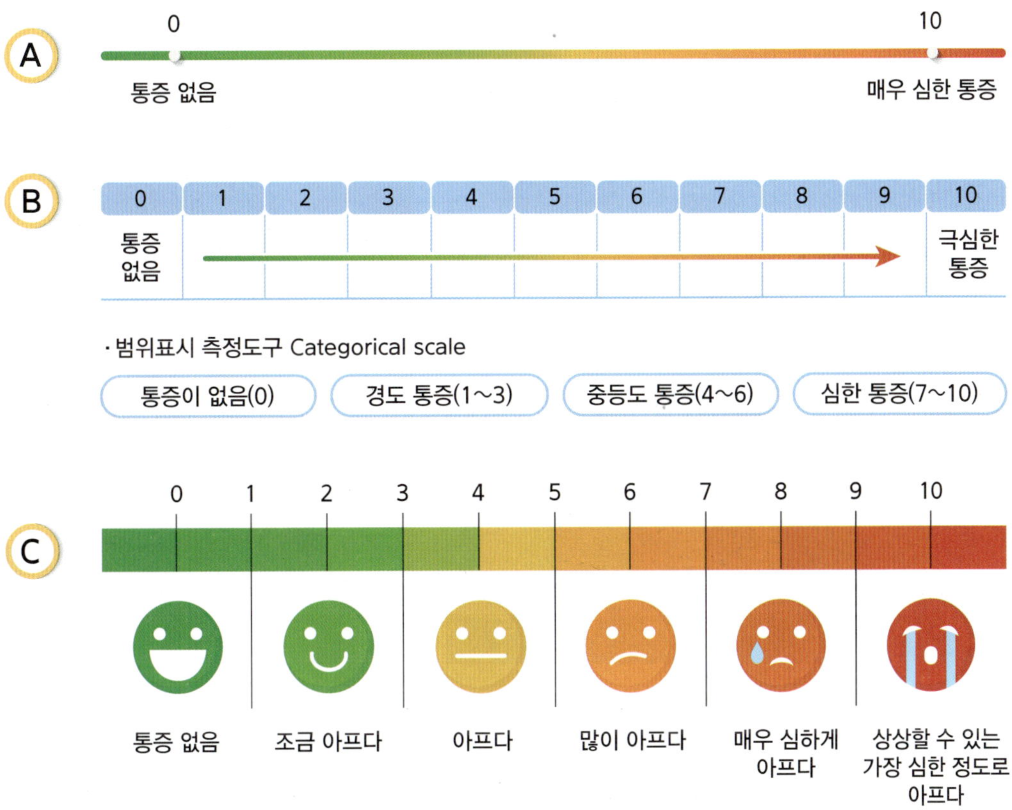

그림 5-3. 통증 척도

A: 시각 상사 척도, B: 숫자 척도, C: 얼굴 통증 척도

사에는 일반적으로 많이 사용하는 **시각 상사 척도**(visual analogue scale, VAS)와 **숫자 척도**(numeric rating scale, NRS)가 있으며 객관적 통증 검사에는 **얼굴 통증 척도**(face pain rating scale, FPRS)를 사용한다(그림 5-3).

(2) 관절운동범위 측정

관절운동범위(range of motion, ROM) 측정은 **관절각도계**(goniometer)를 사용하여 우리 몸의 관절에 정상운동범위를 기준으로 손상된 관절의 움직임 범위를 평가하여 관절의 움직임 제한이 있는 지를 평가하는 검사이다(그림 5-4).

(3) 근력 검사

근력 검사는 임상에서 **맨손근력검사**(manual muscle testing, MMT)를 일반적으로 사용한다. 맨손근력검사는 환자의 근력을 평가하는 방법 중 하나이며 치료사가 맨손으로 저항을 주어 환자의 근력을 평가하는데 정상(normal), 우(good), 양(fair), 가(poor), 불가(trace), 영(zero)의 6단계로 분류한다(그림 5-5)(표 5-1).

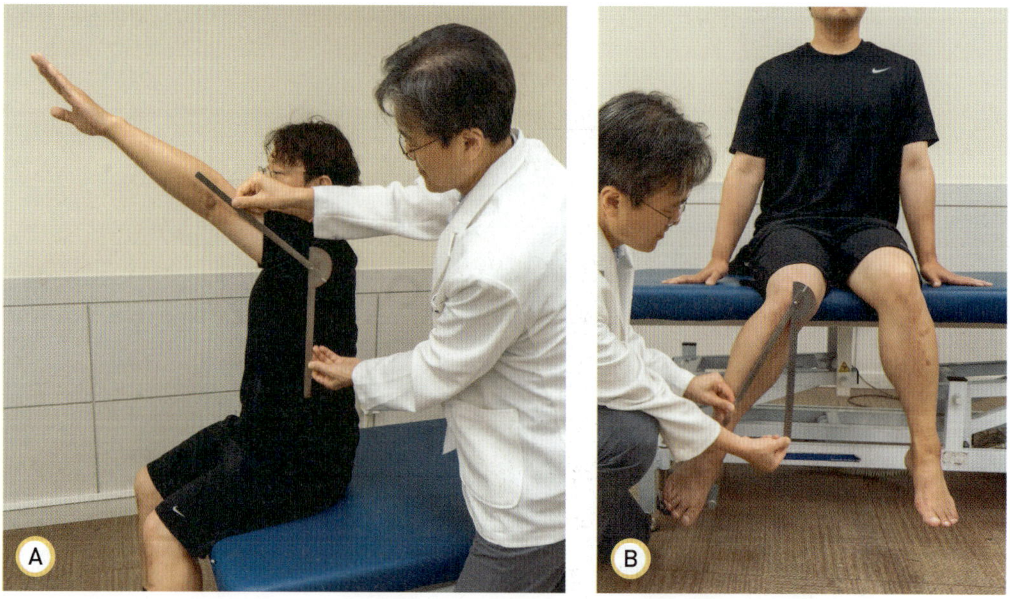

그림 5-4. 관절운동범위 측정

A: 어깨관절 굽힘, B: 엉덩관절 안쪽돌림

표 5-1. 맨손근력검사

등급	단계	퍼센트	설명
5	정상(normal)	100%	중력과 최대의 저항에 대항하여 완전한 운동범위
4	우(good)	75%	중력과 중등도의 저항에 대항하여 완전한 운동범위
3	양(fair)	50%	중력에 대항하여 완전한 운동범위
2	가(poor)	25%	중력을 제거한 상태에서 완전한 운동범위
1	불가(trace)	10%	관절의 움직임은 없으나 근수축 관찰 또는 촉지 가능
0	영(zero)	0%	관절의 움직임도 없고 근수축 및 촉지 불가능

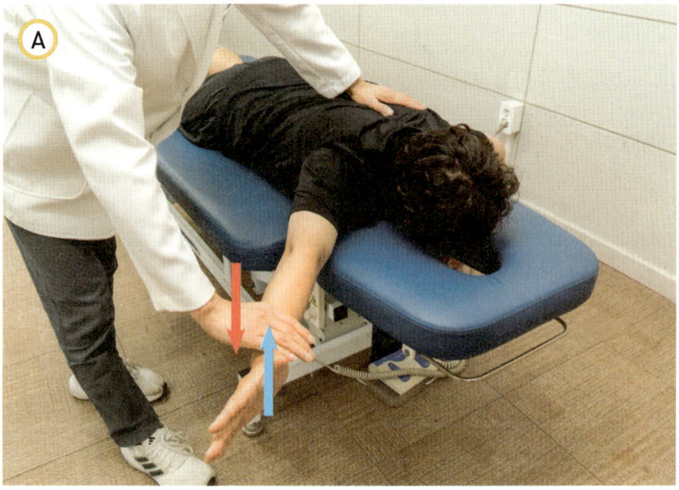

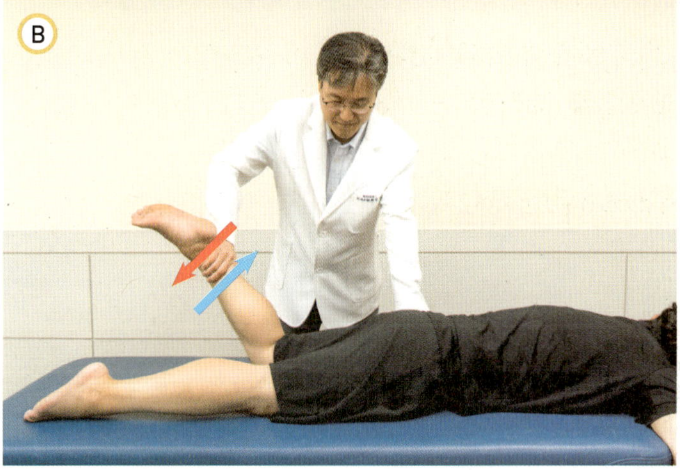

그림 5-5. 맨손근력검사

A: 어깨뼈 모음 및 내림, B: 무릎관절 굽힘

2) 신경계 평가

(1) 의식수준 검사

의식수준(level of consciousness) **검사**는 **정신상태 검사**(mental state examination test, MSE)를 실시하여 의식상태를 평가한다. 정신상태 검사는 명료(alert), 기면 또는 졸린상태(drowsy), 혼미(stuporus), 반혼수(semicoma), 혼수(coma)의 5단계로 구분한다(표 5-2).

표 5-2. 의식수준 검사

구분	상태
명료 (alert)	정상적인 의식상태, 지남력이 완벽한 상태
기면 / 졸린상태 (droway)	졸린상태, 소리를 지르면 눈을 뜨고 가만히 두면 다시 자는 상태 의사소통이 가능하며 질문에 대하여 정확한 대답을 함(지남력이 있음)
혼미 (stuporus)	소리를 질러도 깨지 않으나 꼬집거나 강한 자극을 주면 눈을 뜨는 상태 의사소통은 불가능하고 통증을 주면 아파하면서 자극을 피하려는 의도적인 반응을 보임
반혼수 (semicoma)	자발적인 움직임이 거의 없고 통증 자극에 겨우 반응함 강한 자극에 눈을 찌푸리거나 움찔하는 반응은 있으나 피하지 못하는 상태
혼수 (coma)	어떤 자극에도 반응이 없고 의식이 없는 상태

(2) 근긴장도 검사

근긴장도(muscle tone) **검사**는 검사자가 수동적으로 환자의 손상된 관절을 움직일 때 환자에 팔다리에서 느껴지는 근긴장도 상태를 평가하는 것이고 경직(spasticity)은 뇌졸중, 외상성 뇌손상, 뇌성마비, 다발성경화증, 척수손상 등 중추신경손상 환자에게 나타나며 임상에서 주로 **수정된 애시워스 척도**(modified Ashworth scales, MAS)를 사용한다(표 5-3).

표 5-3. 수정된 애시워스 척도

단계	상태
0	근긴장의 증가 없음
1	굽힘이나 폄 시킬 때 근긴장도가 약간 증가함 (관절운동범위의 끝부분에서 약간의 저항이 느껴짐)
1+	관절운동범위의 1/2 이하에서 약간의 저항이 느껴지고 근긴장도가 약간 증가
2	관절운동범위의 전체에서 근긴장도 증가 (손상된 팔다리의 수동 움직임이 쉬움)
3	관절운동범위의 전체에서 현저한 근긴장도 증가 (수동 움직임이 어려움)
4	손상된 팔다리를 굽힘 또는 폄 시킬 때 경축(rigid)이 보임

(3) 한국판 간이정신상태 검사

한국판 간이정신상태 검사(mini-mental state examination, MMSE-K)는 뇌졸중, 치매질환과 뇌손상환자에게 인지기능 능력을 평가하는데 많이 사용하는 검사이다. 이 검사는 지남력, 기억력, 주의집중 및 계산, 언어기능, 이해 및 판단 항목을 포함하여 총점이 30점인 검사도구이다(표 5-4).

표 5-4. 한국판 간이정신상태 검사

한국판 간이정신상태검사(MMSE-K)				
이름:	나이:	성별: 남 / 여	검사일: . . .	검사자:

항목				반응	점수
대분류		소분류	점수	문항	
지남력	시간 지남력 (/5)	년	1	오늘은 몇 년입니까?	
		월	1	오늘은 몇 월입니까?	
		일	1	오늘은 며칠입니까?	
		요일	1	오늘은 무슨 요일입니까?	
		계절	1	요즘은 어떤 계절입니까?	

항목				반응	점수
대분류		소분류	점수	문항	
지남력	장소 지남력 (/5)	도시	1	무슨 도시에 살고 있습니까?	
		구, 군	1	무슨 구, 군에 살고 있습니까	
		무엇하는 곳	1	여기가 무엇을 하는 곳입니까?(예: 물리치료실)	
		현재 장소명	1	여기가 어디입니까?(예: 병원)	
		층수	1	여기는 몇 층입니까?	
기억	기억력 (/6)	기억등록	3	세 가지 단어 즉시 따라하기(비행기, 연필, 소나무)	
		기억회상	3	5분 경과 후 '조금 전 말한 세 가지 단어를 생각해서 다시 얘기해주세요.'	
주의 집중 및 계산	주의 집중 및 계산 (/5)	100−7	1	100에서 7을 빼는 뺄셈을 해보세요. 또는 "삼천리강산"을 거꾸로 말해보세요.	
		−7	1		
		−7	1		
		−7	1		
		−7	1		
언어 기능	언어 및 시공간 구성 (/7)	이름맞추기	2	이것을 무엇이라고 합니까?(연필, 시계)	
		3단계 명령수행*	3	"오른손으로 종이를 들어서, 반으로 접어, 오른쪽 무릎 위에 올려놓으세요."	
		따라말하기* (반복)	1	"제가 말하는 것을 잘 듣고, 따라 말해보세요. 간장 공장 공장장"	
		오각형 (복사)	1	오각형 두 개 겹쳐 그리기	
이해 및 판단	이해	질문/답변	1	왜 옷을 빨아서 입습니까?	
	판단	해결	1	길에서 주민등록증을 주웠는데 어떻게 하면 쉽게 주인에게 돌려줄 수 있을까요?	
	총점				/30

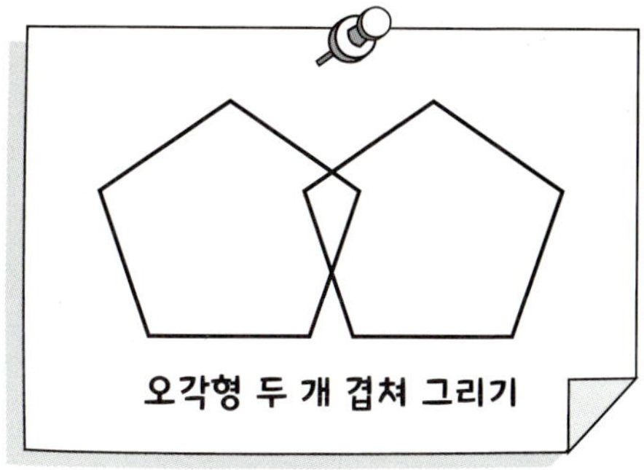

*명령: 종이를 뒤집고(1), 반으로 접은 다음(1), 오른쪽 무릎 위에 올려놓으세요.(1)
*따라 말하기: 간장 공장 공장장

■ 검사방법

- 총 30문항의 검사, 지남력, 기억력, 주의집중력과 계산능력, 언어와 시공간 구성능력을 평가
- 총 30점(시간지남력: 5점, 장소지남력: 5점, 기억등록: 3점, 기억회상: 3점, 주의집중과 계산능력: 5점, 언어와 시공간 구성능력: 7점, 이해 및 판단: 2점)
- 각 항목 2점 척도(환자가 제대로 수행: 1점, 수행 불가능: 0점)

(4) 뇌신경 검사

뇌신경(cranial nerves) 검사는 말초신경계의 12가지 뇌신경계 기능을 평가하고 이러한 검사를 통해 뇌신경계의 이상 여부를 확인하는 검사이다. 뇌신경은 중간뇌(midbrain), 다리뇌(pons), 숨뇌(medulla oblongata)를 포함하는 뇌줄기(brainstem)와 뇌에서 직접 나오는 말초신경을 말한다(표 5-5)(그림 5-6).

표 5-5. 12가지 뇌신경 종류와 기능

번호	뇌신경	기능	분류	부교감신경 기능
1	후각신경(olfactory N)	냄새	감각	
2	시각신경(optic N)	시력	감각	
3	눈돌림신경(oculomotor N)	눈동자 위, 아래, 안쪽 움직임, 위눈꺼풀 올림, 동공 수축	운동	○
4	도르래신경(trochlear N)	눈동자 안쪽과 아래로 움직임	운동	
5	삼차신경(trigeminal N)	얼굴감각, 씹기, 턱관절의 감각	혼합	
6	갓돌림신경(abducens N)	눈동자 가쪽 움직임	운동	

번호	뇌신경	기능	분류	부교감신경 기능
7	얼굴신경(facial N)	얼굴표정, 눈감, 눈물, 침, 맛	혼합	○
8	속귀신경(vestibulocochlear N)	머리위치와 움직임, 청각	감각	
9	혀인두신경(glossopharyngeal N)	삼키기, 침, 맛	혼합	○
10	미주신경(vagus N)	내장조절, 삼키기, 말하기, 맛	혼합	○
11	더부신경(spinal accesory N)	어깨뼈 올림, 머리 회전	운동	
12	혀밑신경(hypoglossal N)	혀의 움직임	운동	

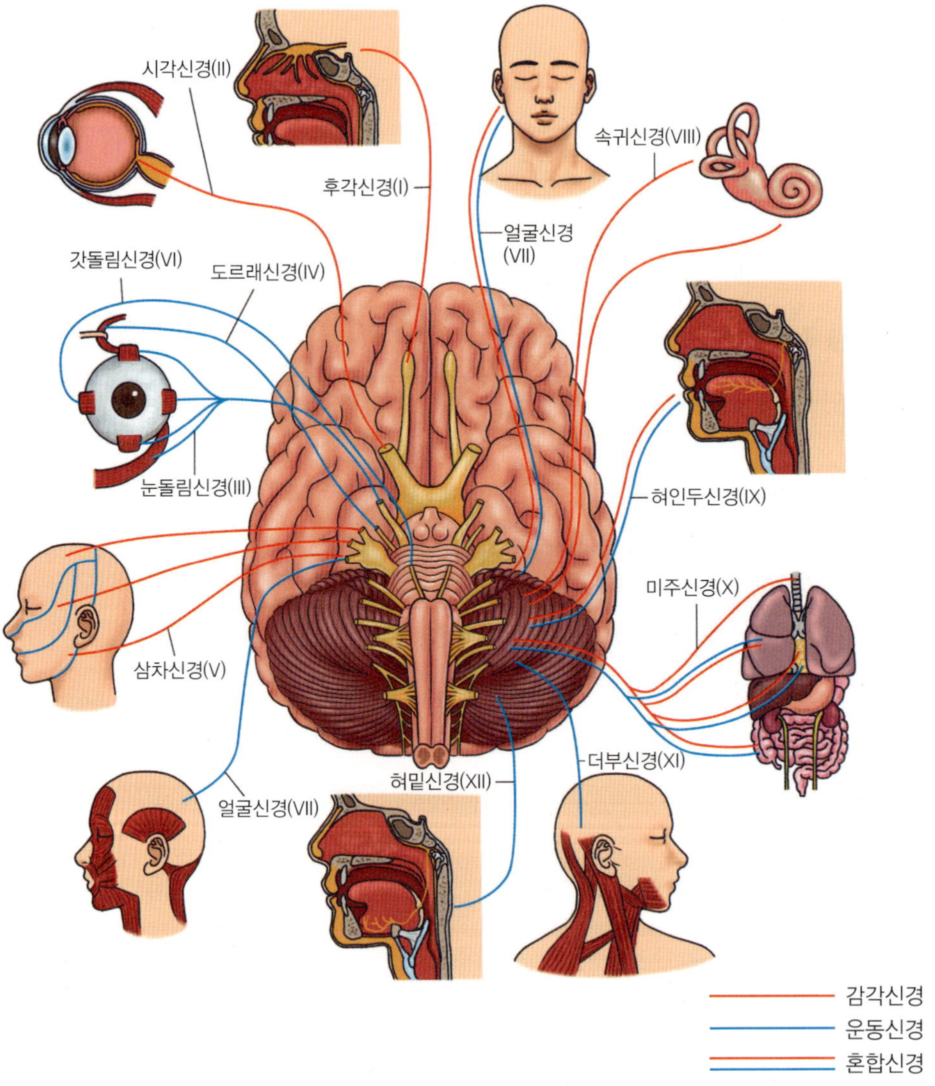

그림 5-6. 12쌍 뇌신경

(5) 감각 검사

감각 검사(sensory test)는 인체의 감각기관을 통해 외부 자극을 인지하고 반응하는 능력을 평가하는 검사이다. 이러한 감각 검사는 신경계 질환, 감각기관의 손상, 발달 장애 등을 진단하는 데 유용하고 환자의 감각 상태를 정확하게 파악하여 적절한 치료방법을 결정하는 데 중요한 역할을 한다. 감각 검사에서 팔과 다리는 세로 방향으로 실시하고 몸통은 가로 방향으로 피부분절에 따라 검사를 진행한다(그림 5-7).

① 감각의 평가 수준

감각의 평가 수준은 감각의 손상 정도에 따라 정상(intact), 손상(impaired), 상실(absent)로 분류한다(표 5-6).

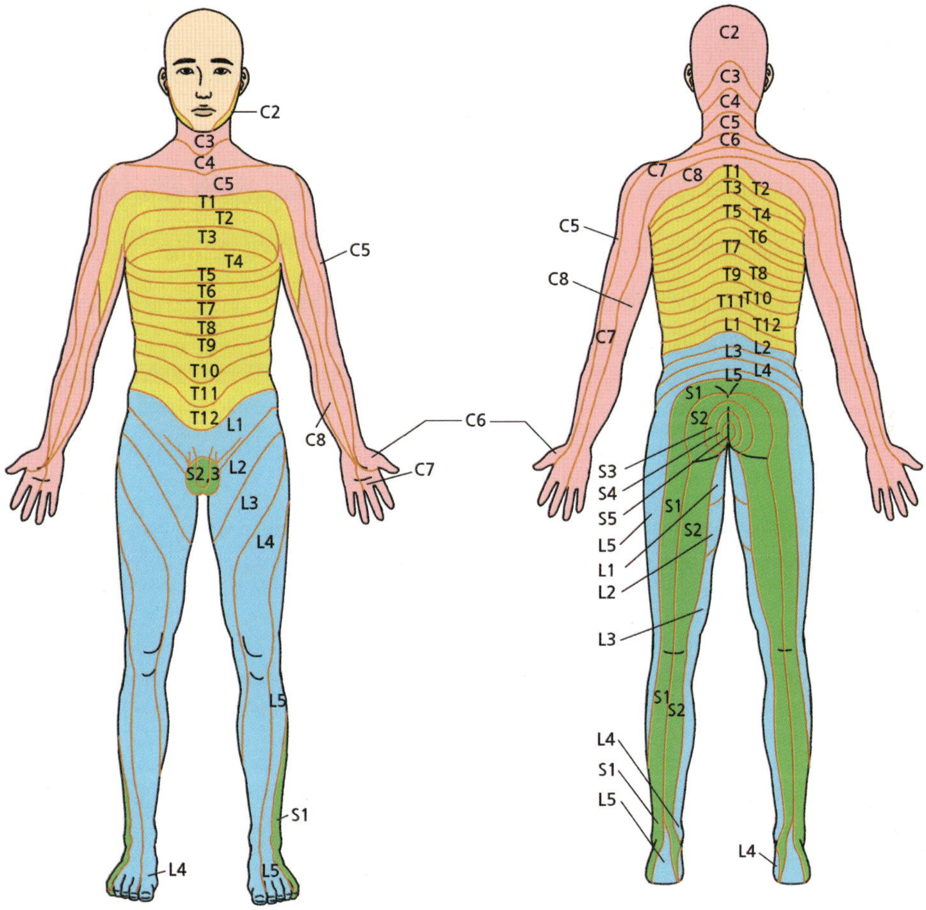

그림 5-7. 피부분절

표 5-6. 감각 손상정도

등급	내용
정상(intact)	빠르게 반응하고 정확하며 정상적인 반응
손상(impaired)	감각의 반응이 느리거나 정확히 모르고 불분명한 상태
상실(absent)	반응이 전혀 없는 경우

② 특수감각

특수감각(special sense)은 시각, 청각, 미각, 후각, 속귀안뜰감각이 속하고 일상생활에서 가장 많이 사용하는 감각으로 생존과 생활에 필수적인 감각이다(표 5-7).

표 5-7. 특수감각

특수감각	내용
시각	눈을 통해 물체를 보고 인식하는 감각이고 물체의 모양, 크기, 색상, 위치 등을 알아보는 검사
청각	귀를 통해 소리를 듣고 인식하는 감각이고 소리의 크기, 주파수, 음색 등을 알아보는 검사
미각	코를 통해 냄새를 맡고 인식하는 감각이고 냄새의 종류와 강도를 알아보는 검사
후각	혀를 통해 맛을 느끼고 인식하는 감각이고 단맛, 신맛, 짠맛, 쓴맛 등을 알아보는 검사
속귀안뜰감각	둥근주머니, 타원주머니 반고리관의 평형감각이고 청각과 평형감각을 알아보는 검사

③ 얕은감각

얕은감각(superficial sense)은 피부, 점막, 관절 등의 표면에서 느껴지는 감각으로 물체의 질감, 온도, 압력 등을 느끼고 인식하는 촉각 검사이다(표 5-8).

표 5-8. 얕은감각

얕은감각	내용
통증	피부나 근육 등에 손상이 있거나 염증이 있을 때 느껴지는 불쾌한 감각
온도 (온각, 냉각)	피부나 점막에 있는 온도 수용체를 통해 느껴지는 온각과 냉각으로, 물체의 온도를 알아보는 검사
압력	피부나 근육에 가해지는 압력을 느끼는 감각

④ 깊은감각

깊은감각(deep sense)은 근육, 관절, 내장기관 등에서 느껴지는 감각으로, 위치 감각(position sense), 운동 감각(motion sense), 진동 감각(vibration sense), 깊은 통각(deep pressure pain) 등을 검사한다(표 5-9).

표 5-9. 깊은감각

깊은 감각	내용
위치 감각	몸의 위치와 방향을 인식하는 감각
운동 감각	몸의 움직임을 인식하는 감각
진동 감각	물체의 진동을 느끼는 감각
깊은 통각	강하게 압박하여 깊은 통증을 느끼는 감각

(6) 운동평가 척도

운동평가 척도(motor assessment scale, MAS)는 1985년 Carr 등에 의해 개발된 평가도구로서 신경계질환 중에서 주로 뇌졸중 환자의 운동기능을 평가하는 도구이다. 이 평가도구는 뇌졸중 환자의 잔여 운동기능을 평가하는데 많이 사용하고 기능적 과제 수행능력을 평가하는 도구이며 바로누운자세에서 침대에 걸터앉기(supine to sitting over side of bed), 앉은 자세에서 균형잡기(balanced sitting), 앉은 자세에서 일어서기(sitting to standing), 걷기(walking), 위팔기능(upper arm function), 손 움직임(hand movements), 섬세한 손동작(advanced hand activities), 일반적인 근긴장도(general tonus) 등 9개 항목으로 구성되어 있다. 각 항목당 7점 척도(0점에서 6점)로 평가하며 총 54점으로 이루어져 있고 점수가 높을수록 기능이 좋다는 것을 의미하지만 정상적인 기능상태를 의미하는 것은 아니다(표 5-10).

표 5-10. 운동평가 척도

이름		나이		성별	
진단명		검사일		검사자	

항목	1	2	3	4	5	6
1. 바로누운자세에서 비마비 쪽으로 돌아눕기						
2. 바로누운자세에서 침대에 걸터 앉기						
3. 앉은 자세에서 균형잡기						
4. 앉은 자세에서 일어서기						
5. 걷기						
6. 위팔기능						
7. 손 움직임						
8. 섬세한 손동작						
9. 일반적인 근긴장도						
합계						

출처 Carr, J. H., Shepherd, R, B., & Nordholm, L., et al,(1985), Investigation of a new motor assessment scale for stroke patients, Physical therapy, 65(2), 175-180,

(7) 브룬스트롬 회복 단계

브룬스트롬 회복 단계(Brunnstrom recovery stage)는 브룬스트롬이 뇌졸중 환자의 회복정도를 시간의 흐름에 따라 운동기능의 회복단계를 6단계로 구분하였다. 초기 뇌졸중 환자는 이완성 마비에서 경직성 마비(spasticity)로 진행하게 되고, 이 진행과정을 보면서 근긴장도와 공동운동 패턴을 평가하여 단계를 구성하였다. 총 6단계 중에서 1단계는 이완성 마비 단계로 수의적 움직임이 없는 단계에서 2~3단계로 올라가면서 근긴장도가 점차로 증가한다. 그 후 5~6단계에서는 점차 근긴장도가 줄어들면서 선택적이고 수의적인 움직임이 가능한 정상 단계로 회복되어 진다(표 5-11).

표 5-11. 브룬스트롬 회복 단계

단계	내용
1단계	발병 직후의 이완성 단계로 수의적 운동이 없음
2단계	경직성이 서서히 나타나는 시기, 수의운동 또는 연합운동으로 공동운동이 보이는 상태
3단계	경직성이 가장 강한 시기, 수의적으로 공동운동이 가능
4단계	경직성이 점차 감소하는 시기, 공동운동으로부터 분리된 몇 가지 수의적운동이 가능
5단계	기본적인 팔, 다리 공동운동이 사라지면서 좀 더 어려운 동작 가능
6단계	경직성이 없어지는 시기, 개별적이고 선택적 관절운동이 가능하고 정상에 가까운 협조 운동이 가능

3) 심장호흡계 평가

(1) 운동부하 검사

운동부하 검사(stress test)는 운동 시 신체에 나타나는 생리적 반응을 측정하여, 심장 기능 및 운동 능력을 평가하는 심장호흡계, 호흡계의 반응을 기록하는 검사이다. 물리치료분야에서는 비침습적 검사방법인 운동부하 검사가 많이 이용되고 있으며 스트레스 검사라고도 한다. 운동부하 검사를 통해 협심증, 부정맥, 고혈압 등의 심혈관 질환을 진단할 수 있으며, 운동 능력을 파악하여 적절한 운동 처방을 내리는 데 실시한다.

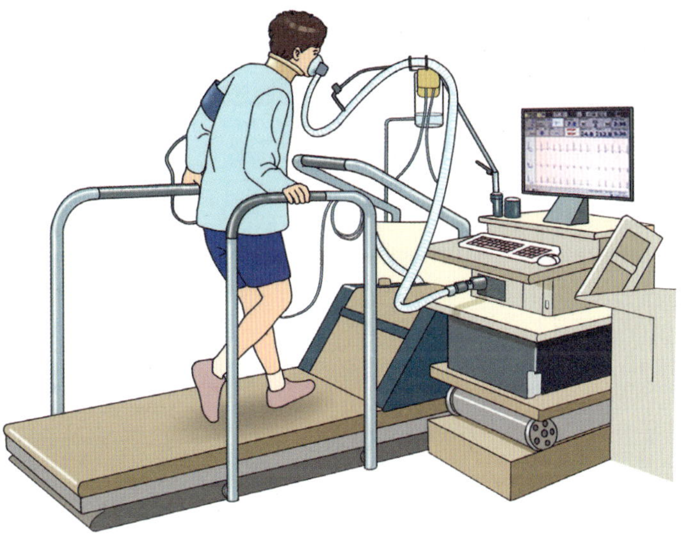

그림 5-8. 운동부하 검사

검사 전에는 의사와 상담하여 검사의 목적과 방법을 충분히 이해하고, 검사 전에는 충분한 휴식과 준비 운동을 실시해야 한다. 검사 중에는 지시에 따라 정확하게 동작을 수행하고, 이상 증상이 나타날 경우 즉시 검사를 중단해야 한다(그림 5-8).

(2) 폐기능 검사

폐기능 검사(pulmonary function test)는 호흡과정에서 호흡의 변화를 측정하여 기관지 및 폐의 확산능력과 호흡기능, 폐가 얼마나 잘 작동하는지 평가하는 검사이다.

폐기능 검사는 폐활량계(spirometer)를 사용하여 실시하며 이와 같은 폐기능 검사를 통해 만성기관지염, 천식, 폐기종 등을 확인할 수 있다. 또한 호흡질환이 있는 환자에게 폐기능을 평가하고 호흡재활을 위해 폐기능검사를 실시한다(그림 5-9).

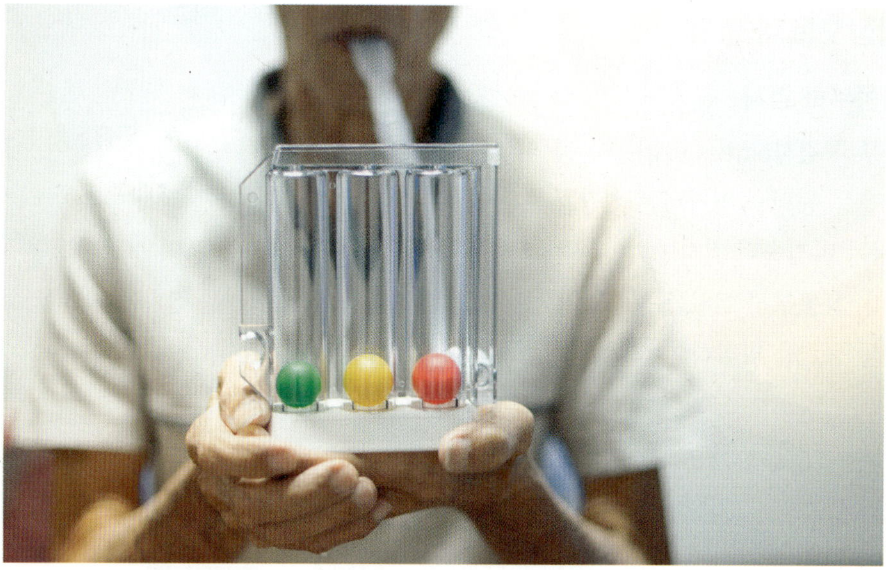

그림 5-9. 폐기능 검사

폐기능 검사는 폐활량 측정, 기관지 확장제 검사, 폐확산능력 검사, 최대호기유속 측정을 실시한다.

① 폐활량 측정

폐활량계를 사용하여 최대한 깊게 숨을 들이마신 후 최대한 빠르게 내쉬어 폐활량을 측정하며 폐의 용량과 환기 기능을 평가한다.

② **기관지 확장제 검사**

기관지 확장제를 흡입한 후 폐활량을 측정하여 기관지 확장제의 효과를 평가한다.

③ **폐확산능력 검사**

폐포에서 가스 교환이 얼마나 잘 이루어지는지 평가하는 검사이다.

④ **최대호기유속 측정**

기도 폐쇄 여부를 평가하는 검사이다.

폐기능 검사를 실시하여 일회호흡용적, 들숨예비용적, 날숨예비용적, 잔기용적, 들숨용량, 기능적 잔기용량, 폐활량, 총폐용량 등을 측정할 수 있다(그림 5-10).

- 일회호흡용적(tidal volume, TV)은 안정 시 한 번의 들숨과 날숨시에 내쉰 공기량으로 정상적인 성인 남자 평균은 500mL 정도
- 들숨예비용적(inspiratory reserve volume, IRV)은 안정 시 공기를 들이 마신 후 최대로 더 들이마실 수 있는 공기의 양
- 날숨예비용적(expiratory reserve volume, ERV)은 안정시 공기를 내쉰 후 최대로 더 내쉴 수 있는 공기의 양
- 잔기용적(residual volume, RV)은 최대로 날숨한 후에 폐안에 남아 있는 공기의 양
- 들숨용량(inspiratory capacity, IC)은 일회호흡용적과 들숨예비용적을 합한 것으로

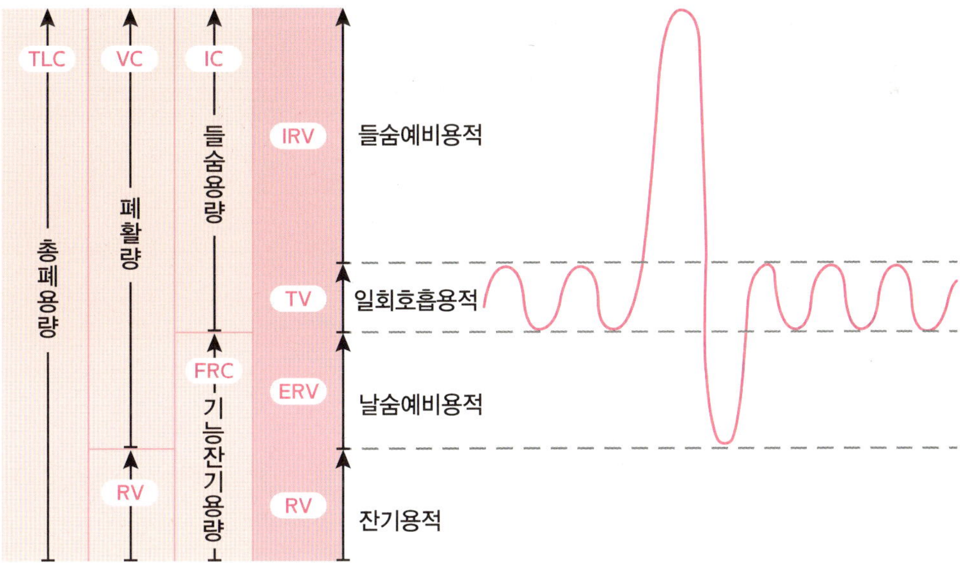

그림 5-10. 폐용적과 폐용량

정상적인 호흡에서 들숨한 공기의 양과 최대한 들이 마실 수 있는 공기의 양을 합한 공기의 양

- 기능적잔기용량(functional residual capacity, FRC)은 정상적으로 날숨한 후 폐안에 남아 있는 공기의 양
- 폐활량(vital capacity, VC)은 일회호흡용적과 들숨예비용적에 날숨예비용적을 합한 것으로 최대한 들숨한 후 최대한으로 내쉴 수 있는 공기의 양
- 총폐용량(total lung capacity, TLC)은 폐활량과 잔기용적을 합한 것으로 최대 들숨을 통해 폐안에 들어갈 수 있는 공기의 양

4) 균형 평가

균형 평가는 정적균형 능력 평가, 동적균형 능력 평가로 구분한다.

(1) 정적균형 능력 평가

① 롬버그 검사

롬버그 검사(Romberg test)는 양쪽 발을 붙이고 선 자세에서 눈을 감아 시각을 차단하여 20초간 눈을 감고 서 있을 때 불안정성이 있는지의 여부를 검사하는 방법이다. 눈을 뜬 상태에서 몸의 흔들림이 심하지 않지만, 눈을 감고 서 있으면 흔들림이 심해지는 경우 양성반응으로 판정한다(그림 5-11).

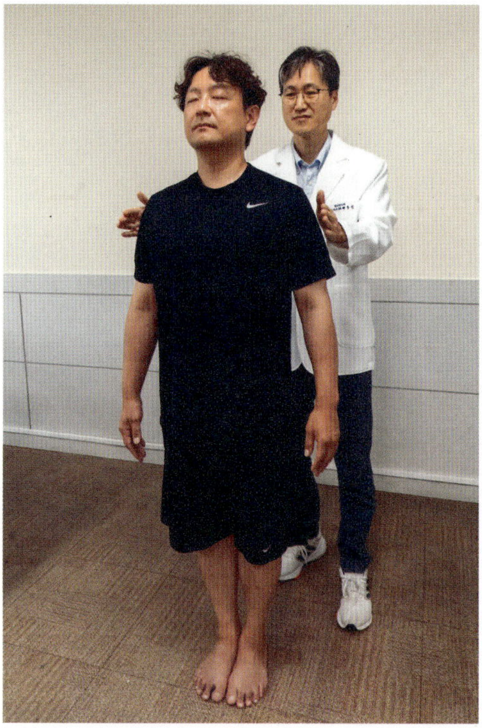

그림 5-11. 롬버그 검사

② 버그 균형 척도

버그 균형 척도(Berg balance scale, BBS)는 1989년 Berg 등에 의해 균형능력을 객관적으로 평가하기 위해 개발된 도구이고 신뢰도 및 민감도, 타당도가 높으며 임상에서 노인의 균형능력을 평가하기 위해 많이 사용하는 검사이다.

버그 균형 척도는 노인들의 낙상위험도와 균형능력을 평가하기 위해 개발되었으나 최근에는 뇌졸중, 외상성 뇌손상 등 중추신경계 환자의 균형능력을 평가하기 위해 사용된다.

버그 균형 검사는 14개의 항목 중 앉기, 서기, 자세 변화로 크게 나누고, 5단계 척도로 검사하고 최저 0점, 최고 56점까지 부여하며 점수가 20점 이하이면 넘어질 위험도가 높고 점수가 높을수록 넘어질 가능성이 적고 독립적이라 정의할 수 있다(표 5-12).

검사는 14개 항목에 대해 순서대로 검사를 실시하고 동작 수행시 대상자는 최대한 균형을 유지하도록 하여 검사를 실시한다.

표 5-12. 버그 균형 척도 점수에 따른 낙상위험

버그균형척도 점수에 따른 낙상위험도	
점수	낙상위험
0~20	높음
21~40	중간
41~56	낮음

(2) 동적균형 능력 평가

① 기능적 팔뻗기 검사

기능적 팔뻗기 검사(functional reach test, FRT)는 노인을 대상으로 개발하여 균형능력을 평가하는 도구이다.

검사는 벽 옆에 서서 팔을 굽힘, 팔꿉관절을 편한 상태에서 손끝이 검사선을 따라 가게 하여 몸을 최대한 앞으로 기울여 검사한다(그림 5-12).

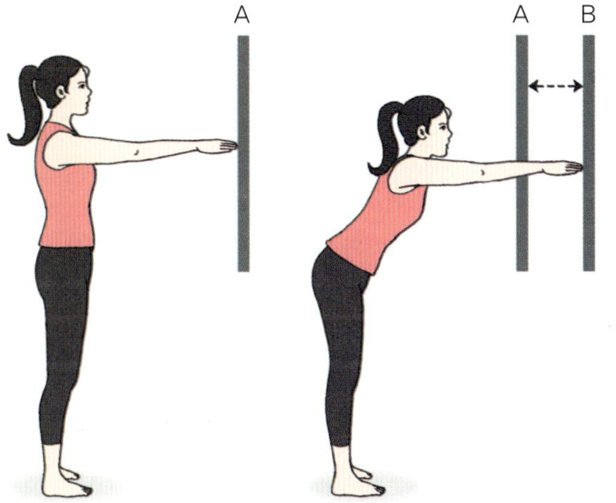

그림 5-12. 기능적 팔뻗기 검사

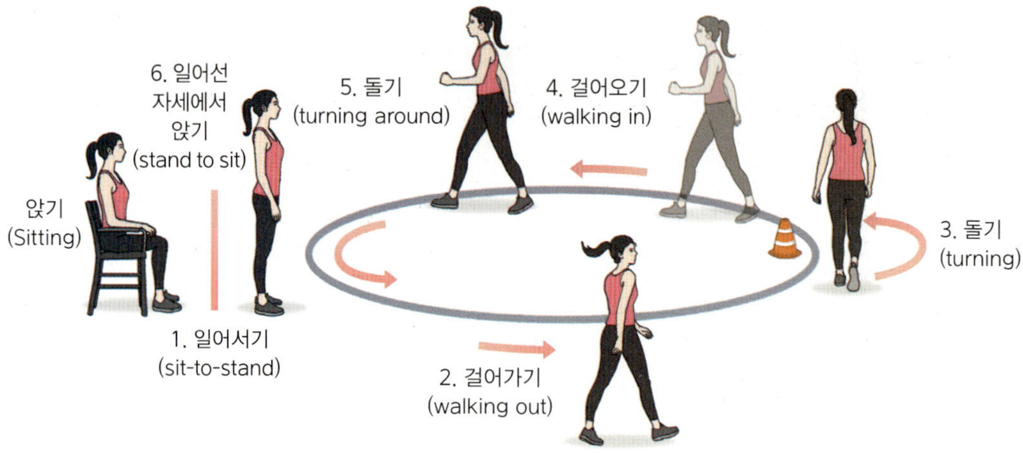
6. 일어선
자세에서
앉기
(stand to sit)
5. 돌기
(turning around)
4. 걸어오기
(walking in)
앉기
(Sitting)
3. 돌기
(turning)
1. 일어서기
(sit-to-stand)
2. 걸어가기
(walking out)

그림 5-13. 일어나 걸어가기 검사

② 일어나 걸어가기 검사

일어나 걸어가기 검사(timed up and go test, TUG)는 10m 보행 검사와 비슷한 검사이고 편평한 실내의 바닥 위에 총 9m의 거리를 설정한 뒤, 처음 3m와 마지막 3m는 보행 시 가속과 감속을 고려하기 위해 남겨두고 중간의 3m의 보행한 '거리와 시간을 초단위'로 측정한다(그림 5-13).

③ 10m 보행검사

10m 보행검사(10m walk test, 10MWT)는 노인을 대상으로 단거리 보행속도 및 보행능력을 간단하게 측정할 수 있는 검사이고 주로 뇌졸중, 파킨슨병 등 중추신경계손상 환자에게 쉽고 유용하게 적용할 수 있는 평가도구이다.

검사절차는 실내 편평한 바닥 위의 총 14m의 거리를 설정하고 시작 2m의 지점과 끝의 2m 지점 전에 돌아올 표시점(반환점)을 정한 후 측정은 시작 2m가 지난 지점부터 시작하여 최종 남은 2m 지점 전까지 측정한다.

평가는 10m의 거리를 보행한 시간을 초 단위로 측정한다(그림 5-14).

5) 보행 평가

보행주기(gait cycle)는 사람이 보행할 때 주기적으로 일어나는 연속적인 동작으로 디딤기(stance phase)와 흔듦기(swing phase)로 구분하고 보행주기에서 발의 동작에 따라 제동기와 추진기로 나눌 수 있다. 제동기는 발꿈치가 땅에 닿는 순간부터 몸 중심이 반대쪽 발목관절의 수직위쪽에 도달할 때까지 시기를 말하며 보행주기에서 발꿈치 닿기

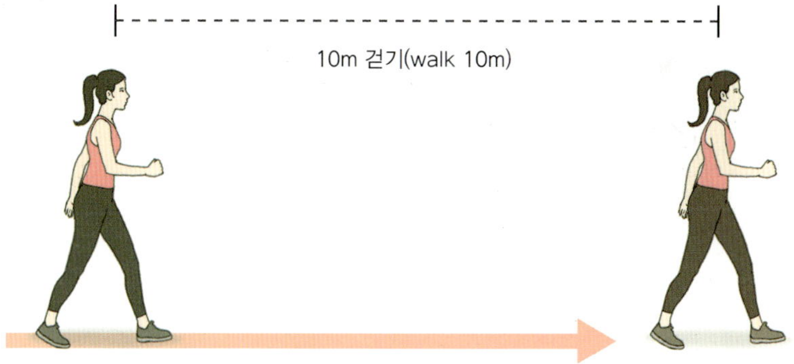

그림 5-14. 10m 보행검사

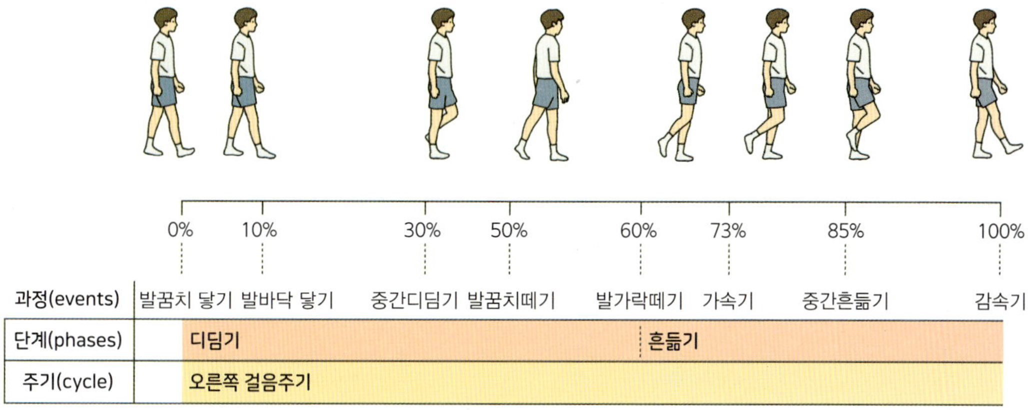

그림 5-15. 보행주기(디딤기와 흔듦기)

이후부터 중간 디딤기까지이다. 추진기는 인체의 중심이 반대쪽 발목관절의 수직위쪽에서 발꿈치 닿기까지의 시기를 말하며 보행주기에서 중간디딤기에서 발꿈치 닿기까지이다(그림 5-15).

보행은 공간적 요소와 시간적 요소로 구분하여 설명하는데 기본적인 보행의 공간적 요소는 걸음거리(stride length), 한발짝 간격(step length), 한발짝 너비(step width), 발목각도(toe out)가 있으며 시간적 요소는 분속 수(cadence), 한보행시간(stride time), 한발짝시간(step time)이 포함된다.

한 걸음거리는 한쪽다리(오른쪽)의 발꿈치딛기부터 다시 한쪽다리(오른쪽)의 발꿈치딛기까지 길이이며 한발짝 간격은 양쪽 발의 발꿈치딛기 사이의 거리로 왼쪽 다리의 발꿈치 딛기와 오른쪽 다리의 발꿈치 딛기 사이의 거리를 말한다. 한발짝 너비는 왼쪽다리와 오른쪽 다리의 발 사이 간격이고 발목각도는 일반적으로 평균 5~7° 정도이고 보행 시 이동방향과 발의 긴축 사이에 만들어진 각도이다(그림 5-16).

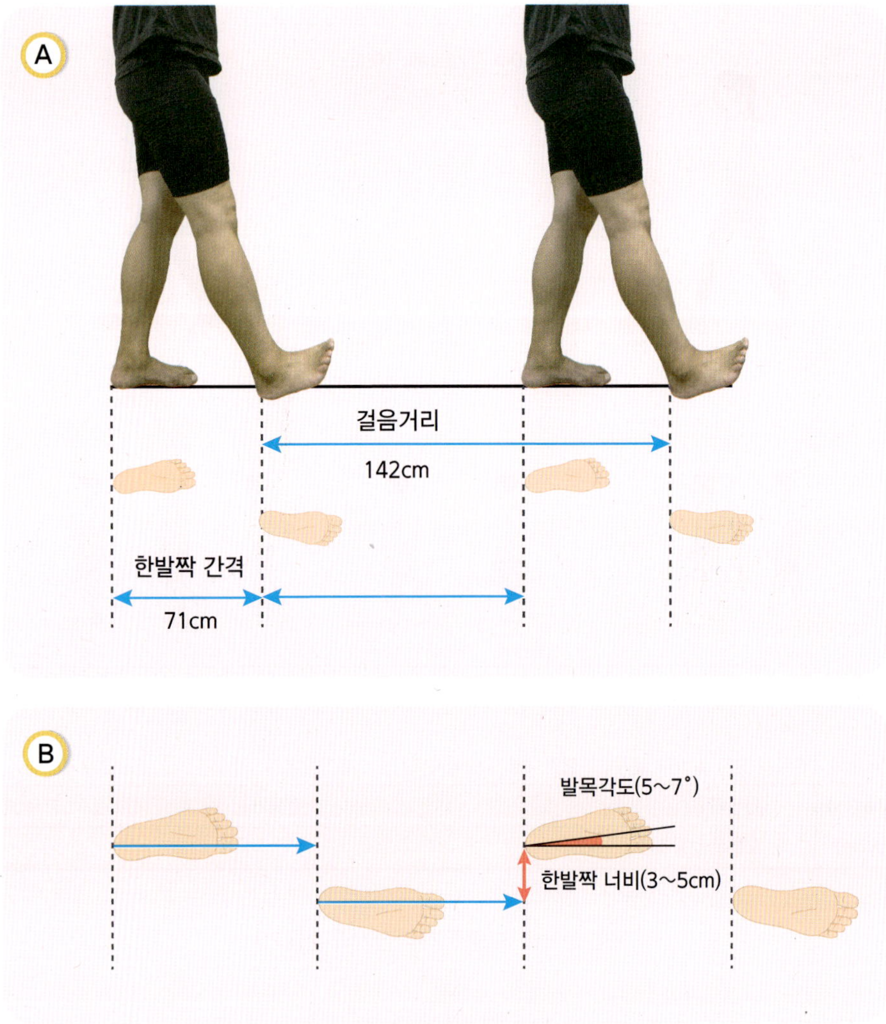

그림 5-16. 보행 공간적 요소

A: 걸음거리, 한발짝 간격 B: 발목각도, 한발짝 너비

4 문서화

문서화(documentation)는 보건의료 분야에서 환자의 진료 및 물리치료기록을 체계적으로 정리하고 보관하는 것을 말하고 환자의 진료 및 물리치료에 대한 추적관찰을 용이하게 하며 보건의료 전문가들이 SOAP 노트 기록방법을 일반적으로 사용한다.

1) SOAP 노트

SOAP 노트는 의료분야에서 많은 문서기록 방법 중 하나로 물리치료 임상현장에서 널리 사용하는 양식이고 SOAP 노트의 기록은 임상 정보를 제공해주는 역할과 동시에 환자와 치료사 간에 발생하는 문제로부터 보호받게 되는 법적 자료로 사용되기도 한다.

임상 전문가인 물리치료사가 환자를 치료하고 관리하는 동안 환자를 평가하고 치료할 때 적용되는 임상 기록 방법 중 하나가 SOAP이다.

"S"는 주관적(subjective)의 머릿글자이고, "O"는 객관적(objective)의 머리글자, "A"는 평가 및 사정(assessment)의 머리글자, "P"는 치료 계획(plan)의 머리글자를 의미한다.

SOAP 노트 양식에는 문제지향적 SOAP(problem oriented medical record; POMR)과 문제해결 중심의 SOAP(problem solving process for evaluation; PSPE) 노트가 있다.

SOAP 노트 기본 구성 내용

S Subjective information
- 환자 또는 고객의 병력, 불만, 가정상황, 치료의 목적 등 주관적 정보
- 환자 또는 고객의 인지된 문제

O Objective information
- 환자관련 의학적 기록(medical record) 정보, 치료사의 객관적 측정
- 측정된 기록, 물리치료 평가 결과, 실험실 검사 결과(x-ray, 소변, 피검사 등

A Assessment
- 'S'와 'O'를 바탕으로 정리된 문제 분석 및 평가
- 문제 목록
- 장기목표와 단기목표

P Plan
- 'A'를 바탕으로 계획된 향후 중재

SOAP 노트 기록을 위한 순서

단계		내용	설명
환자 정보 확인		1. 환자의 chart와 의사의 치료의뢰서 확인 2. 의사 의견 3. 병리검사서, 방사선검사(X-ray, CT, MRI 결과 등)	환자의 구체적인 문제와 진단명 확인
↓			
환자와의 면담 (history taking)	S	환자 병력, 주소, 가정 상황, 환자의 목표	치료목표에 필요한 정보를 수집하고 수집된 정보를 기록
↓			
객관적 측정/계획	O	1. 객관적 검사의 모든 정보 2. 의사의 진단 및 각종 소견 기록 3. 이학적 평가: 관절운동범위, 근력, 근긴장도, 감각, 부종, 통증, 아탈구 상태, 정신상태, 기능적 능력, 이동능력 수준 검사, 보행검사 등	1. 의료기록이나 환자로부터 수집된 정보 2. 치료사는 실시될 객관적 측정을 계획 3. 이학적 평가를 통해 측정되고 관찰된 내용정보
↓			
정보 해석	A	1. 측정되고 기록된 정보 해석 2. 환자의 기능 제한이나 손상에 따른 문제목록(problem list) 기재 3. 장기목표(long term goal, LTG)와 단기목표(short term goal, STG) 설정 1) 장기목표 • 환자가 필요로 하는 문제를 해결할 치료계획 • 치료의 우선 순위 결정 • 치료비용 효율성을 고려 • 환자의 치료 목표를 위해 다른 건강관리 전문가와 소통을 위해 설정 • 1~2개월 이내로 설정 2) 단기목표 • 장기목표를 달성하는 구체적 방법 기술 • 주로 4~5개 내로 설정 • 1~2주 이내로 설정 • ex) 팔과 다리의 근력 증가($F^+ \rightarrow G^-$), 통증감소(VAS 8 → 5), 몸통의 운동범위 증가(Trunk extension 20° → 30°) 등	1. 기록된 주관적/객관적 정보를 해석 2. 문제해결에 관한 목표를 작성 3. 그 환자와 같은 연령의 사람에 대해 정상 범위 내에 들지 않은 요소들을 확인 4. 장기목표는 문제의 범위를 기록하고 치료에 대한 예정된 예후를 기록 5. 장기목표를 통해 입원기간 및 퇴원시기에 환자의 기능적 수준 예측 6. 단기목표 설정 시 우선순위를 결정해야 함
↓			
목표 설정	P	치료계획 및 치료지침 설정 • 치료자세와 부위, 치료도구, 치료시간, 치료강도, 주당 치료빈도(횟수), 치료의 종류, 치료장소 • 환자와 보호자 교육 • 재평가(계획) 등 • 퇴원 계획 • 보행: 이동거리, 보조범위, 보조기구, 보행의 종류 • 가정 프로그램(home program)	장단기목표를 달성하기 위한 여러 치료법 제시

2) SOAP 노트 작성 방법

SOAP 노트를 작성하는 방법에는 **정확성**(accuracy), **간결성**(brevity), **명확성**(clarity)의 3가지 유의사항이 있다.

(1) 정확성

① 추측이나 과장된 표현은 안 된다.

② 잘못된 철자, 문법과 기호는 안 된다.

③ 객관적으로 기록한다.

(2) 간결성

① 동사(verb) 형태로 기록한다.

② 짧고 간결하게 기록한다.

(3) 명확성

① 명확한 문장과 단어를 사용한다.

② 명확한 시제(과거형, 현재형)로 표현한다.

③ 읽기 쉬워야 한다.

3) 문제지향적 SOAP 노트 양식

<table>
<tr><td rowspan="1">주관적 정보 단락
(subjective information)</td><td>S</td><td colspan="3">· 주관적 정보단락은 의료 차트, 환자 또는 가족과의 인터뷰를 통해 제공되는 정보를 기록
· 주 호소, 환자의 목표, 과거병력, 현재의 감정과 태도, 취미, 직업 등에 관한 항목을 평가하여 기록</td></tr>
<tr><td>객관적 정보 단락
(objective information)</td><td>O</td><td colspan="3">· 객관적 정보단락 치료사가 측정가능하고 관찰 가능하며 객관적인 검사를 통해 검사결과를 기록
· 의식상태, 관절운동범위, 근력, 자세, 근긴장도, 감각, 지각, 인지기능, 통증 정도, 협응기능, 이동능력 등을 객관적인 평가도구를 이용하여 평가한 내용을 기록</td></tr>
<tr><td rowspan="3">평가
(assessment)</td><td rowspan="3">A</td><td colspan="2">문제 목록 작성
(problem list)</td><td>· 주관적인 정보와 객관적인 정보를 통하여 얻어진 결과를 종합분석하여 환자의 기능적 제한을 기록
· 예후에 대한 의사의 진단 및 의견과 치료사의 전문적인 판단이나 의견을 바탕으로 문제점을 파악</td></tr>
<tr><td rowspan="2">치료목표설정
(goal setting)</td><td>단기목표
(short term goals)</td><td>· 현재 환자의 주 호소에 중점을 두어 최대한 빠른 시일 내에 해결해 줄 수 있는 문제점을 기록
· 일반적으로 1~2주를 기준으로 변화시킬 수 있는 신체적 변화 또는 기능을 기록</td></tr>
<tr><td>장기목표
(long term goals)</td><td>· 치료 종료 시 환자가 달성할 수 있을 것으로 예상되는 치료목표, 치료에 의해 해결되어야 할 문제의 범위와 결과와 예후를 포함하여 기록
· 일반적으로 1~2개월을 기준으로 변화시킬 수 있는 신체적 변화 또는 기능</td></tr>
<tr><td>계획
(plan)</td><td>P</td><td colspan="3">· 평가를 통해 작성된 문제 목록을 해결하고 치료목표를 달성하기 위한 구체적인 방법을 기술
· 치료계획(치료부위, 치료도구, 치료시간, 치료강도, 치료자세, 주당 치료빈도, 치료장소 등) 환자 및 보호자 교육, 재평가계획 및 추적계획, 예상되는 치료기간을 기록</td></tr>
</table>

06

물리치료 주요질환

학습목표

1. 근육뼈대계 질환에 대해 설명할 수 있다.
2. 신경계 질환에 대해 설명할 수 있다.
3. 심장호흡계 질환에 대해 설명할 수 있다.
4. 호흡기계 질환에 대해 설명할 수 있다.
5. 피부계 질환에 대해 설명할 수 있다.

핵심용어

- 관절염(arthritis)
- 흉곽출구증후군(tholacic outlet syndrome)
- 굳은어깨(frozen shoulder)
- 가쪽휜무릎(genu valgum)
- 뇌졸중(stroke)
- 외상성 척수손상(traumatic spinal cord injury)
- 뇌성마비(cerebral palsy, CP)
- 협심증(angina)
- 심근경색증(myocardial infarction)
- 만성폐쇄폐질환(chronic obstructive pulmonary disease, COPD)
- 화상(burn)
- 욕창(ulcer)

INTRODUCTION TO PHYSICAL THERAPY

1 근육뼈대계 질환

1) 관절 질환

관절 질환(joint disease)은 관절과 관절 주변 조직에 영향을 미치는 다양한 질환을 포함한다. 이들 질환은 연령, 성별, 유전, 생활 습관 및 환경적 요인에 의해 영향을 받으며, 통증, 부기, 강직, 기능 장애 등을 유발할 수 있다. 주요 관절 질환으로는 골관절염, 류마티스관절염, 그리고 통풍 등이 있다. 그리고 표 6-1에 류마티스관절염과 골관절염의 특징을 비교하였다.

표 6-1. 골관절염과 류마티스관절염의 특징 비교

	골관절염(OA)	류마티스관절염(RA)
초기 침범부위	관절연골(articular cartilage)	윤활막(synovial membrane)
초기 침범관절	먼쪽손가락뼈사이관절 (distal interphalangeal joint, DIP joint) 손목손허리관절 (carpometacarpal joint, CMC joint)	손허리손가락관절 (metacarpophalangeal joint, MCP joint) 몸쪽손가락뼈사이관절 (proximal interphalangeal joint, PIP joint)
발병연령	주로 중년 이후에 발병	모든 연령에서 발병
침범관절	주로 체중부하 관절이나 큰 관절의 한쪽에서 발생 후 반대편까지 발병	비교적 작은 관절에 대칭적으로 동시 발병
무릎관절 변형	주로 안쪽휜무릎 변형	주로 가쪽휜무릎 변형
강직	활동 후 악화 (오후강직, evening stiffness)	휴식 후 악화 (아침강직, morning stiffness)
헤버딘 결절	흔히 나타남	나타나지 않음
침범관절의 특징	딱딱함	부드러움
피부아래 결절	나타나지 않음	15~20%에서 나타남
검사 소견	• 류마티스인자(RF) 음성 • 적혈구침강속도(ESR) 정상 • C-반응성 단백(CRP) 정상	• 류마티스인자(RF) 양성 • 적혈구침강속도(ESR) 증가 • C-반응성 단백(CRP) 증가

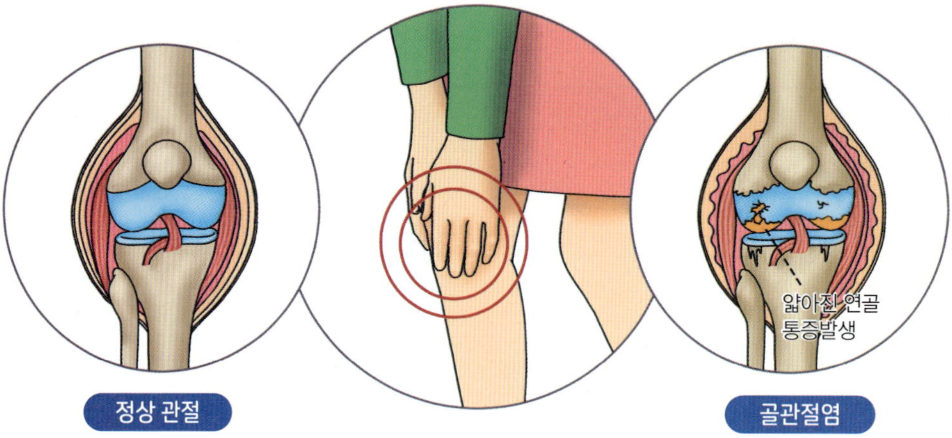

그림 6-1. 골관절염

(1) 관절 질환 종류

① 골관절염

골관절염(osteoarthritis, OA)은 가장 흔한 관절 질환으로, 연령 증가와 함께 발생하는 퇴행성 관절 질환이다. 연골의 점진적 마모가 특징이며, 관절 통증, 강직 및 운동 범위의 제한을 초래한다. 주로 손, 무릎, 엉덩이 및 척추 관절에 나타난다. 비약물적 치료로는 체중 감량, 운동, 물리치료가 있으며, 약물 치료로는 진통제와 비스테로이드성 항염증제(NSAIDs)가 사용된다. 심한 경우에는 관절 성형술이 고려될 수 있다(그림 6-1).

② 류마티스관절염

류마티스관절염(rheumatoid arthritis, RA)은 자가면역 반응에 의해 발생하는 만성 염

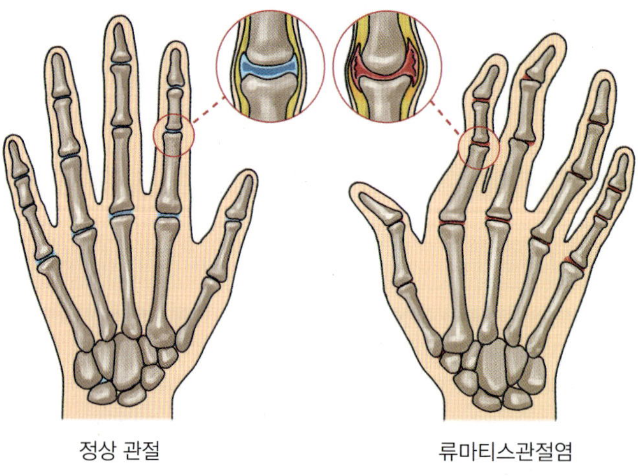

그림 6-2. 류마티스관절염

증성 관절 질환이다. 주로 손과 발의 작은 관절에 나타나며, 관절의 부기, 통증, 기능 장애를 유발한다. 조기 진단과 치료가 중요하며, 스테로이드 등을 포함한 약물 치료가 사용된다. 물리치료와 운동이 증상 관리와 기능 유지에 도움을 준다(그림 6-2).

③ 통풍

통풍(gout)은 고요산혈증으로 인해 발생하는 염증성 관절 질환이다. 요산 결정이 관절 내에 축적되어 급성 통증, 발적, 부기 및 열감을 유발한다. 주로 발가락, 발목, 무릎 관절에 나타나며, 약물 치료로는 급성 발작 시 진통제와 콜히친, 만성 통풍 관리를 위해 요산 수치를 낮추는 약물이 사용된다. 생활 습관의 변화, 특히 고요산 식품 섭취 제한도 중요하다(그림 6-3).

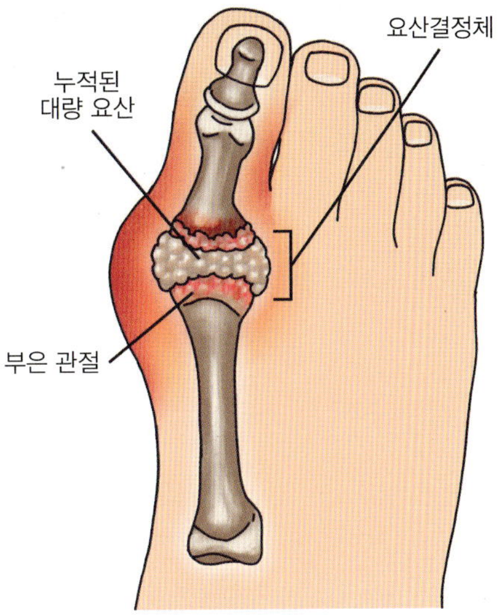

그림 6-3. 통풍

2) 물렁조직 질환

물렁조직 질환(soft tissue disorders)은 근육, 힘줄, 인대, 지방 조직과 같이 뼈를 제외한 신체의 다른 조직들을 포함하는 광범위한 질환을 의미한다. 이러한 질환들은 일반적으로 통증, 부종, 기능 장애를 유발하며, 여러 가지 원인에 의해 발생할 수 있다. 물렁조직 질환은 크게 염증성 질환, 비염증성 질환, 그리고 외상 후 발생하는 질환으로 분류할 수 있다. 염증성 질환은 주로 자가면역 반응에 의해 발생한다. 이에 속하는 대표적인 질환으로는 류마티스관절염, 힘줄염(힘줄의 염증), 활액낭염(활액낭의 염증) 등이 있고, 비염증성 물렁조직 질환에는 근육통, 섬유근통, 압통(tender points) 등이 있고, 염증이 주된 원인이 아니다. 그리고 외상 후 물렁조직 질환은 사고, 부상, 반복적인 사용 또는 과도한 스트레스로 인해 발생한다. 이에 속하는 질환으로는 회전근개 파열, 테니스팔꿈치증, 골퍼팔꿈치증 등이 있다.

(1) 물렁조직 질환 종류

① 흉곽출구증후군

흉곽출구증후군(thoracic outlet syndrome)은 목에 위치한 앞목갈비근, 중간목갈비근, 뒤목갈비근, 제1갈비뼈 및 작은가슴근 등 사이를 통과하는 팔신경얼기, 빗장밑동·정맥 및 겨드랑혈관이 선천성 기형, 외상, 근육비대 등의 원인으로 압박을 받아 팔에 신경장애와 혈액순환장애가 발생한다(그림 6-4).

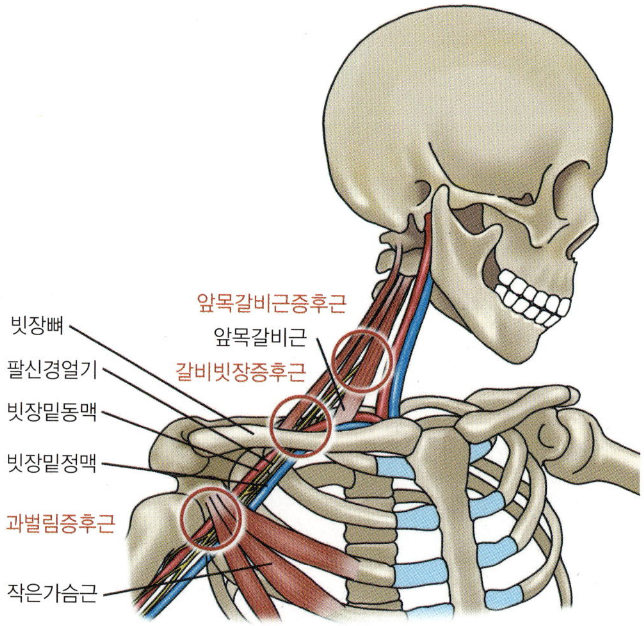

그림 6-4. 흉곽출구증후군

② 굳은어깨

굳은어깨(frozen shoulder)는 유착관절낭염으로 어깨관절에서 통증, 운동 제한 및 근육에 위축을 일으킨다(그림 6-5).

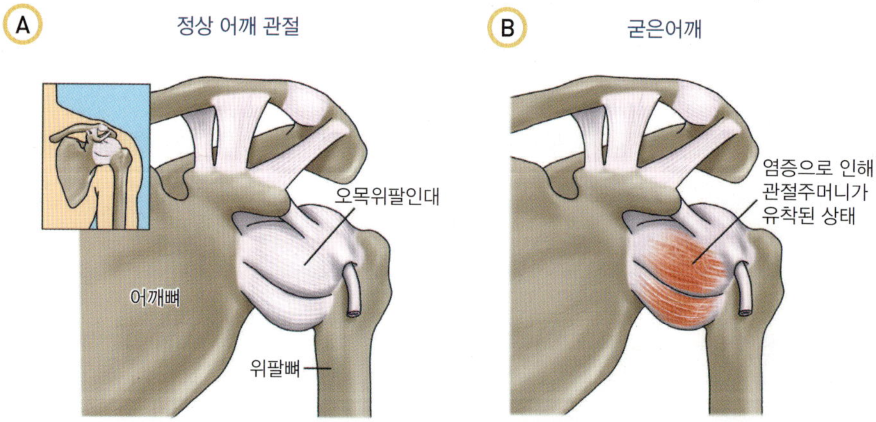

그림 6-5. 굳은어깨

③ 테니스팔꿈치증와 골퍼팔꿈치증

테니스팔꿈치증와 골퍼팔꿈치증(tennis elbow & golfer's elbows)은 운동선수, 근로자 또는 가정주부 등이 손목관절에서 많은 굽힘과 폄 움직임 시 발생한다. 테니스팔꿈치증은 위팔노근, 긴노쪽손목폄근 및 짧은노쪽손목폄근의 이는 곳인 위팔뼈 가쪽위관절융기 부위에 염증, 찢김, 파열 등이 나타난다. 골퍼팔꿈치증은 골프, 야구의 투수 등이 손목관절에서 많은 굽힘 움직임 시 발생한다. 원엎침근, 노쪽손목굽힘근, 자쪽손목굽힘근 및 긴손바닥근의 이는 곳인 위팔뼈 안쪽위관절융기 부위에 손상이 나타난다(그림 6-6).

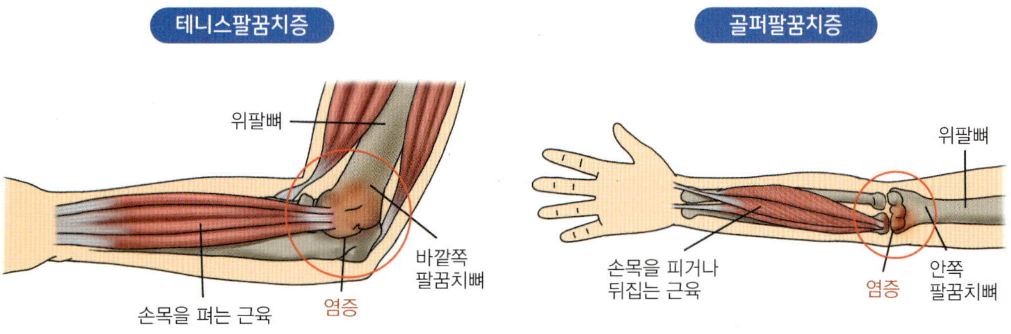

그림 6-6. 테니스팔꿈치증, 골퍼팔꿈치증

④ 반달손상

반달손상(meniscus injury)은 안쪽반달은 바닥에 고정된 다리에 대해 넙적다리의 안쪽돌림력에 의해 손상이 나타난다. 가쪽반달은 넙적다리의 가쪽돌림력에 의해 손상이 나타난다(그림 6-7).

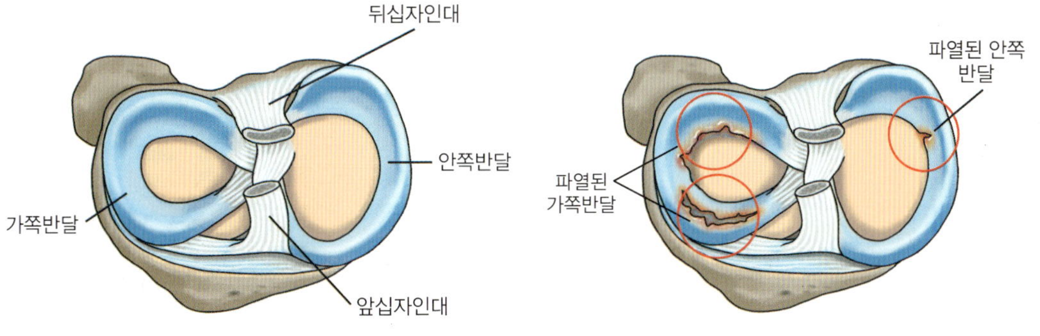

그림 6-7. 반달손상

3) 근육계 질환

근육계 질환(muscular system disorders)은 근육의 기능에 영향을 미치는 다양한 조건을 포함한다. 이러한 질환은 근육의 약화, 통증, 강직 및 운동 범위 제한과 같은 증상을 일으키며, 일상생활의 질을 크게 저하시킬 수 있다. 근육계 질환은 대개 유전적, 염증성, 신경근 질환 등에 의해 발생한다. 이러한 질환에는 진행근디스트로피, 다발근육염, 근위축성 측색 경화증(ALS) 등이 있다.

(1) 근육계 질환 종류

① 진행근디스트로피

진행근디스트로피(progressive muscular dystrophy; PMD)는 유전적으로 발생하는 근육 손상 및 약화를 특징으로 하는 질환이다. 근육 섬유가 점차적으로 약해지고 손상되어 근육 기능이 감소한다. 그 중 가장 잘 알려진 유형은 뒤셴느 근디스트로피(duchenne muscular dystrophy, DMD)와 베커 근디스트로피(Becker muscular dystrophy, BMD)이다. 현재 이 질환을 치료할 수 있는 방법은 없으나, 증상 관리와 질환의 진행을 늦추는 것이 치료의 주된 목표이다. 진행근디스트로피는 초기에 근육 약화와 위축이 주로 뼈대근육에 영향을 미치며, 시간이 지남에 따라 심장과 호흡 근육도 영향을 받을 수 있고, 시간이 지남에 따라 증상이 점차 악화되며, 환자의 운동 능력과 일상 생활 활동에 점점 더 큰 영향을 미친다. 그리고 대부분의 진행근디스트로피(PMD)는 유전적으로 전이되며, X-연관 열성 유전 양식을 따르는 경우가 많다(그림 6-8).

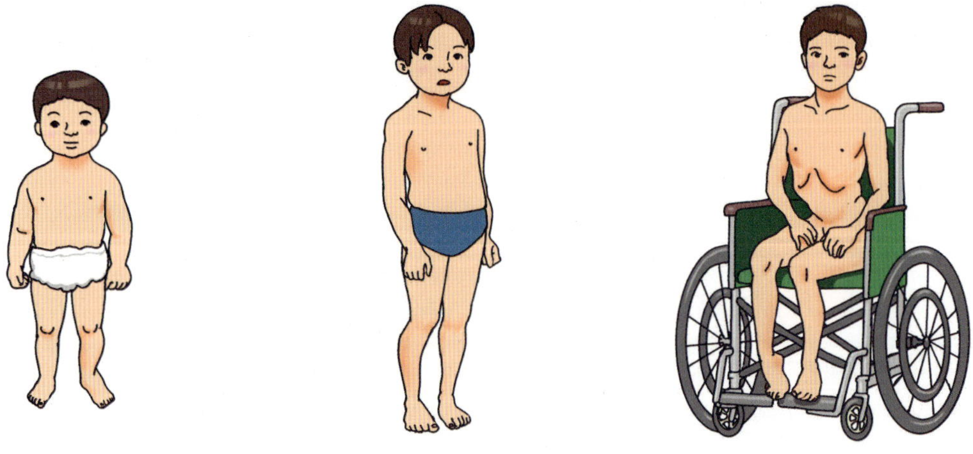

그림 6-8. 진행근디스트로피

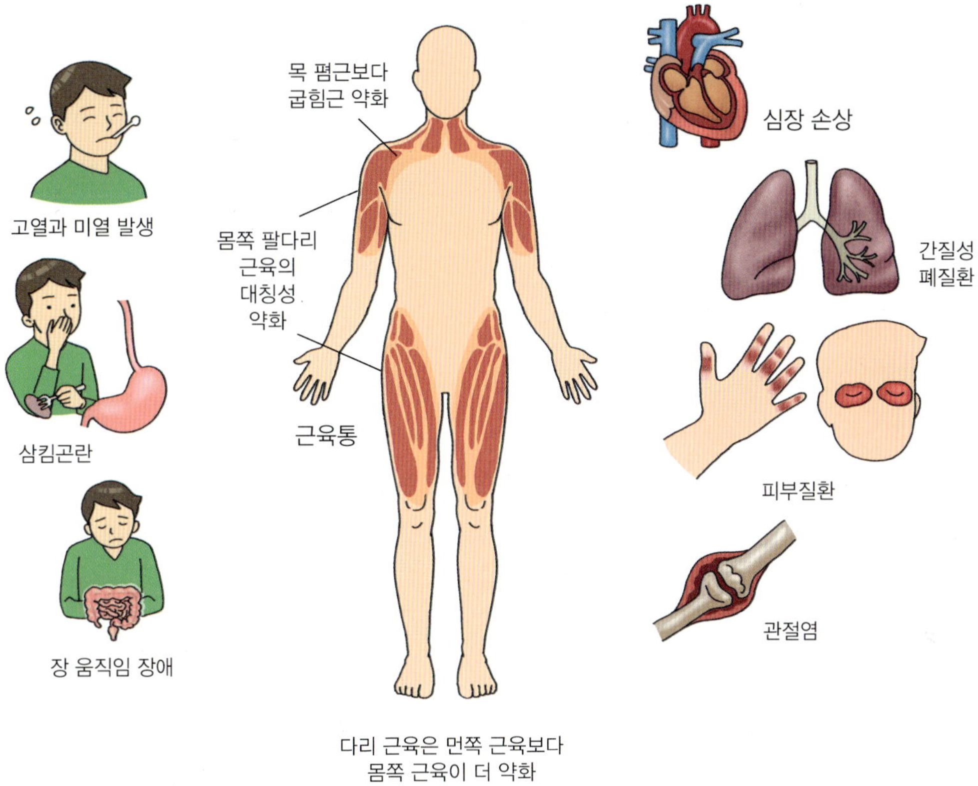

그림 6-9. 다발근육염

② 다발근육염

다발근육염(polymyositis)은 주로 근육에 염증을 일으키는 만성 자가면역 질환이다. 이 질환은 근섬유의 염증과 근육 약화를 유발하며, 주로 몸의 중심부 근육에 영향을 미친다. 다발근육염은 피부 근염(dermatomyositis)과 함께 염증성 근병증(inclusive myopathy)의 한 유형으로 분류된다. 다발근육염은 초기에는 근육 약화가 서서히 진행되며, 주로 대칭적으로 나타나고, 일상적인 활동, 예를 들어 계단 오르기, 의자에서 일어나기 등이 어려워질 수 있다. 근육 염증으로 인해 통증이 발생할 수 있고, 전반적인 피로와 함께 근육의 피로감이 느껴질 수 있다. 드물게 관절통, 발열, 체중 감소, 레이노 현상(손가락이나 발가락의 혈류 감소로 인해 색이 변하는 현상) 등이 나타날 수 있다(그림 6-9).

4) 골절

골절은 뼈의 연속성이 부러지거나 금이 가는 상태를 말하며, 외상, 높은 힘의 충격, 또는 뼈의 약화로 인해 발생할 수 있다. 골절의 유형과 치료 방법은 손상의 정도와 위치, 그리고 개인의 건강 상태에 따라 다양하다. 골절 치료의 주요 목표는 뼈를 올바르게 정렬하고, 재정렬된 뼈가 제대로 자리 잡을 수 있도록 지지하며, 재활을 통해 기능을 회복하는 것이다.

(1) 골절 종류

① 콜레스 골절

콜레스 골절(Colles' fracture)은 먼쪽 노뼈가 손목의 등쪽(dorsal side)으로 전위된 골절이다. 이 골절은 팔을 펴고 손으로 넘어지면서 발생하는 경우가 많다. 콜레스골절은 손목이 뒤로 굽어져 보이는 '포크 변형(dinner fork deformity)'이라 불리는 형태가 나타나고, 골절 부위에 심한 통증과 부종이 발생한다. 그리고 손목과 손의 움직임이 제한되고, 심한 경우 손가락의 감각 저하나 운동 기능 장애가 동반될 수 있다(그림 6-10).

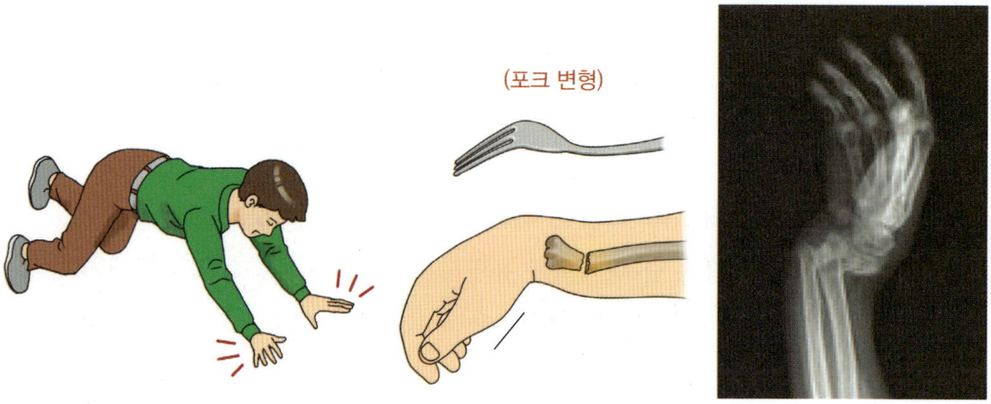

그림 6-10. 콜레스 골절

② 스미스 골절

스미스 골절(Smith's fracture)은 먼쪽 노뼈가 손바닥 쪽(volar side)으로 전위된 골절을 의미한다. 콜레스 골절과는 반대로 팔을 굽히고 손으로 넘어지면서 발생한다. 스미스 골절은 손목이 앞으로 굽어지는 형태의 정원삽 변형(garden spade deformity)이 나타나고, 골절 부위에 심한 통증과 부종이 발생한다. 그리고 손목과 손의 움직임이 제한되고, 심한 경우 손가락의 감각 저하나 운동 기능 장애가 동반될 수 있다(그림 6-11).

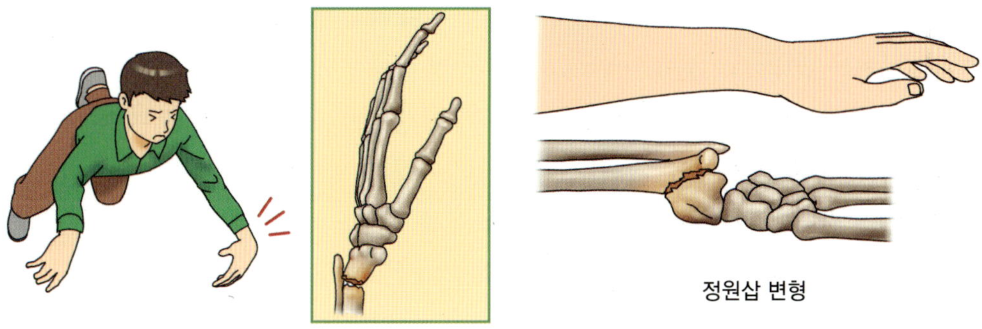

그림 6-11. 스미스 골절

5) 탈구

탈구(dislocation)는 관절을 이루는 뼈의 끝이 정상적인 위치에서 벗어나는 상태를 말한다. 이는 일반적으로 갑작스러운 충격이나 부상, 또는 과도한 힘이 관절에 가해졌을 때 발생하며, 탈구된 관절은 심한 통증, 변형, 움직임의 제한을 동반한다. 가장 흔히 발생하는 탈구 부위는 어깨, 손가락, 발목, 팔꿈치, 그리고 무릎이다. 탈구는 적절한 응급 처치와 전문적인 치료를 필요로 하는 중대한 부상 중 하나이다.

(1) 탈구 종류

① 어깨 탈구

어깨 탈구(shoulder dislocation)는 가장 흔한 탈구 유형 중 하나로, 어깨관절이 정상 위치에서 벗어나는 상태를 말한다. 종류는 다음과 같다(그림 6-12).

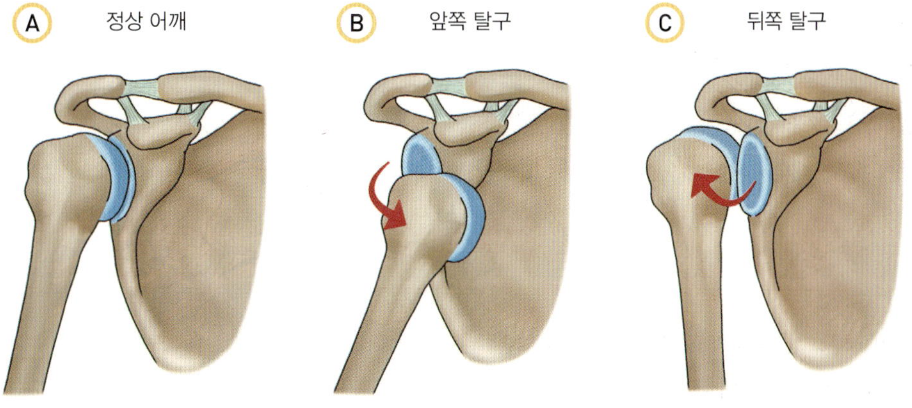

그림 6-12. 어깨 탈구

- 앞쪽 탈구(anterior dislocation)는 어깨 탈구의 대부분을 차지하며, 팔이 앞쪽으로 빠져나가는 형태이다. 팔을 벌림하고 가쪽돌림 상태에서 넘어질 때 발생할 수 있다.
- 뒤쪽 탈구(posterior dislocation)는 드물게 발생하며, 팔이 뒤쪽으로 빠져나가는 형태이다. 팔을 모음하고 안쪽돌림 상태에서 넘어질 때 발생할 수 있다.
- 아래쪽 탈구(inferior dislocation)는 매우 드문 형태로, 팔이 아래쪽으로 빠져나가는 상태이다. 주로 과도한 벌림 동작으로 인해 발생한다.

② 팔꿈치 탈구

팔꿈치 탈구(elbow dislocation)는 주로 넘어지면서 손을 짚을 때 발생하며, 팔꿈치 관절이 정상 위치에서 벗어나는 상태를 말한다(그림 6-13).

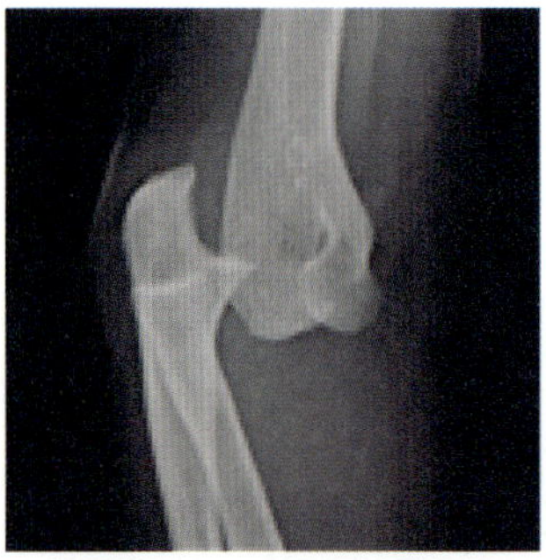

그림 6-13. 팔꿈치 탈구

③ 손가락 탈구

손가락 탈구(finger dislocation)는 손가락 관절이 정상 위치에서 벗어나는 상태를 말한다. 주로 스포츠 활동 중 발생한다(그림 6-14).

④ 엉덩관절 탈구

엉덩관절 탈구(hip dislocation)는 넙적다리뼈머리가 엉덩뼈 절구에서 벗어나는 상태를 말한다. 주로 외상으로 인해 발생한다. 뒤쪽 탈구(posterior dislocation)는 엉덩관절 탈구의 대부분을 차지하며, 넙적다리뼈머리가 뒤쪽으로 빠져나가는 형태이다. 자동차 사고 등으로 인해 운전자의 무릎이 대시보드에 부딪힐 때 발생할 수 있다. 그리고 앞쪽

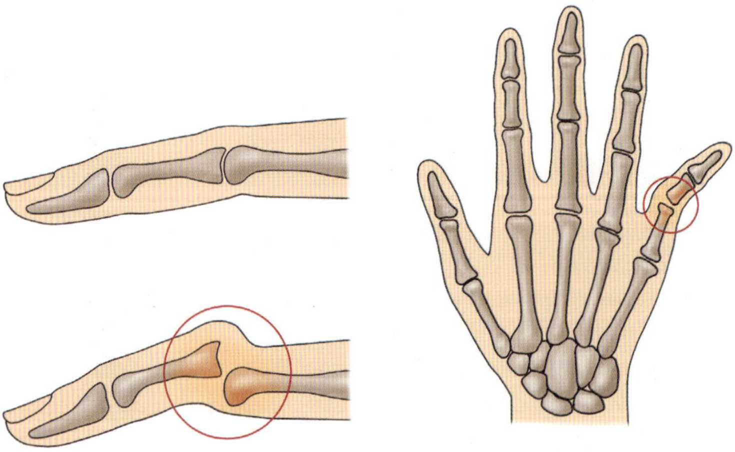

그림 6-14. 손가락 탈구

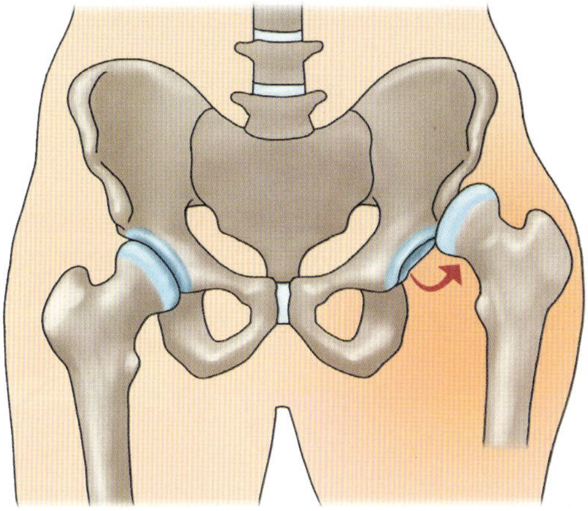

그림 6-15. 엉덩관절 탈구

탈구(anterior dislocation)는 드물게 발생하며, 넓적다리뼈머리가 앞쪽으로 빠져나가는 형태이다. 과도한 벌림 및 가쪽돌림 동작으로 인해 발생할 수 있다(그림 6-15).

⑤ 무릎 탈구

무릎 탈구(knee dislocation)는 무릎관절이 정상 위치에서 벗어나는 상태를 말한다. 외상으로 인해 발생할 수 있으며, 신경 및 혈관 손상을 동반할 수 있다. 앞쪽 탈구(anterior dislocation)는 무릎관절이 앞쪽으로 빠져나가는 형태이고(그림 6-16), 뒤쪽 탈구(posterior dislocation)는 무릎관절이 뒤쪽으로 빠져나가는 형태이다. 그리고 가쪽 탈구(lateral dislocation)는 무릎관절이 좌우로 어긋나는 형태이다.

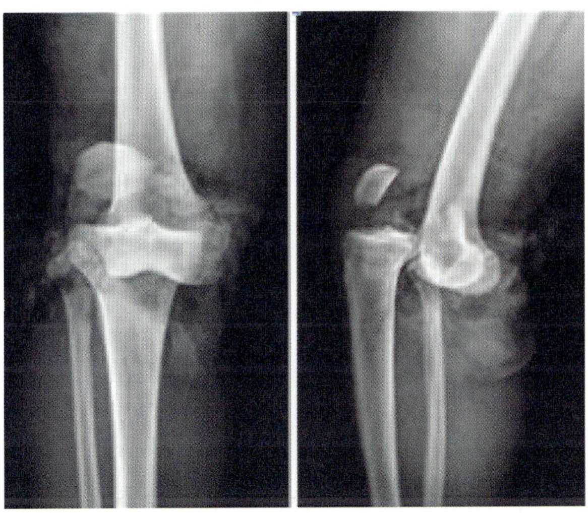

그림 6-16. 무릎 앞쪽 탈구

6) 기형

기형(deformity)은 신체의 구조적 변화를 의미하며, 출생 전 또는 출생 후 발생할 수 있는 다양한 원인에 의해 나타난다. 기형은 선천적인 것과 후천적인 것으로 구분되며, 근육뼈대계, 신경계, 내장 기관 등 신체의 어느 부위에서든 발생할 수 있다. 물리치료는 기형을 가진 개인의 기능적 능력을 향상시키고, 독립성을 증진시키며, 삶의 질을 개선하는 데 중요한 역할을 한다. 또한 기형 정도에 따른 분류는 표 6-2와 같다.

표 6-2. 기형의 정도에 따른 분류 및 내용

분류	내용
1도	• 뼈 변화 없음 • 물렁조직에 기계적인 스트레스로 인하여 근장력에 변화가 발생함 • 환자 자신의 노력으로 교정이 가능함
2도	• 뼈 변화가 나타나기 시작함 • 물렁조직에 구축과 단축이 확실히 발생하며, 신체정렬에 변화가 뚜렷하게 나타남 • 물리치료로 교정이 가능함
3도	• 뼈 변화가 심하게 나타남 • 수술 후 물리치료 필요함

(1) 기형 종류

① 선천성위쪽어깨뼈

선천성위쪽어깨뼈(Sprengel's deformity, 스프렝겔 변형)는 선천적으로 대부분의 경우 한쪽 어깨뼈에 발생하지만, 양쪽 어깨뼈에 나타날 수도 있다. 선천성위쪽어깨뼈는 어깨뼈가 정상적인 위치보다 위쪽에 고정된 선천적 기형이다. 어깨뼈의 위치 이상으로 인해 어깨와 팔의 움직임에 제한이 생길 수 있다. 임상적 특징은 비대칭적인 어깨 높이, 어깨 운동 제한(특히 팔을 들어 올리는 동작), 어깨뼈 돌출, 어깨주변 근육의 발달이 미비하거나 비대칭적일 수 있고, 척주측만증 등이 나타날 수 있다(그림 6-17).

② 가쪽휜무릎

가쪽휜무릎(genu valgum)은 무릎이 서로 가까워지고 발목이 벌어진 상태를 의미한다. 가쪽휜무릎은 무릎이 안쪽으로 기울어지고, 발목이 바깥쪽으로 벌어진 상태로 임상적 특징은 무릎이 안쪽으로 기울어지며, X자 형태의 다리 모양이 나타난다. 걸음걸이가 비정상적으로 보일 수 있으며, 무릎 관절에 가해지는 비정상적인 압력으로 인해 통증이 발생

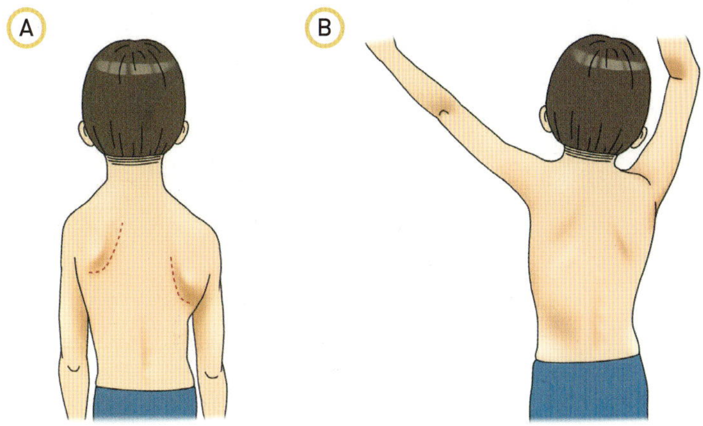

그림 6-17. 선천성위쪽어깨뼈

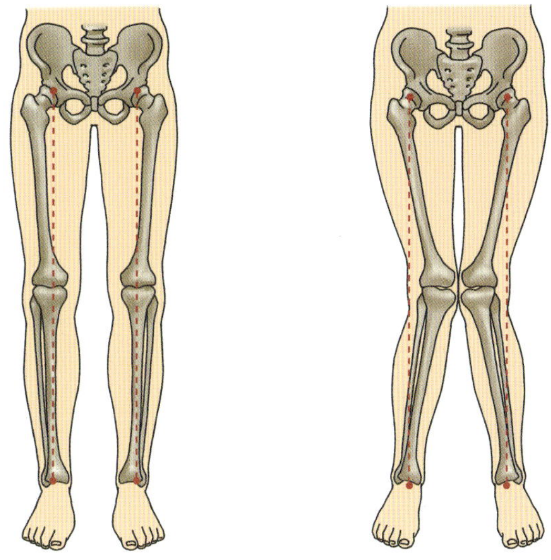

그림 6-18. 가쪽휜무릎

할 수 있고 심한 경우 운동 능력에 제한 및 일상생활에 지장을 줄 수 있다(그림 6-18).

③ 발꿈치안쪽휜들린발

발꿈치안쪽휜들린발(equinovarus)은 발의 아치가 비정상적으로 높아지는 상태로, 발바닥이 바닥에 닿는 면적이 감소하고, 체중이 주로 발꿈치와 발가락에 집중된다. 임상적 특징은 발바닥의 아치가 비정상적으로 높아져 있고, 발의 앞쪽이 안쪽으로 기울어지고, 발꿈치가 바깥쪽으로 기울어질 수 있다(그림 6-19). 그리고 발, 발목, 무릎, 엉덩이, 허

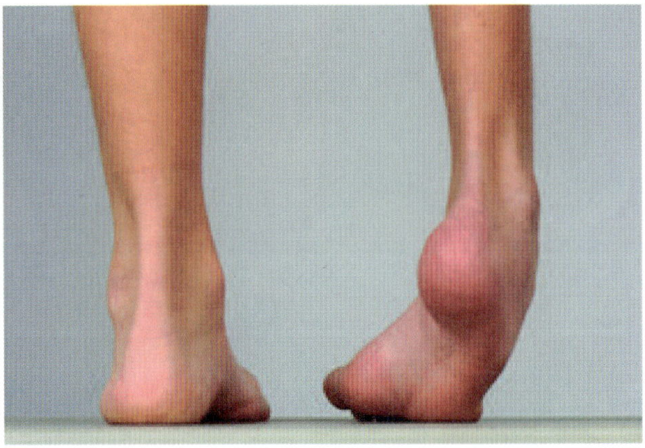

그림 6-19. 발꿈치안쪽휜들린발

리 등의 통증이 발생할 수 있다.

7) 허리질환

허리질환은 허리 부위의 다양한 문제를 포함하며, 일상생활에서 흔히 발생하는 문제 중 하나이다. 허리 통증은 대부분의 성인이 삶의 어느 시점에서 경험하는 가장 흔한 건강 문제 중 하나로, 원인은 근육 긴장, 추간판 손상, 관절 문제, 신경 압박 등 다양하다. 허리질환의 진단, 치료, 관리는 통증의 원인과 정도에 따라 달라지며, 대부분의 경우 비수술적 치료로 개선이 가능하다.

(1) 허리질환의 종류

① 탈출추간판

탈출추간판(herniated intervertebral disc, HIVD)은 불량한 자세, 퇴행성 변화 및 외상에 의해 수핵의 일부가 탈출하여 신경이 눌리면 허리부터 볼기와 다리를 따라 방사통이 나타난다.

② 척추관협착증

척추관협착증(spinal stenosis)은 퇴행성 질환으로 나이가 들면서 허리뼈의 추간공이 좁아져 간헐파행(intermittent claudication)이 나타난다. 야간에 통증이 더 심하며 엉덩이, 다리 또는 발의 저림 증상이 나타난다. 특히 허리나 무릎을 펴하면 증상이 심해지고 굽힘하면 감소된다(그림 6-20).

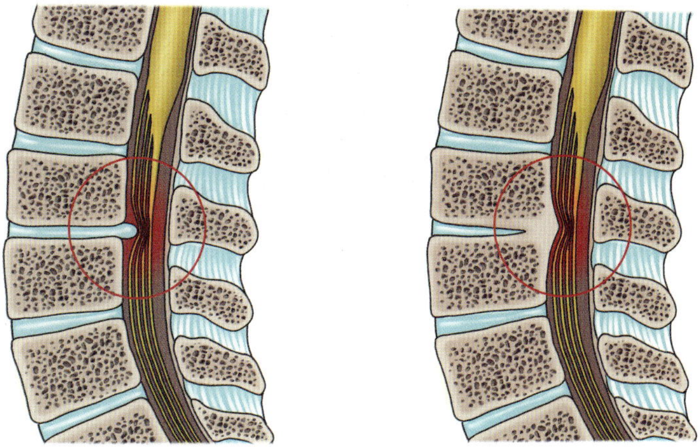

그림 6-20. 탈출추간판과 척추관협착증

③ **강직척추염**

강직척추염(ankylosing spondylitis)은 만성 진행성 염증성 척추질환으로 엉덩관절, 추체의 인대, 관절 부위 등에 관절경화와 석회화가 특징이며, 대나무척추(Bamboo spine)라 한다(그림 6-21).

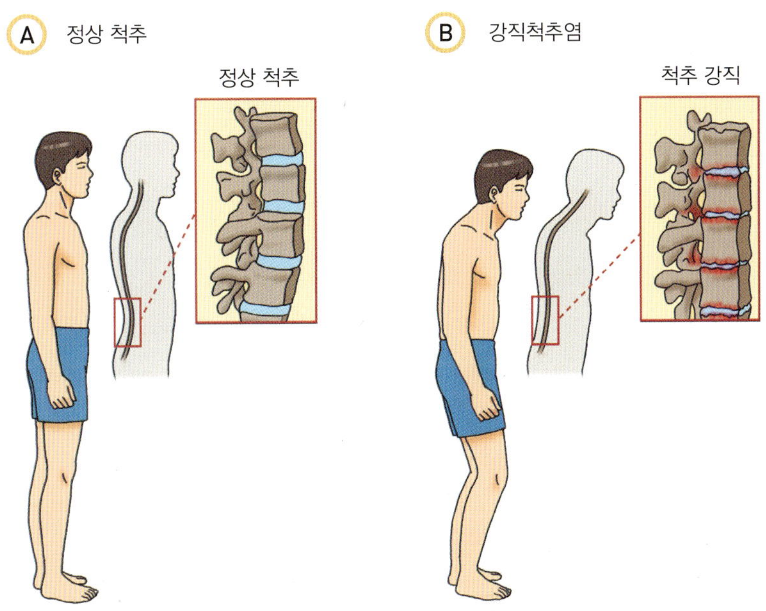

그림 6-21. 강직척추염

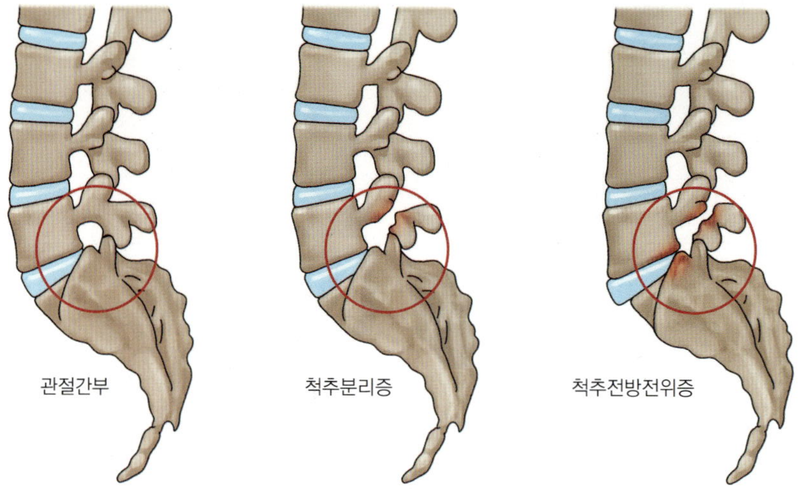

그림 6-22. 척추분리증과 척추전방전위증

④ 척추분리증

척추분리증(spondylolysis)은 체중부하가 많은 운동이나, 무거운 물건을 드는 직업 등에서 몸통폄, 몸통돌림 등에 의한 외상이나 스트레스 골절로 관절간부에 'Scottie dog의 개목걸이'라는 결손이 나타난다.

⑤ 척추전방전위증

척추전방전위증(spondylolisthesis)은 아래척추에 대해서 위쪽척추몸통이 앞쪽방향으로 미끄러져 나간 상태로, 척추신경이 지나는 신경관이 좁아져 허리통증, 궁둥신경통 및 신경근 압박 증상이 동시에 나타나며, 허리를 뒤로 펴하거나, 오래 서 있거나 많이 걸으면 증상이 악화된다(그림 6-22).

2 신경계 질환

1) 뇌졸중

뇌졸중(stroke)은 뇌로의 혈류가 차단되거나 뇌 내부에서 출혈이 발생하여 뇌 조직이 손상되는 상태이다. 뇌졸중은 크게 뇌경색(혈류 차단)과 뇌출혈(혈관 파열)로 구분된다(그림 6-23).

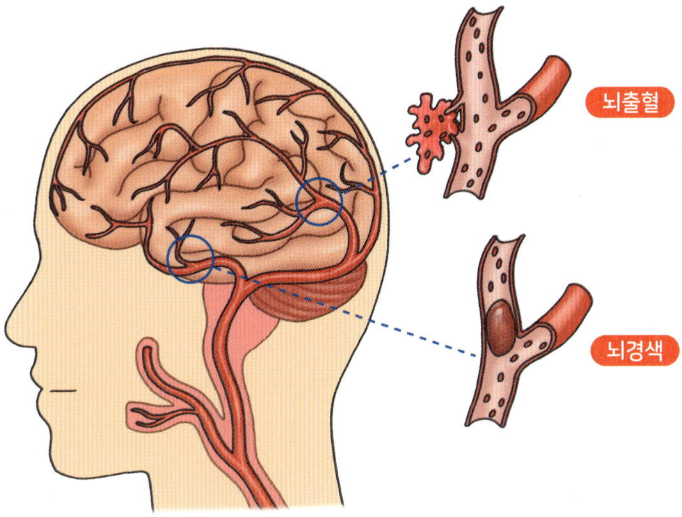

그림 6-23. 뇌출혈과 뇌경색

(1) 원인

뇌졸중의 원인과 위험 요소는 고혈압, 당뇨병, 고지혈증과 같은 만성 질환, 흡연, 과도한 음주, 비활동적인 생활 스타일, 비만, 가족력, 연령, 성별(특히 남성에서 더 흔함), 불규칙한 심장 박동(심방세동) 등이 있다.

(2) 증상

뇌졸중의 증상은 질환의 유형과 손상 위치에 따라 다양하게 나타난다. 갑작스럽게 발생하는 심한 두통, 편측성 마비 또는 약화(얼굴, 팔, 다리), 언어 및 이해력 장애, 시력 문제, 혼돈, 혼수 상태, 보행, 균형, 협응 장애 등이 있다. 왼쪽 대뇌반구에서 일어난 뇌졸중의 임상적 증상은 다음과 같다.

- 오른쪽 반신에서 운동 및 감각장애가 나타남

- 주동근과 편근에서 과긴장인 경직(spasticity)이 나타남
- 수동 뻗침시 굽힘근과 폄근에서 과긴장 형태의 저항인 경축(rigidity)이 나타남
- 무릎뼈 및 발목관절 관련 근육에서 조절되지 않은 발목간대경련(ankle clonus)인 진동이 나타남
- 협응운동장애, 평형장애, 걸음장애 등 운동손상인 실조(ataxia)가 나타남
- 운동, 감각 및 의식수준에 장애가 없음에도 불구하고, 이미 학습되어 할 수 있는 운동이나 몸짓을 못하는 실행증(apraxia)이 나타남
- 장기간 침상생활을 한 경우 뇌의 혈류공급 반사의 이상으로 기립성 저혈압(orthostatic hypotension)이 나타남
- 지각장애, 인지장애, 인식불능증(agnosia) 및 심리적인장애가 나타남
- 의사전달장애, 시야결손 및 무시가 나타남
- 삼킴장애(dysphagia), 방광 및 배변장애, 욕창, 통증 및 발작(seizures)이 나타남

2) 외상성 뇌손상

외상성 뇌손상(traumatic brain injury, TBI)은 머리에 가해진 외부적인 힘으로 인해 발생하는 뇌의 손상이다. 이는 물리적 충격, 급격한 가속 또는 감속으로 인해 뇌가 손상되며, 사고, 낙상, 스포츠 활동 중 부상, 폭력 행위 등 다양한 원인으로 발생할 수 있다. 외상성 뇌손상의 심각도는 경미한 뇌진탕에서부터 심각한 뇌 손상에 이르기까지 다양하며, 개인의 생명을 위협하거나 장기적인 신체적, 인지적, 정서적 문제를 야기할 수 있다(그림 6-24).

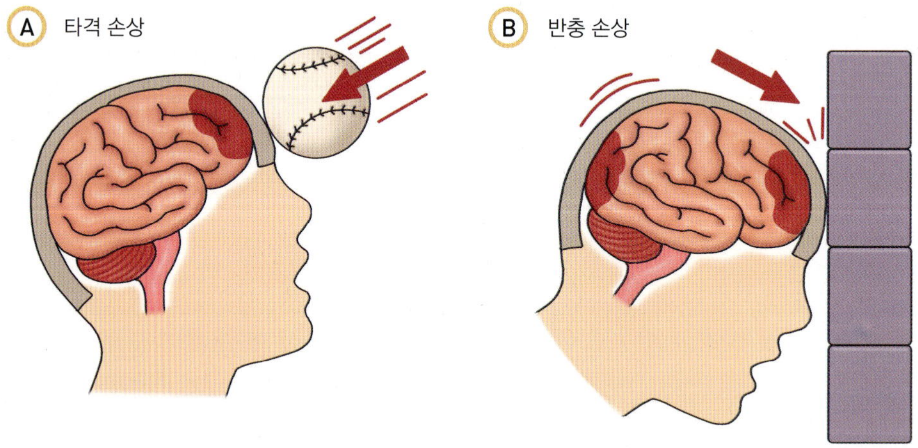

그림 6-24. 외상성 뇌손상

(1) 분류

외상성 뇌손상은 크게 세 가지로 분류된다:

① 경증 외상성 뇌손상: 뇌진탕이 이에 해당하며, 대부분의 경우 회복이 빠르고 완전하다.

② 중등도 외상성 뇌손상: 의식 상실, 기억 상실 또는 혼란이 몇 시간에서 며칠 지속될 수 있다.

③ 중증 외상성 뇌손상: 장기간의 의식 불명 또는 심각한 인지 및 행동적 변화를 포함할 수 있으며, 종종 영구적인 장애를 남긴다.

(2) 원인

- 교통사고: 자동차, 오토바이, 자전거 사고 등
- 낙상: 특히 노인과 어린이에서 흔함
- 폭력: 폭행, 학대, 총상 등
- 스포츠 부상: 축구, 복싱, 하키 등 고위험 스포츠
- 군사적 충격: 폭발로 인한 충격파, 전투 관련 부상 등

(3) 증상

외상성 뇌손상 증상은 손상의 심각도와 손상 부위에 따라 다르게 나타난다. 의식 상실, 혼란 및 기억 상실, 두통, 메스꺼움, 구토, 언어 사용에 대한 어려움, 운동 기능 장애, 마비 또는 약화, 감각 변화, 예를 들어 시각, 청각, 촉각의 변화, 성격 변화, 우울증, 불안 등이 있다.

3) 파킨슨병

파킨슨병(Parkinson's disease)은 중추신경계에 영향을 미치는 퇴행성 질환으로, 주로 운동 기능에 장애를 일으킨다. 이 질환은 도파민이라는 신경전달물질을 생성하는 뇌의 특정 부위인 흑질(substantia nigra)에서 신경 세포가 점차 손상되거나 소실되어 발생한다. 파킨슨병은 만성적이고 진행성으로, 시간이 지남에 따라 증상이 악화될 수 있다(그림 6-25).

(1) 원인

파킨슨병의 정확한 원인은 아직 완전히 밝혀지지 않았으나, 여러 가지 요인이 영향을 미칠 수 있다. 일부 유전자 변이가 파킨슨병과 관련이 있는 것으로 밝혀졌지만, 대부분

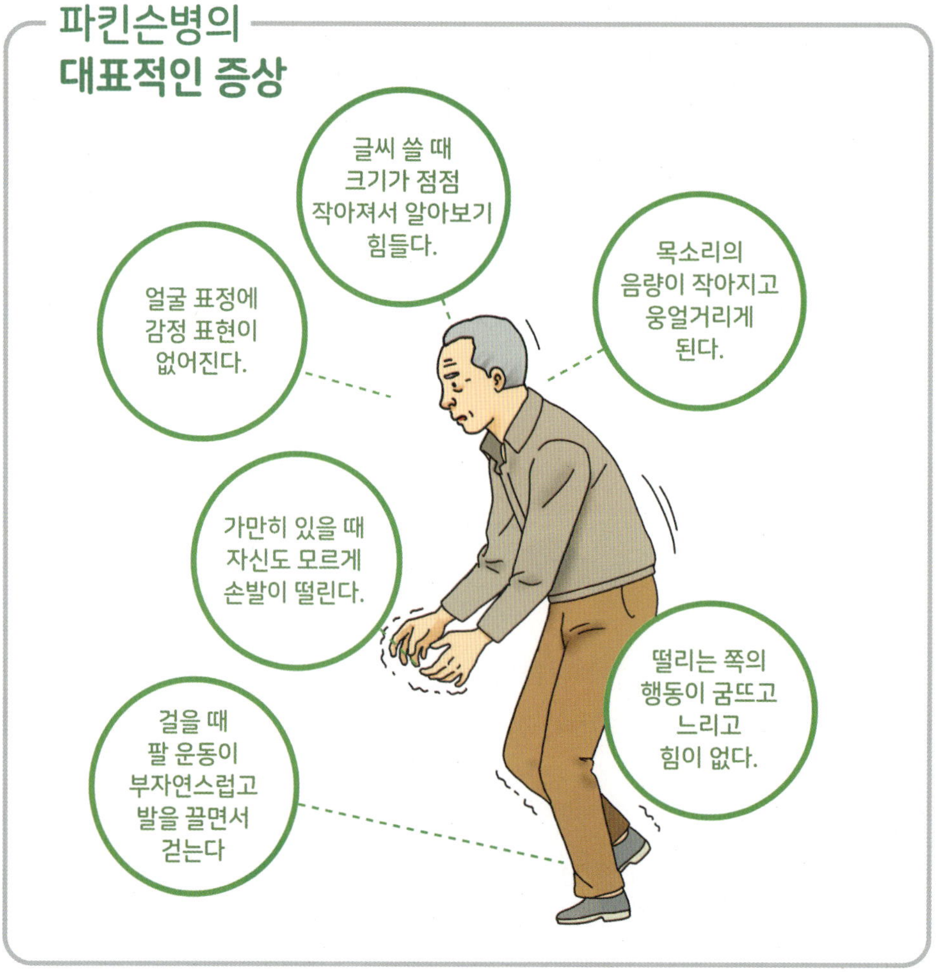
파킨슨병의
대표적인 증상
글씨 쓸 때
크기가 점점
작아져서 알아보기
힘들다.
목소리의
음량이 작아지고
웅얼거리게
된다.
얼굴 표정에
감정 표현이
없어진다.
가만히 있을 때
자신도 모르게
손발이 떨린다.
떨리는 쪽의
행동이 굼뜨고
느리고
힘이 없다.
걸을 때
팔 운동이
부자연스럽고
발을 끌면서
걷는다

그림 6-25. 파킨슨병

의 경우, 유전적 요인보다는 환경적 요인이 더 큰 역할을 하는 것으로 보인다. 농약, 중금속 등 특정 환경적 독소에 노출되는 것이 파킨슨병의 발병 위험을 증가시킬 수 있다. 그리고 주로 60세 이상에서 발병률이 높아지며, 이는 나이에 따라 도파민 생성이 감소하는 것과 관련이 있을 수 있다.

(2) 증상

파킨슨병의 증상은 크게 운동 증상과 비운동 증상으로 나눌 수 있다. 운동 증상은 주로 손이나 발에서 나타나는 **안정 떨림**(resting tremor)이 가장 일반적인 초기 증상이고, 운동완만(bradykinesia), 일상적인 동작이 어려워지며, 근육이 뻣뻣해지고, 팔다리가 잘 움직이지 않는 경축(rigidity) 상태가 발생한다. 그리고 자세 불안정(postural instabili ty)이 발생하여 균형을 잡기 어려워지며, 넘어지기 쉬워진다. 비운동 증상은 냄새를 감지하는 능력이 감소하고, 불면증, 생생한 꿈, 주간 졸림 등이 나타날 수 있다. 그리고 소화기능이 저하되어 변비가 자주 발생하고, 기억력 저하, 판단력 감소 등의 인지적 문제가 나타날 수 있다.

4) 뇌성마비

뇌성마비(cerebral palsy, CP)는 발달 중인 뇌의 손상이나 기능 이상으로 인해 발생하는 영구적인 운동 장애 그룹을 말한다. 뇌성마비는 출생 전, 출생 시, 또는 출생 후 초기에 발생할 수 있으며, 근육의 조정과 운동 능력에 영향을 미친다. 뇌성마비의 증상은 환자마다 다양하며, 경증에서 중증에 이르기까지 다양한 형태로 나타날 수 있다.

(1) 근긴장도 유형에 따른 분류

분류	증상
경직형 (spastic)	• 근긴장도가 매우 높으며, 정형화된 운동패턴을 보임 • 자세조절 능력이 부족하며, 관절의 구축 및 변형이 나타남
느린비틀림운동형 (athetoid)	• 근긴장도의 변화가 심하고 과도한 움직임을 보임 • 공동운동패턴, 비대칭적 자세패턴 및 자세유지에 어려움이 나타남
실조형 (ataxic)	• 근긴장도가 낮고 동시 수축에서 결함을 보임 • 균형잡기가 어렵고, 움직임의 협응이 잘 안되며, 운동거리조절 이상이 나타남
이완형 (flaccid)	• 근긴장도가 매우 낮으며, 과도한 관절운동범위를 보임 • 개구리 자세가 나타나며, 동기에 대한 결여가 나타남
과운동형 (hyperkinetic)	• 전신지체를 동반하며, 주의가 산만하고 움직임에서 왕성함을 보임 • 몸통 돌림운동에 대해 어려움이 나타남

(2) 원인

뇌성마비의 원인은 다양하며, 대부분의 경우 정확한 원인을 알 수 없다. 가능한 원인으로는 감염, 태아의 뇌 발달 문제, 산모의 건강 문제, 조산, 출생전에는 저산소증, 분만 중의 합병증. 출생후에는 뇌염, 뇌막염, 심각한 머리 부상, 중독 등이 있다.

(3) 증상

뇌성마비(cerebral palsy)는 뇌의 손상으로 인해 주로 운동 능력, 근육 조절, 신체 균형 및 협응에 영향을 미치는 신경계 질환이다. 주로 출생 전후 또는 유아기에 발생하며, 증상은 개인마다 다양하고, 손상의 부위와 정도에 따라 차이가 있다. 대표적인 증상은 다음과 같다.

첫째, 운동 기능 장애가 두드러진다. 뇌성마비 환자들은 근육을 자유롭게 조절하는 데 어려움을 겪으며, 특정 부위의 움직임이 제한되거나 부자연스러운 경우가 많다. 근육이 과도하게 긴장되는 경직(spasticity)이 나타나서 움직임이 딱딱하고 어색하게 보일 수 있다. 반대로 근육이 힘을 잃고 느슨해지는 이완형(flaccid) 증상을 보이는 경우도 있다. 이러한 운동 장애로 인해 앉기, 서기, 걷기 등 일상적인 동작이 어렵다.

둘째, 비정상적인 자세와 운동 패턴도 특징적이다. 뇌성마비 환자들은 보통 균형을 잡기 어렵고, 걷는 패턴이 비정상적이다. 예를 들어, 한쪽 다리를 끌며 걷거나 양팔을 부자연스럽게 휘두르는 등의 비정상적인 자세가 나타난다. 움직임을 제어하는 능력에 문제가 있기 때문에 팔, 다리, 손가락 등의 운동이 부정확하거나 과도한 움직임이 나타나기도 한다.

셋째, 언어 및 발음 장애가 자주 동반된다. 뇌성마비 환자들은 구강 근육을 제대로 조절하기 어려워 말이 어눌하거나 발음이 불명확한 경우가 많다. 이는 발음 기관의 근육 조절이 어려워져 발생하는 문제로, 심한 경우에는 언어 구사 자체가 불가능할 수도 있다. 발음 장애 외에도 삼키는 데 어려움을 겪는 연하곤란 증상이 동반될 수 있다.

넷째, 발달 지연이 흔히 나타난다. 뇌성마비 아동은 정상적인 발달 속도에 비해 앉기, 걷기, 말하기 등에서 뚜렷한 지연을 보인다. 이러한 발달 지연은 부모가 자녀의 발달에 문제를 처음 인지하는 계기가 될 수 있으며, 이로 인해 조기 진단이 이루어지는 경우가 많다.

다섯째, 감각 및 지각 장애도 일부 환자에서 나타난다. 시각 또는 청각의 문제로 인해 사물을 명확하게 보거나 소리를 듣는 데 어려움을 겪을 수 있다. 이와 함께 인지 기능이 손상된 환자들은 학습 능력, 문제 해결 능력, 기억력 등에 문제를 경험할 수 있다.

마지막으로, 일부 환자들은 간질(epilepsy) 증상을 보일 수 있다. 뇌성마비와 관련된 뇌 손상은 발작의 위험을 높이며, 이는 정기적인 의료 관리와 약물 치료가 필요할 수 있다.

이와 같은 증상들은 뇌성마비 환자에게 개별적으로 또는 복합적으로 나타날 수 있으며, 환자의 신체적, 정신적 발달과 삶의 질에 큰 영향을 미친다. 치료와 재활은 환자의 증상을 관리하고 일상 생활을 보다 원활하게 영위할 수 있도록 돕는 중요한 과정이다.

5) 척수손상

척수손상(spinal cord injury, SCI)은 외부 충격으로 인해 척수가 손상되는 상태를 말한다. 이러한 손상은 척수의 신경 섬유들이 영구적으로 손상될 수 있으며, 이는 운동, 감각 능력의 상실 또는 기능 장애를 초래할 수 있다. 척수손상의 결과는 손상의 위치와 심각도에 따라 달라지며, 심각한 경우에는 팔다리 마비 또는 반신불수를 포함한 중대한 장애를 초래할 수 있다.

(1) 분류

척수손상은 크게 두 가지로 분류된다:

① 완전 손상: 척수의 모든 신경 전달이 중단되어, 손상 부위 아래의 모든 운동 및 감각 기능이 상실된다.

② 불완전 손상: 척수의 일부 신경 전달이 여전히 가능하여, 손상 부위 아래에 일부 운동 또는 감각 기능이 남아 있다.

(2) 원인

척수손상의 주요 원인은 교통사고는 차량 충돌로 인한 척수손상이 가장 흔한 원인 중 하나이고, 낙상은 특히 노인에서 높은 곳에서의 낙상으로 인한 손상이 증가하고 있다. 스포츠 및 레크레이션 활동은 축구, 다이빙, 스키와 같은 고위험 스포츠 활동 중 발생할 수 있고, 폭력은 총상, 칼상 등 폭력 사건으로 인한 척수손상도 발생한다(그림 6-26).

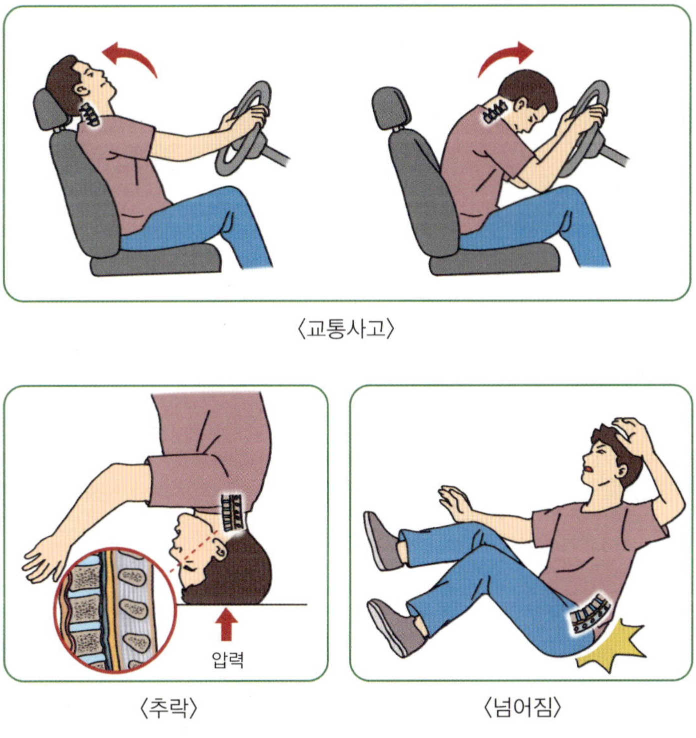

그림 6-26. 척수손상

(3) 증상

척수손상 증상은 손상의 위치와 범위에 따라 다르게 나타난다. 운동 능력 상실 또는 제한, 감각 상실 또는 변화(온도, 압력, 통증에 대한 감각 포함), 자발적인 근육 조절 능력 상실, 호흡 문제, 소화기 및 배뇨, 배변 제어 문제, 성 기능 장애 등이 있다. 척수손상 수준에 대한 표기는 제6 목뼈 팔다리마비(C6 quadriplegia)일 때 C6 신경학적 수준(neurological level)의 기능은 정상이고, C7 이하 신경학적 수준의 기능은 마비가 나타나는 것을 의미한다.

6) 근위축측삭경화증

근위축측삭경화증(amyotrophic lateral sclerosis, ALS)은 중추신경계에 영향을 미치는 진행성 질환으로, 근육의 통제를 담당하는 신경세포가 손상되어 근육 약화, 경련, 최종적으로는 근육의 완전한 마비로 이어진다. ALS의 정확한 원인은 아직 알려지지 않았으며, 치료는 증상을 관리하고 환자의 삶의 질을 향상시키는 데 중점을 둔다. 근위축측삭경화증은 처음에 팔, 다리 또는 얼굴의 특정 근육에 국한된 약화와 위축이 시작되며, 점차적으로 전신으로 퍼지고, 경직(spasticity)과 근육경련(cramps)이 흔히 나타난다. 그리고 발음이 불분명해지고, 삼키는 데 어려움이 생길 수 있고, 진행된 단계에서는 호흡 근육의 약화로 인해 호흡 부전이 발생할 수 있다. 그리고 일반적으로 감각 신경은 영향을 받지 않기 때문에 감각 기능은 유지된다(그림 6-27).

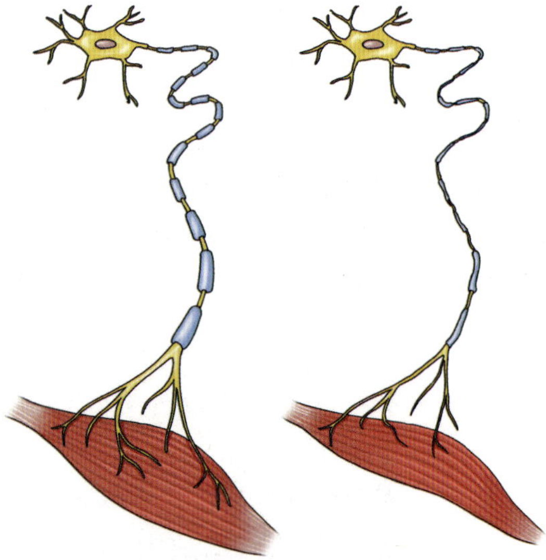

그림 6-27. 근위축측삭경화증

7) 말초신경질환

말초신경질환(pheripheral nerve disease)은 말초신경계에 영향을 미치는 일련의 질환들을 포함하며, 이는 중추신경계(뇌와 척수) 밖에 위치한 신경들에 발생하는 손상이나 기능 장애이다. 말초신경질환은 감각, 운동, 자율 신경 기능의 장애를 초래할 수 있으며,

단일 신경의 손상(단일신경병증)부터 여러 신경이 동시에 영향을 받는 경우(다발성 신경병증)까지 다양한 형태로 나타난다.

(1) 원인

말초신경질환의 원인은 다양하다. 당뇨병은 가장 흔한 원인 중 하나로, 고혈당이 신경 손상을 일으킬 수 있고, 자가면역 질환인 류마티스관절염, 루푸스와 같은 자가면역 질환은 신경계에 염증을 유발할 수 있다. 그리고 감염은 일부 바이러스 및 박테리아 감염은 말초신경에 영향을 줄 수 있고, 유전은 일부 말초신경질환은 유전적 요인에 의해 발생한다. 영양 결핍은 비타민 B12, 비타민 E와 같은 특정 영양소의 결핍은 신경 손상을 초래할 수 있다. 그리고 독소 및 약물은 특정 화학물질, 중금속, 일부 약물은 신경 손상을 일으킬 수 있다.

(2) 증상

말초신경질환의 증상은 손상된 신경의 유형과 위치에 따라 다르게 나타난다.

- 감각 이상: 저림, 따끔거림, 통증, 온도 변화에 대한 감각 상실
- 운동 장애: 근육 약화, 운동 조정 능력 상실, 근육 위축
- 자율 신경 장애: 발한 이상, 배뇨 및 배변 문제, 혈압 조절 장애 등이 있다.

(3) 말초신경 손상 종류

① 에르프마비

에르프마비(Erb's palsy)는 C5와 C6 신경뿌리나 위팔신경얼기의 위줄기(upper trunk) 손상으로 발생하며 웨이터 팁(waiter tip position)자세가 나타나는 것이 특징이다(그림 6-28).

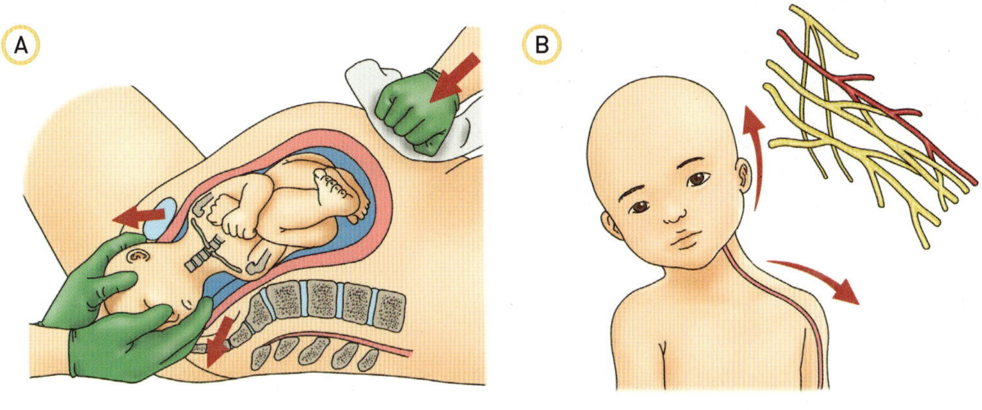

그림 6-28. 에르프마비

A: 분만 시 마비 B: 위줄기 신경손상

② 긴가슴신경병증

긴가슴신경병증(long thoracic neuropathy)은 C5, C6, C7 신경뿌리 손상으로 나타나고, 어깨뼈가 뒤로 밀려지는 날개어깨뼈(winging scapula) 변형이 나타난다(그림 6-29).

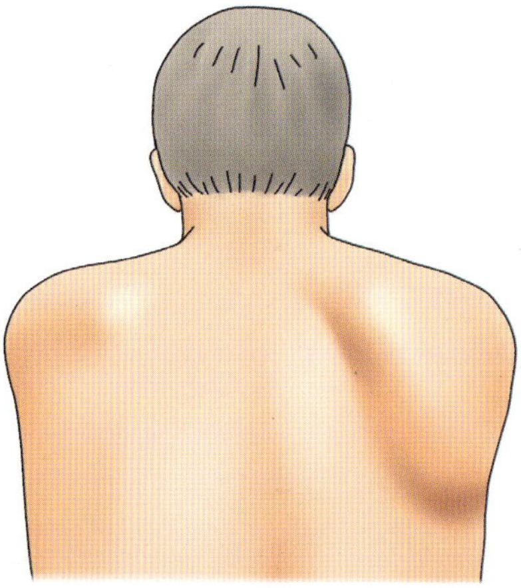

그림 6-29. 긴가슴신경병증

③ 노신경병증

노신경병증(radial neuropathy)은 C5, C6, C7, C8, T1 신경뿌리 손상으로 손목처짐(wrist drop) 변형이 나타나고, 목발(crutch) 압박, 토요일밤마비(saturday night pal sy), 신혼밤마비(honeymoon palsy)라고 한다(그림 6-30).

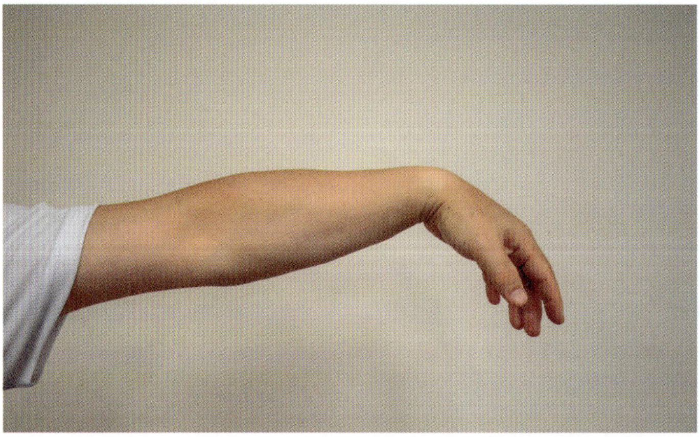

그림 6-30. 손목 처짐

④ 정중신경병증

정중신경병증(median neuropathy)은 C6, C7, C8, T1 신경뿌리 손상으로 나타나고, 원숭이손(ape hand) 변형이 나타난다(그림 6-31).

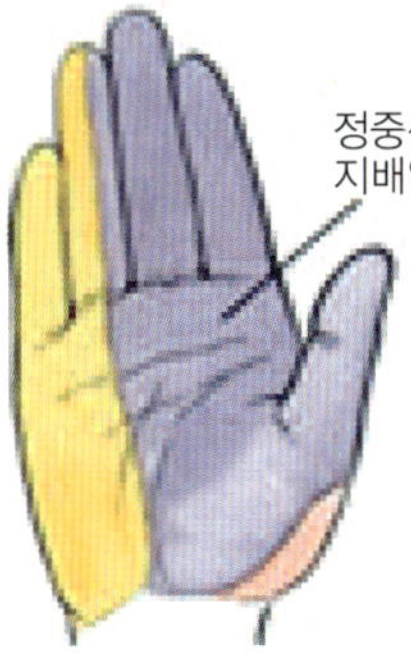

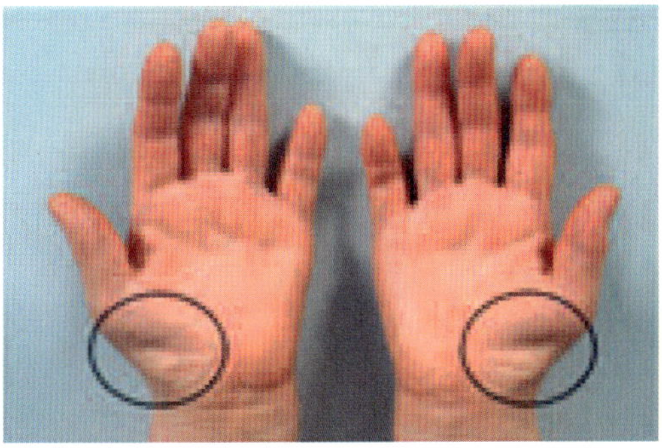

그림 6-31. 정중신경병증

⑤ 자신경병증

자신경병증(ulnar neuropathy)은 C8, T1 신경뿌리 손상으로 나타나고, 갈퀴손[비숍손(Bishop's hand) 또는 축복의 손(benediction hand)] 변형이 나타난다(그림 6-32).

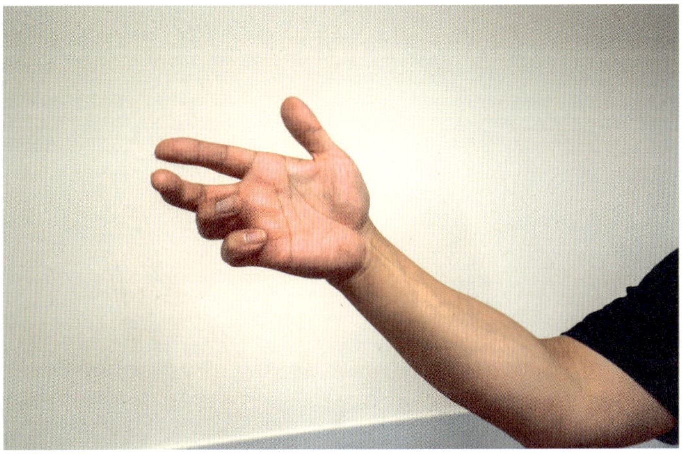

그림 6-32. 축복의 손

3 심장호흡계 질환

1) 심장호흡계 질환

심장호흡계 질환(cardiovascular diseases)은 심장과 혈관에 영향을 미치는 일련의 질환을 말하며, 전 세계적으로 주요한 사망 원인 중 하나이다. 대표적인 질환은 관상동맥질환, 고혈압, 심부전, 말초순환질환 등이 있다. 이러한 질환들은 심장과 전신의 혈액 순환에 중대한 영향을 미치며, 적절한 치료와 관리가 이루어지지 않을 경우 생명을 위협할 수 있다.

(1) 종류

① 관상동맥 질환

관상동맥 질환(coronary artery disease, CAD)은 심장에 혈액을 공급하는 관상동맥이 좁아지거나 막히는 질환으로 협심증(angina)과 심근경색(myocardial infarction, MI)이 있다. 협심증은 심장 근육에 충분한 혈액 공급이 이루어지지 않아 발생하는 가슴 통증이 가장 큰 특징이고, 심근경색은 관상동맥이 막혀서 심장 근육 일부가 손상되는 상태로 흔히 '심장마비'라고 한다(그림 6-33, 34).

② 고혈압

고혈압(hypertension)은 혈압이 지속적으로 높은 상태를 말하며, 심장과 혈관에 부담

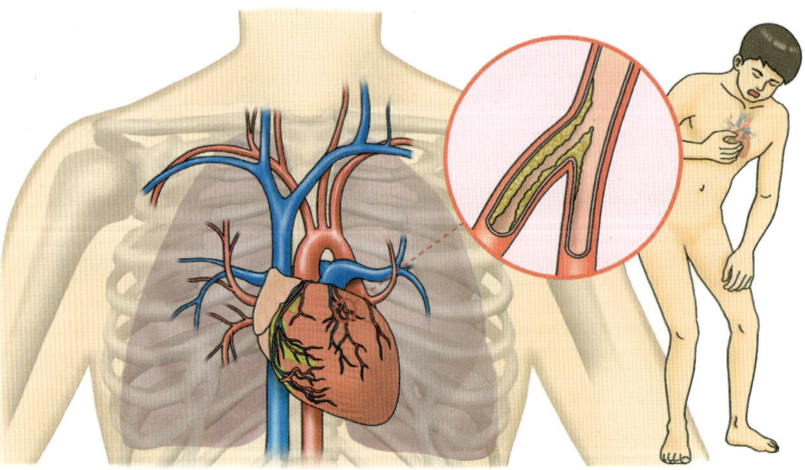

그림 6-33. 협심증

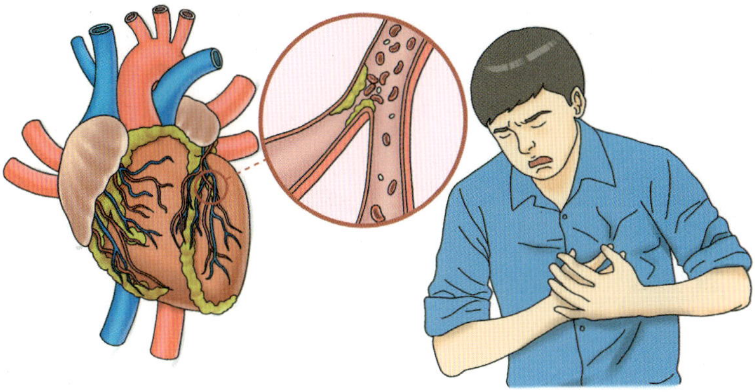

그림 6-34. 심근경색

을 주어 다양한 합병증을 일으킬 수 있다. 장기간에 걸쳐 심장, 뇌, 신장 및 말초 혈관에 손상을 줄 수 있으며, 심장질환과 뇌졸중의 주요 위험 요소이다(그림 6-35).

③ **심부전**

심부전(heart failure)은 심장이 충분한 혈액을 몸 전체로 펌프질하는 데 실패하는 상태이다. 이는 심장의 펌프 기능이 약화되거나 혈액을 효과적으로 순환시키는 데 필요한 압

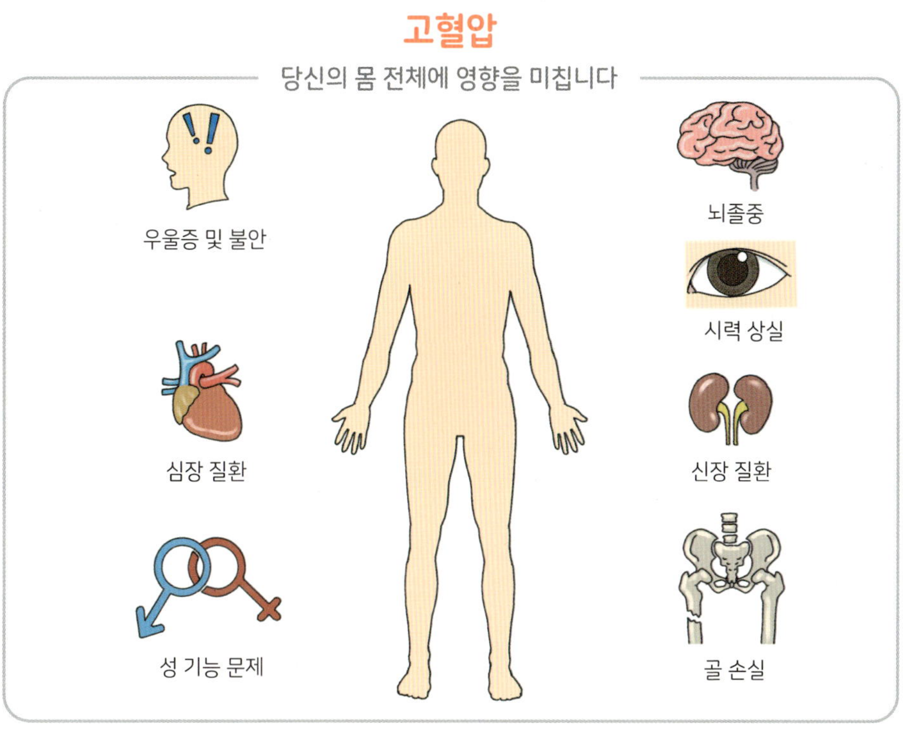

그림 6-35. 고혈압 증상

력을 발생시키지 못하는 경우에 발생한다. 주요 증상으로는 호흡 곤란, 부종, 피로감 등이 있다(그림 6-36).

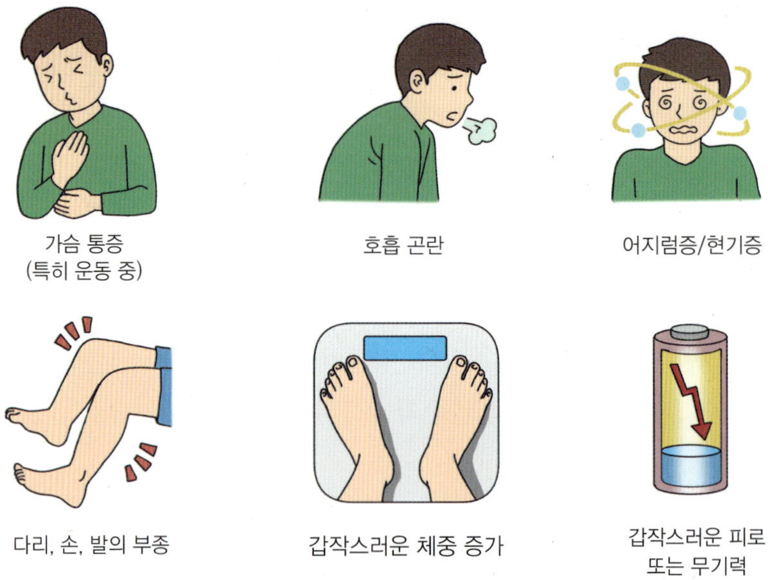

그림 6-36. 심부전 증상

④ 말초동맥질환

말초동맥질환(peripheral artery disease, PAD)은 주로 다리의 동맥에 영향을 미치며 혈류가 감소하는 질환이다. 이는 동맥경화로 인해 발생하며, 다리 통증, 피부 변화, 궤양 형성 등을 유발할 수 있다(그림 6-37).

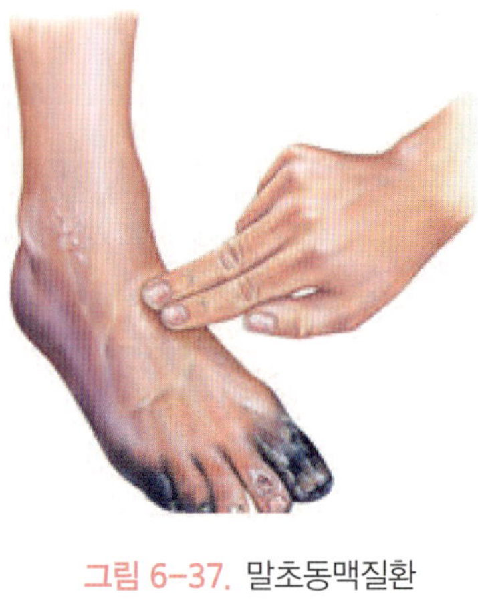

그림 6-37. 말초동맥질환

2) 호흡기계 질환

호흡기계 질환은 호흡기 시스템, 즉 코, 인두, 후두, 기관, 기관지, 폐 및 호흡 근육 등에 영향을 미치는 질환을 포함한다. 이러한 질환들은 가벼운 감기에서부터 생명을 위협하는 조건까지 다양하다. 호흡기계 질환은 폐쇄폐질환, 제한폐질환, 그리고 감염폐질환으로 구분한다.

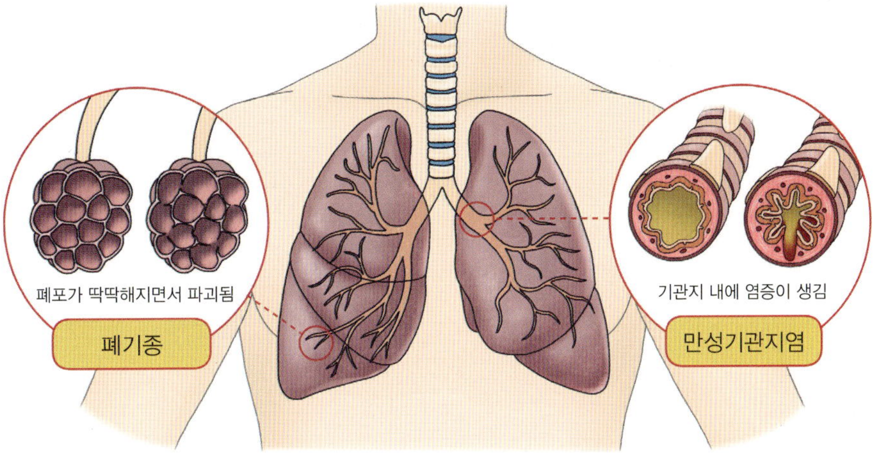

그림 6-38. 만성 폐쇄폐질환

(1) 폐쇄폐질환 종류

① **만성 폐쇄폐질환**(COPD): 만성 기관지염과 폐기종이 있다(그림 6-38).

- **만성 기관지염**(chronic bronchitis)은 지속적인 기침과 가래를 동반하며, 기도 내벽의 염증과 점액 분비가 증가하여 공기 흐름을 방해한다.
- **폐기종**(emphysema)은 폐포의 파괴와 확장으로 인해 가스 교환이 어려워지고, 폐의 탄력성이 감소하여 공기를 배출하는 능력이 저하된다.

② **천식**(asthma)은 기도의 만성 염증으로, 기도가 좁아지고 부어오르며 추가적인 점액을 생성한다. 천식 발작은 숨가쁨, 기침, 가슴의 답답함으로 나타난다.

③ **낭포성 섬유증**(cystic fibrosis)은 유전적 장애로, 점액이 끈적끈적해져 폐와 다른 기관을 막는다. 이로 인해 반복적인 감염과 영양 결핍이 발생할 수 있다.

④ **기관지확장증**(bronchiectasis)은 기관지가 비정상적으로 확장되고, 점액이 축적되어 감염과 염증을 일으키는 질환이다.

(2) 제한폐질환의 종류

① **사이질 폐질환**(interstitial lung disease, ILD)은 폐섬유증과 사르코이드증이 있다(그림 6-39).

- **폐섬유증**(pulmonary fibrosis)은 폐 조직이 두꺼워지고 경화되며, 폐의 탄력성이 감소하여 폐 용량이 줄어든다.

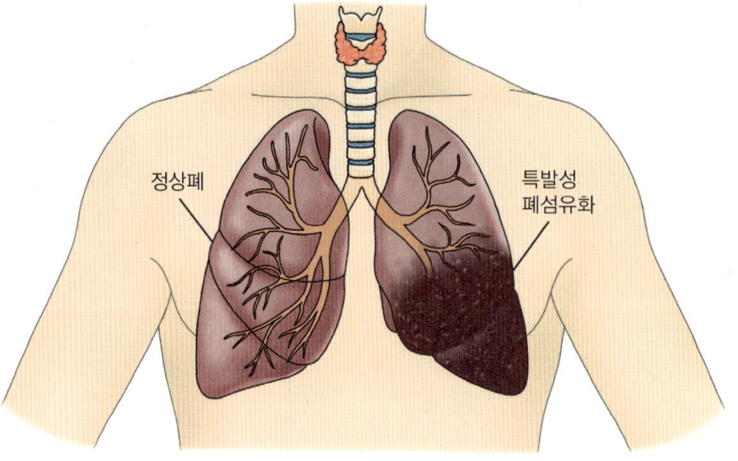

그림 6-39. 제한폐질환

- **사르코이드증**(sarcoidosis)은 폐를 포함한 여러 장기에 염증성 결절이 형성되는 질환이다.

② **흉벽 질환**(chest wall diseases)은 척주측후만증과 늑막질환을 포함한다.

- **척주측후만증**(kyphoscoliosis)은 척추의 비정상적인 곡선이 폐의 확장을 방해한다.
- **늑막 질환**(pleural diseases)은 늑막삼출, 기흉 등으로 인해 폐의 확장이 제한된다.

4 피부계 질환

피부계 질환 중에서 대표적으로 화상과 욕창이 있다. 화상은 열, 화학물질, 전기, 방사선 등에 의해 피부와 피하조직이 손상되는 상태를 의미한다. 화상은 그 원인과 깊이에 따라 다양한 형태와 심각도를 보이며, 적절한 치료가 이루어지지 않을 경우 합병증과 후유증이 발생할 수 있다. 욕창은 지속적인 압력이나 마찰에 의해 피부와 하부 조직이 손상되는 상태를 말한다. 주로 장기간 누워 있거나 앉아 있는 환자에게 발생하며, 적절한 관리와 예방이 중요합니다. 욕창은 장기간 압박으로 인해 혈류가 차단되어 조직이 괴사되는 현상이다.

1) 화상

화상(burn)은 열, 화학물질, 전기, 방사선 또는 태양의 자외선과 같은 다양한 요인에 의해 피부 또는 다른 조직이 손상되는 상태를 말한다. 화상은 그 심각도에 따라 분류되며, 각 단계는 피부의 특정 층에 미치는 영향에 따라 달라진다. 화상은 물리적, 정서적으로 큰 영향을 미치며, 심각한 경우 생명을 위협할 수도 있다(그림 6-40).

(1) 화상 단계

① 1도 화상: 가장 경미한 형태로, 피부의 가장 바깥층인 표피만 손상

② 2도 화상: 표피와 진피의 일부 손상

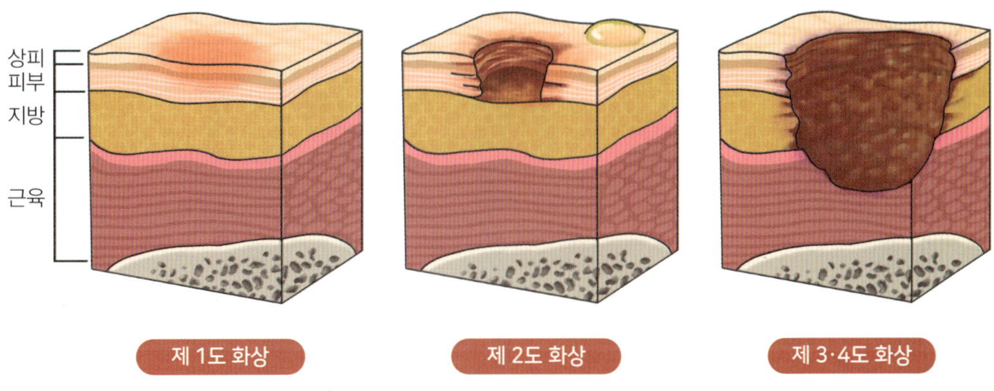

그림 6-40. 화상 단계

③ 3도 화상: 피부의 모든 층 손상
④ 4도 화상: 피부뿐만 아니라 근육, 힘줄, 뼈까지 손상

(2) 원인

화상의 원인은 열 화상(뜨거운 액체, 증기, 불꽃), 화학 화상(산, 알칼리, 유기 용제), 전기 화상(전기 충격), 방사선 화상(X선, 방사선 치료, 태양의 자외선) 등이 있다.

(3) 증상

화상은 원인과 심각도에 따라 다양한 증상을 나타낼 수 있다. 화상 단계 별로 주된 증상은 다음과 같다.

① 1도 화상: 피부가 붉어지고 통증을 느끼며 부어오를 수 있다. 주로 표피층에 영향을 미치며, 피부가 건조하고 벗겨질 수 있다.
② 2도 화상: 물집이 생기고 심한 통증이 동반된다. 표피와 진피층에 영향을 미치며, 피부가 붉어지거나 흰색으로 변할 수 있다.
③ 3도 화상: 피부가 하얗게 변하거나 검게 변할 수 있으며, 신경 손상으로 인해 통증을 느끼지 못할 수도 있다. 피부 전층과 깊은 조직까지 손상될 수 있다.
④ 4도 화상: 근육, 뼈까지 손상될 수 있으며, 피부가 검게 타거나 탄력성을 잃는다. 이러한 화상은 긴급한 치료가 필요하다.

2) 욕창

욕창(decubitus ulcer), 또는 압력 궤양은 장시간 동안 같은 자세를 유지함으로써 피부와 그 아래 조직에 지속적인 압력이 가해져 발생하는 깊은 상처이다. 욕창은 주로 침대나 휠체어에 오랜 시간 동안 머무르는 환자들에게 나타나며, 뼈가 피부 근처에 위치한 부위에 가장 흔하게 발생한다. 이러한 부위에는 엉치뼈, 후두골, 발뒤꿈치, 가쪽복사뼈 등이 포함된다.

(1) 욕창 단계

욕창은 일반적으로 네 단계로 분류된다(그림 6-41):

① 1단계: 피부가 붉게 변하고, 해당 부위가 압력을 받았을 때 희게 변하지 않는 초기 단계
② 2단계: 피부가 손상되거나 벗겨지며, 표면적인 상처나 수포 발생

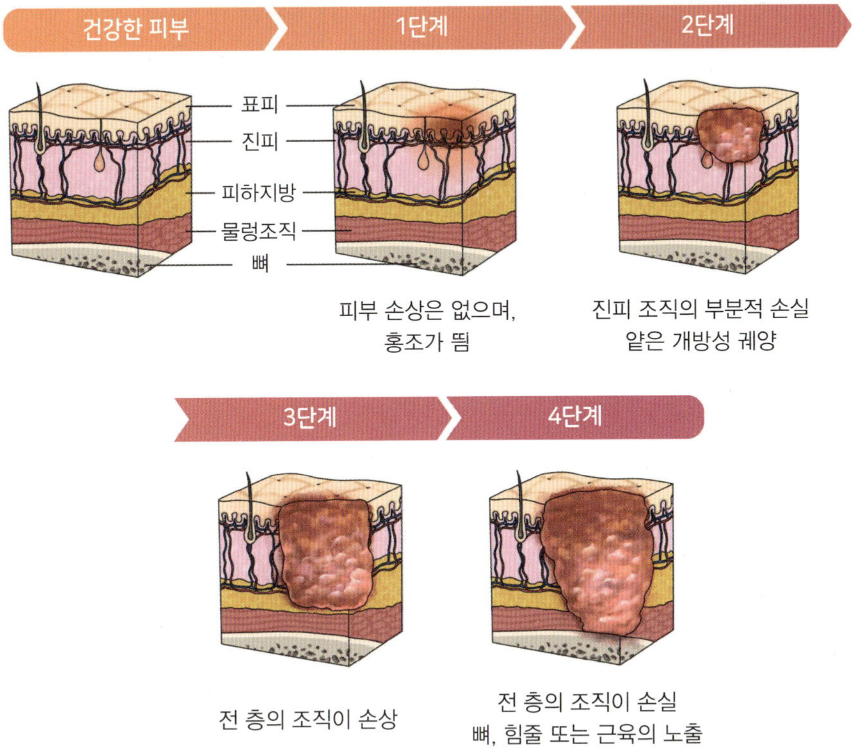

그림 6-41. 욕창 단계

③ 3단계: 피부 아래 조직까지 손상되며, 깊은 상처 발생

④ 4단계: 근육, 힘줄, 뼈까지 손상되는 가장 심각한 단계

(2) 원인

욕창은 다음과 같은 요인에 의해 발생한다. 압력은 몸의 특정 부위에 지속적인 압력이 가해져 혈액 순환이 방해받을 때 발생하고, 마찰은 피부가 시트나 옷과 지속적으로 마찰될 때 피부가 손상되며, 전단력은 피부가 한 방향으로 당겨지고 근육과 뼈는 반대 방향으로 움직일 때 발생하는 내부적인 미끄러짐에 의해 발생한다.

(3) 증상

욕창은 압박이나 마찰로 인해 발생하는 피부와 조직 손상으로, 그 증상은 다음과 같다:

① 1단계: 피부가 붉거나 어두운 색을 띠며, 만졌을 때 따뜻하거나 가려울 수 있다. 피부가 부드럽거나 단단하게 느껴질 수 있다.

② 2단계: 열린 상처나 물집이 생기며, 주변 피부가 변색될 수 있다. 상처 부위는 통증을 동반할 수 있다.

③ 3단계: 상처가 깊어져 피부 아래 지방층까지 침투할 수 있으며, 주변 피부가 어두운 색으로 변할 수 있다.

④ 4단계: 근육, 뼈, 관절까지 손상될 수 있으며, 심각한 감염의 위험이 있다. 상처는 크고 심각하며 치료가 어려울 수 있다.

07

물리치료 중재

학습목표

1. 물리적 인자치료에 대해 수행할 수 있다.
2. 운동치료에 대해 수행할 수 있다.
3. 도수치료에 대해 수행할 수 있다.
4. 스포츠물리치료에 대해 수행할 수 있다.
5. 심장호흡물리치료에 대해 수행할 수 있다.
6. 피부물리치료에 대해 수행할 수 있다.
7. 여성물리치료에 대해 수행할 수 있다.
8. 아동물리치료에 대해 수행할 수 있다.
9. 노인물리치료에 대해 수행할 수 있다.
10. 수중 물리치료에 대해 수행할 수 있다.
11. 암 물리치료에 대해 수행할 수 있다.
12. 마사지에 대해 수행할 수 있다.

핵심용어

- 물리적 인자치료(physical agent therapy)
- 운동치료(therapeutic exercise)
- 보조기와 의지(orthosis and prosthetics)
- 도수치료(manual physical therapy)
- 스포츠물리치료(sports physical therapy)
- 심장호흡물리치료(cardiopulmonary physical therapy)
- 피부물리치료(integumentary physical therapy)
- 여성물리치료(women's physical therapy)
- 아동물리치료(pediatric physical therapy)
- 노인물리치료(geriatric physical therapy)
- 수중 물리치료(aquatic physical therapy)
- 암 물리치료(cancer rehabilitation physical therapy)
- 마사지(massage) 및 기타 물리치료

1 물리적 인자치료

물리적 인자치료는 물리적인 요소를 사용한 치료를 의미하는 것으로 크게 전기, 광선, 물(수), 기계적 인자로 나눌 수 있다.

1) 전기치료

전기치료는 직류전류나 교류전류를 인체에 적용하여 통증 조절, 상처치유 촉진, 부종완화, 근재교육, 근력강화, 열치료 등의 목적으로 사용한다.

물리치료에서 사용하는 전기치료는 직류와 교류로 나눌 수 있으며 교류는 주파수에 따라 저주파치료, 중주파치료, 고주파 치료로 나눌 수 있다(표 7-1).

표 7-1. 전기치료의 분류

분류		주파수	목적	종류
직류		-	피부를 통한 약물전달	이온도입법(iontophoresis)
교류	저주파	1~1,000Hz	통증조절, 근육수축, 운동조절	경피신경전기자극치료(TENS), 은침형전극치료(SSP), 신경근육전기자극치료(NMES)
	중주파	1,000~10,000Hz		간섭전류치료(ICT)
	고주파	100,000Hz 이상	깊은 열치료	단파투열치료(SWD), 극초단파투열치료(MWD), 초음파치료(US)

(1) 통증조절을 위한 전기치료

통증조절을 위한 전기치료는 전기자극으로 인한 관문조절설, 내인성 아편유사제인 엔돌핀과 엔케팔린의 방출에 근거한다. 통증조절을 위해 주로 사용하는 치료는 **경피신경전기자극치료**(transcutaneous electrical nerve stimulation, TENS), **은침형전극치료**(silver spike point, SSP), **간섭전류치료**(interferrential current therapy, ICT) 등이 있다(그림 7-1).

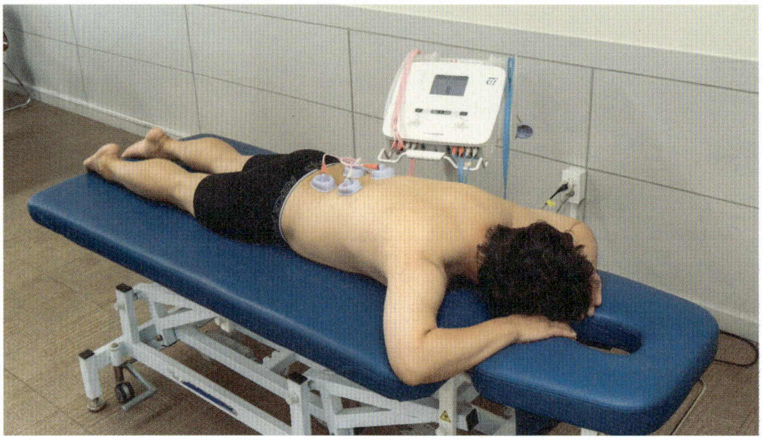

그림 7-1. 간섭전류치료

(2) 근육수축을 위한 전기치료

외부의 전기적 자극으로 인해 발생하는 근육수축 기전은 생리적 수축과 똑같지는 않으나 근육위축을 예방하고 근력 및 근지구력 증진, 경직 완화, 혈액 및 림프순환을 증진할 수 있다. 신경지배가 상실된 탈신경근육은 **전기근육자극**(electrical muscular stimulation, EMS)를 사용하고, 위운동신경세포 손상으로 신경지배를 받고 있는 근육에는 **신경근육전기자극**(neuromuscular electrical stimulation, NMES)를 사용한다. 일반적으로 신경근육전기자극(기능적전기자극)은 팔다리 근육강화에 주로 사용하지만 삼킴곤란이 있는 환자의 삼킴근육의 자극에도 사용한다(그림 7-2).

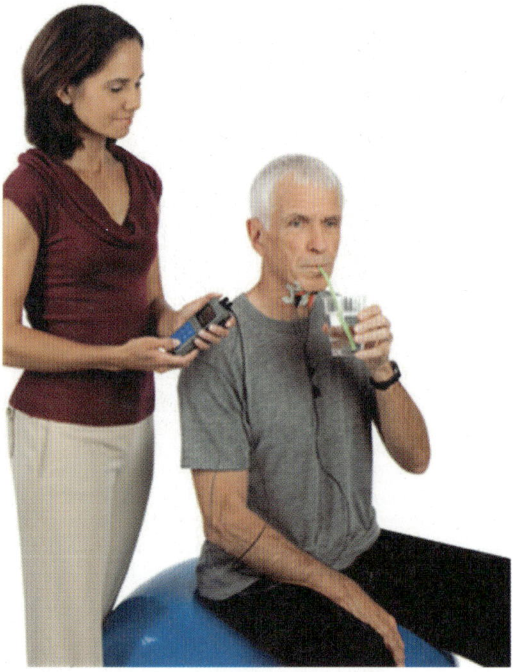

그림 7-2. 연하곤란 기능적전기자극

(3) 물렁조직 치유를 위한 전기치료

상처치유를 촉진하기 위해 약물의 침투를 촉진하거나 치유를 촉진하는 환경을 만들기 위해 전기를 사용한다. **이온도입법**(iontophoresis)은 약물이 가지고 있는 극성과 직류의 극성을 활용하여 피부에서 약물 침투를 촉진하는데 사용한다. 상처치유를 촉진하도록 환경을 만들기 위해 **고전압맥동전류**(high-volt pulsed current), **미세전류치료**(microcurrent electric therapy) 등을 사용할 수 있다.

낮은 강도의 맥동성 초음파는 피부를 통한 약물전달을 촉진하고, 염증, 증식, 재형성 단계에서 조직 치유를 촉진한다.

(4) 깊은 열치료

깊은 열치료는 고주파전류를 사용하는 깊은투열치료와 초음파를 사용하는 초음파치료로 구분할 수 있다.

깊은투열치료는 단파나 극초단파의 전자기 에너지를 사용하여 치료에 적용한다.

단파투열치료(short wave diathermy, SWD)는 27.12MHz의 주파수를 전도전류의 형태를 적용하여 깊은조직에 열을 제공하는 치료이다. 콘덴서의 원리를 응용한 정전장가열법(eletrostatic field heating)과 전류가 코일에 흐를 때 자기장이 발생되어 조직분자의 충돌에 의해 열을 발생시키는 전자장가열법(electromagnetic field heating)을 사용한다.

극초단파투열치료(microwave diathermy, MWD)는 자전관(magnetron)과 조합된 진동회로를 통해 만들어진 고주파전류를 동축케이블을 통해 조사도자에 전달해 인체에 적용하는 것이다. 주로 2,450MHz를 사용하고 조금 더 깊은 조직에 열치료를 전달하기 위해서는 915MHz를 사용하며 433MHz는 최근 암치료 등에 사용하고 있다.

초음파치료(ultrasound)는 사람이 귀로 들을 수 없는 높은 주파수를 치료에 사용하는 것으로 1MHz와 3MHz의 주파수를 사용한다(그림 7-3). 초음파는 주파수가 높을수록 조직 표면에서 흡수가 잘 되어 3MHz보다는 1MHz의 주파수가 깊은 조직에 치료효과를 줄 수

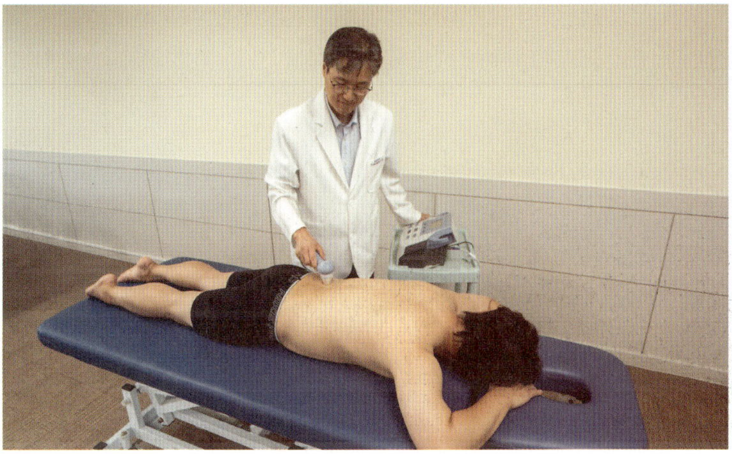

그림 7-3. 초음파치료

있다. 치료효과는 깊은층 열효과와 음파의 압력변화에 의한 마이크로마사지 효과가 있다.

2) 광선치료

광선이 인간에게 미치는 광생물학적 현상을 치료에 이용하는 것을 광선치료라고 한다. 광선은 전리 방사선과 비전리 방사선으로 나눌 수 있는데 물리치료에서 사용하는 광선은 비전리 방사선으로 적외선, 가시광선, 자외선 등이 있다.

(1) 자외선치료

자외선(ultraviolet)은 파장이 136~3,900Å으로 이루어진 가시광선 중 보라색 파장보다 짧은 파장대의 광선이며 치료에 이용되는 파장은 1,800~3,900Å이다. 자외선치료는 개인이 국소 또는 전신적으로 치료하기도 하고 그룹으로 치료하기도 한다.

자외선을 조사하면 홍반, 색소침착, 비타민D 합성, 강장 또는 대내성 효과, 박리, 상피세포 성장효과 등의 생리적 효과가 나타나 주로 피부병, 공기소독, 구루병, 결핵 등을 치료하는데 사용한다.

(2) 적외선치료

적외선치료(infrared)는 적외선을 방출하는 인공광원을 이용하여 온열을 적용하는 방법이다. 적외선은 빛이 나고 파장이 짧은 근위적외선과 빛이 나지 않고 파장이 긴 원위적외선으로 나눌 수 있다. 근위적외선을 이용한 치료방법으로는 적외선 열등, 베이커, 전기광선욕 등이 있으며, 빛이 나지 않는 원위적외선은 원위적외선 등을 이용해 치료한다(그림 7-4).

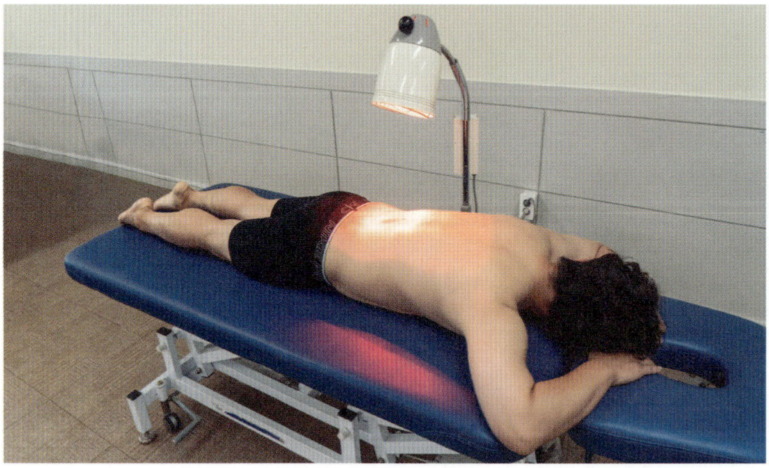

그림 7-4. 적외선 열등

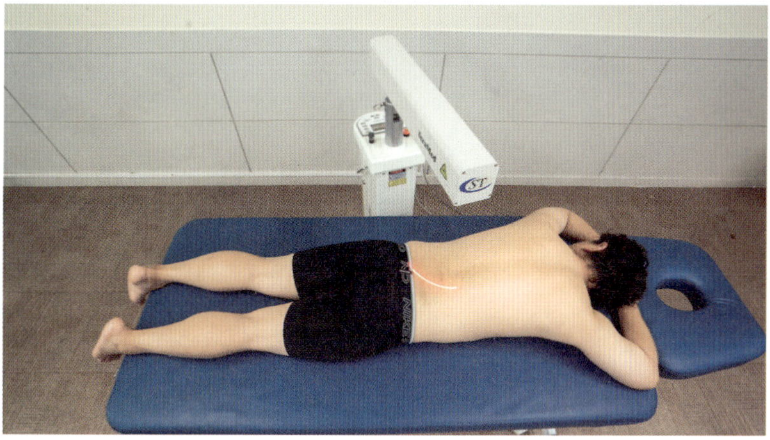

그림 7-5. 레이저 치료

(3) 레이저치료

레이저는 빛을 증폭시켜 방사시키는 광선(light wave amplification stimulated emission of radiation, LASER)으로 가시광선과 근적외선 영역에 존재한다. 물리치료에서는 He-Ne 레이저나 적외선 레이저를 사용하며 통증부위나 관절염 등을 치료하기 위해 사용한다(그림 7-5).

3) 수치료

수치료(hydrotherapy)는 물의 다양한 물리적 성질을 이용해 질병을 치료하는 것으로 치료의 온도 설정이 비교적 쉽고 가정에서도 쉽게 적용 가능하며 부력이나 첨가물을 탈수 있다는 장점이 있다. 주로 열과 기계적 효과를 이용한다. 열효과는 물의 온도를 높이거나 낮추어 온도에 따른 생리적 효과를 이용하고 전신욕이나 부분 침수욕의 형태로 적용한다.

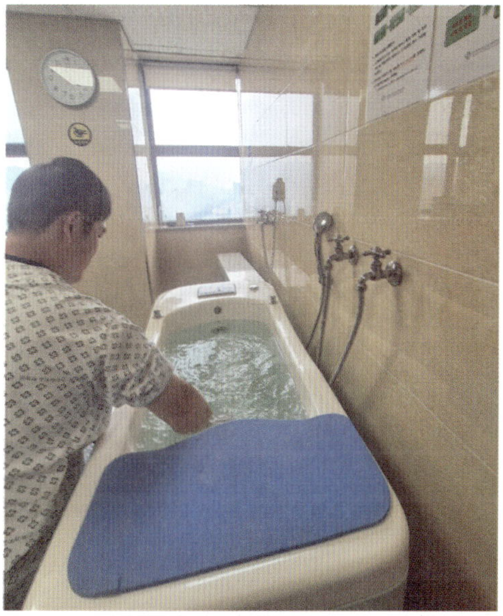

그림 7-6. 소용돌이욕(whirlpool bath)

(1) 소용돌이욕

소용돌이욕(whirlpool bath)은 치료목적에 맞는 물의 온도를 설정하고 전기터

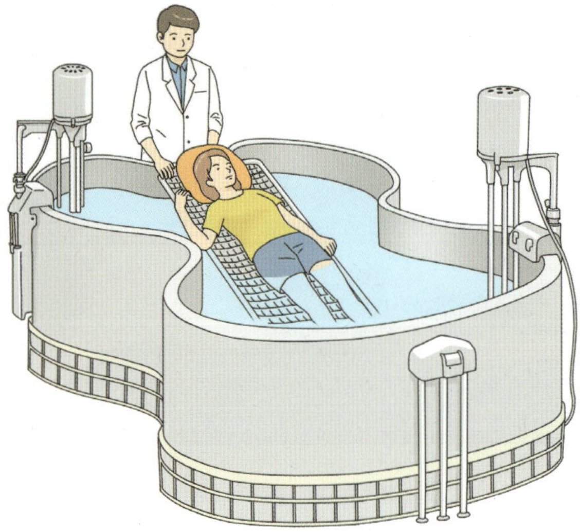

그림 7-7. 하버드 탱크

빈으로 물을 회전시켜 발생하는 압력과 마찰을 이용한다(그림 7-6). 전신을 물에 담그는 하버드탱크를 이용할 수 있다(그림 7-7).

(2) 유속치료

유속치료(fluidotherapy)는 셀룰로오스 입자를 사용해 건조한 소용돌이를 만들어 적용하는 고강도 열 치료법이다(그림 7-8).

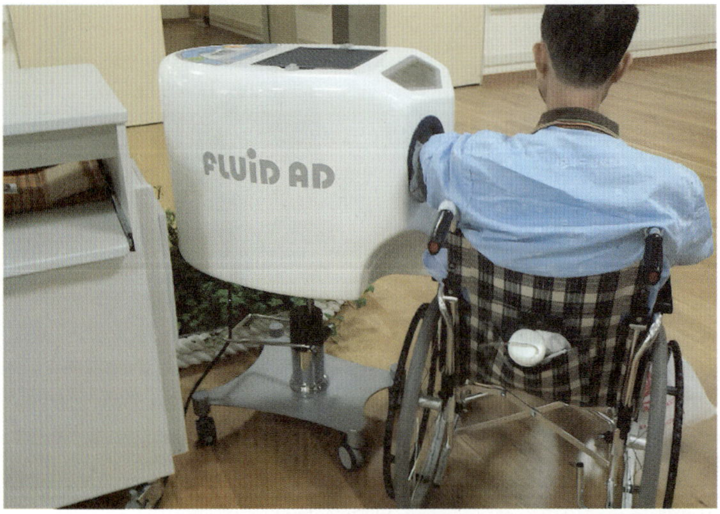

그림 7-8. 유속치료

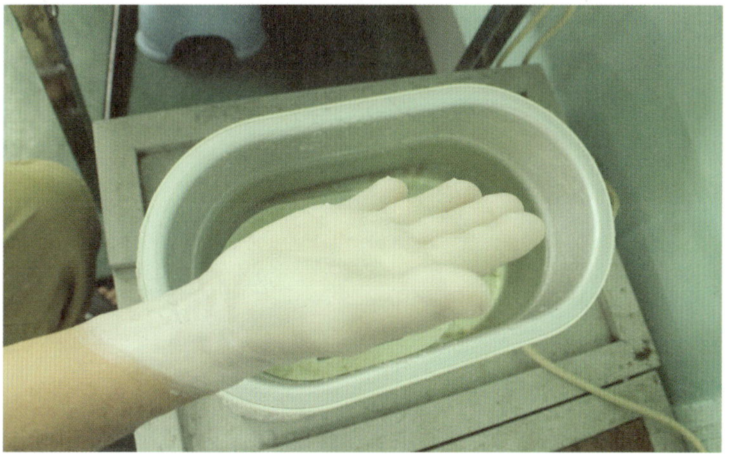

그림 7-9. 파라핀욕

(3) 파라핀욕

파라핀욕(Paraffin bath)은 파라핀과 미네랄 오일을 7:1로 혼합하여 녹인 파라핀 통에 손이나 발을 담그어 사용한다. 치료부위가 넓을 경우에는 붓으로 치료부위에 도포하는 경우도 있다(그림 7-9).

(4) 냉각치료

냉각치료(cryotherapy)는 최저 영하 78℃의 극저온으로 냉각된 기체를 분사해 통증, 부종, 염증, 강직 등의 치료에 사용한다(그림 7-10).

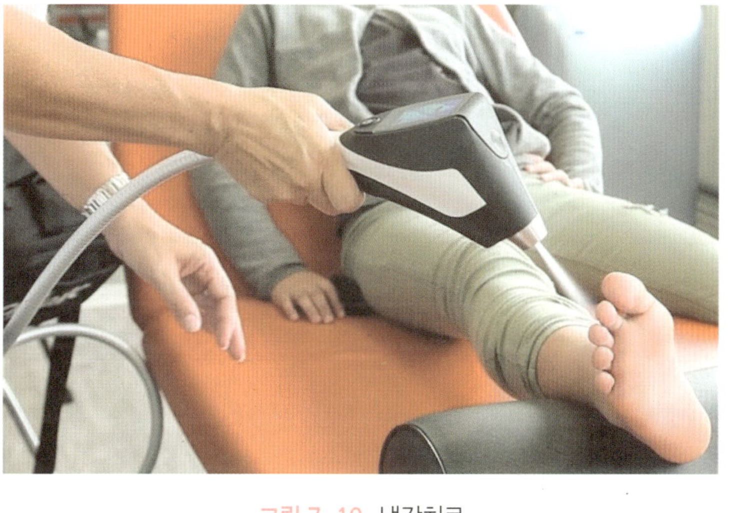

그림 7-10. 냉각치료

5) 기계적 인자치료

(1) 견인치료

견인(traction)은 관절면을 분리하거나 주변 조직을 늘리기 위해 기계, 중력, 환자 자신의 몸무게를 이용하거나 치료사가 직접 힘을 가하는 것이다.

임상에서는 목이나 허리에는 기계적 견인을 주로 사용하고 팔·다리 관절에는 치료사가 도수치료를 적용하면서 견인을 적용한다(그림 7-11).

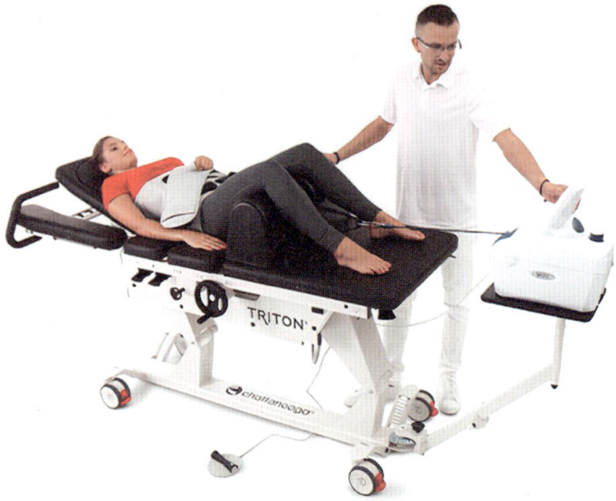

그림 7-11. 견인치료

(2) 체외충격파치료

체외충격파치료(extracorporeal shock wave therapy, ESWT)는 높은 에너지의 음향 충격파를 적용하여 근육뼈대계질환을 치료하는 물리치료이다. 체외충격파는 처음에는 요로결석을 파괴하는 체외충격파 쇄석술에서 시작되었다.

통증부위에 체외충격파를 가하면 혈류량이 증가하고 염증을 호전시켜 회복을 빠르게 한다(그림 7-12).

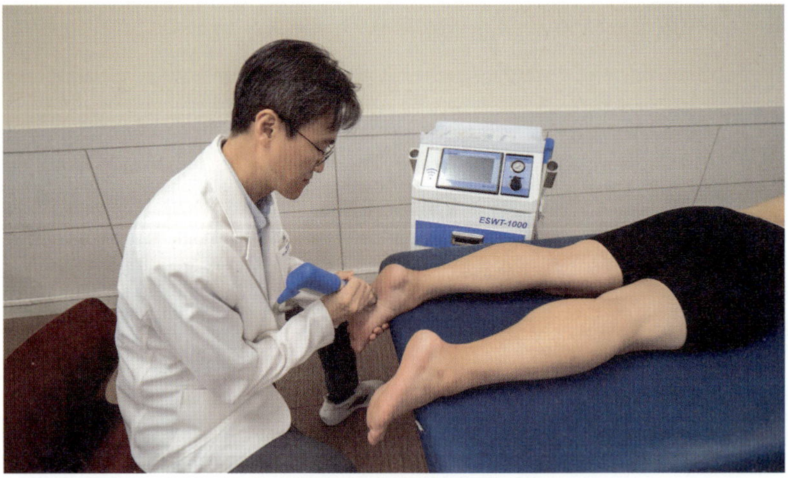

그림 7-12. 체외충격파

6) 보조기 및 의지

(1) 보조기

보조기(orthosis)는 손상이나 장애가 있을 때 움직임을 보조 또는 제한하기 위해 사용하는 보조도구로 체중부하량 조절, 변형 예방, 불수의 운동 조절 등의 목적으로 사용한다.

보조기를 선택할 때는 가급적 가볍게 만들어 착용할 때 환자의 부담을 최소화해야 하며, 내구성이 좋아 외력이나 내력으로 인해 쉽게 변형되거나 손상되지 않아야 한다. 또한 외관을 고려하여 거부감이 없도록 하고 가격을 고려하여야 한다.

부위별 대표적인 보조기는 다음과 같다.

① 팔 보조기

팔에 적용하는 대표적인 보조기로는 정적 어깨관절 벌림보조기(airplane splint),

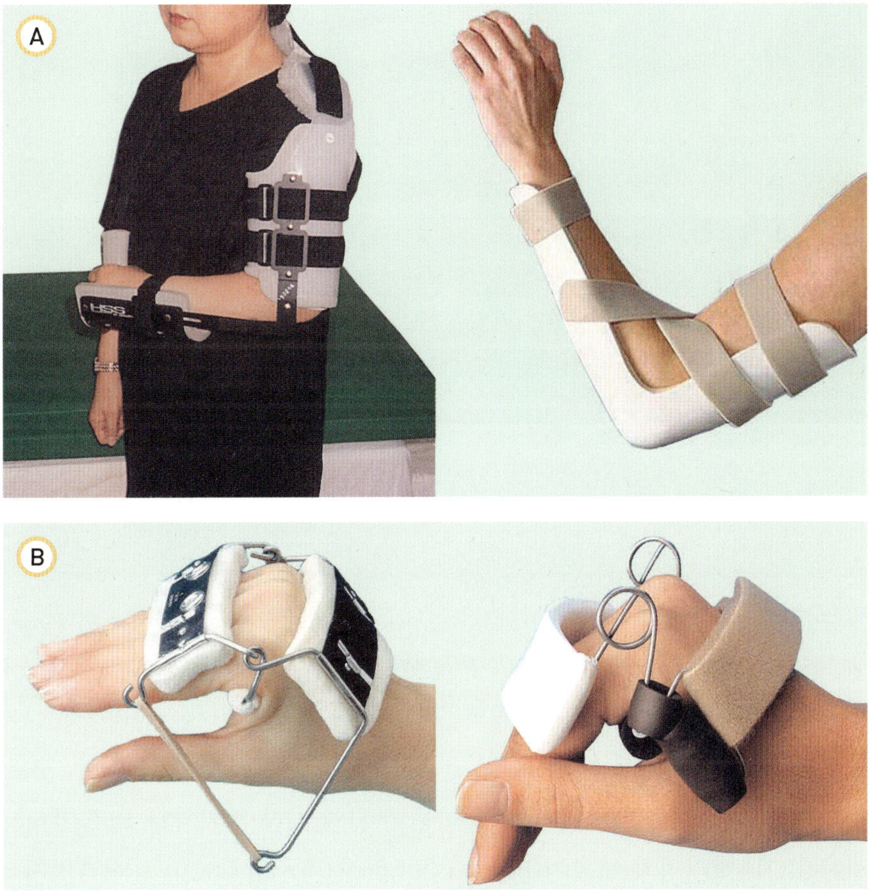

그림 7-13. 팔 보조기

A. 고정형 팔꿉관절보조기 / B. 손허리손가락관절굽힘 보조기

슬링(sling), 고정형 팔꿉관절보조기(rigid elbow orthosis), 기본맞섬보조기(basic opponens orthosis), 손목 바닥쪽 안정 보조기(volar wrist hand stabilizer), 손허리 손가락관절굽힘 보조기(MP flexion orthosis), 손가락 사이관절굽힘 보조기(IP flexion orthosis) 등이 있다(그림 7-13).

② 다리 보조기

다리에 적용하는 대표적인 보조기로는 발목발 보조기(ankle foot orthosis), 무릎발목발 보조기(long leg brace, knee ankle foot orthosis), 엉덩무릎발목발 보조기(hip knee ankle foot orthosis), 무릎보조기(knee orthosis) 등이 있다(그림 7-14).

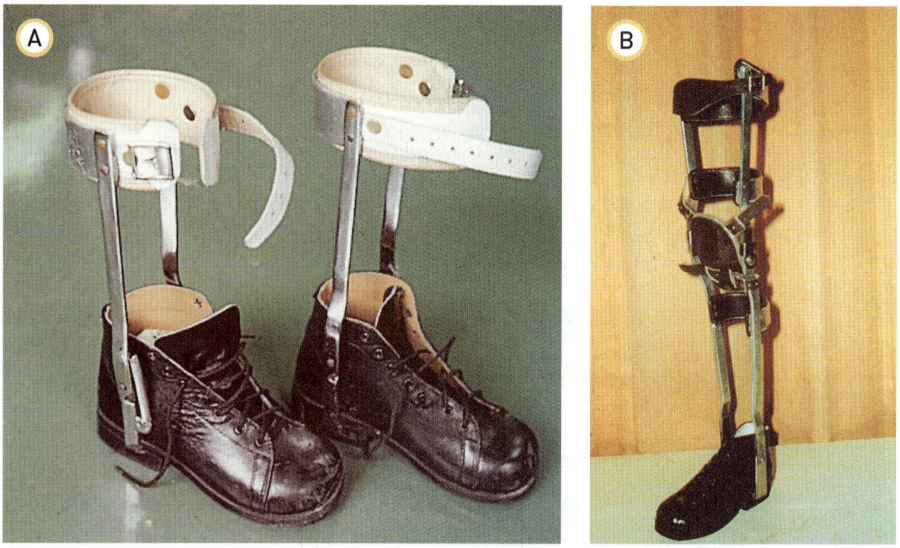

그림 7-14. 다리 보조기

A. 발목발 보조기 / B. 무릎발목발 보조기

③ 척추 보조기

척추 보조기는 크게 몸통지지, 척추의 운동제한, 척추 교정의 목적으로 사용하지만 장시간 착용시 근육의 위축이나 물렁조직의 구축, 보조기에 의존하는 심리적인 문제가 나타날 수 있어 적절한 시기에 제거하여야 한다. 사용하는 재료에 따라 벨트, 코르셋, 보조기, 플라스타, 캐스트로 분류하고, 적용하는 부위에 따라 엉치엉덩 보조기(sacroiliac orthosis, SIO), 허리엉치 보조기(lumbosacral orthosis, LSO), 등허리엉치 보조기(thoracolumbosacral orthosis, TLSO), 목보조기(cervical orthosis, CO)로 구분한다(그림 7-15).

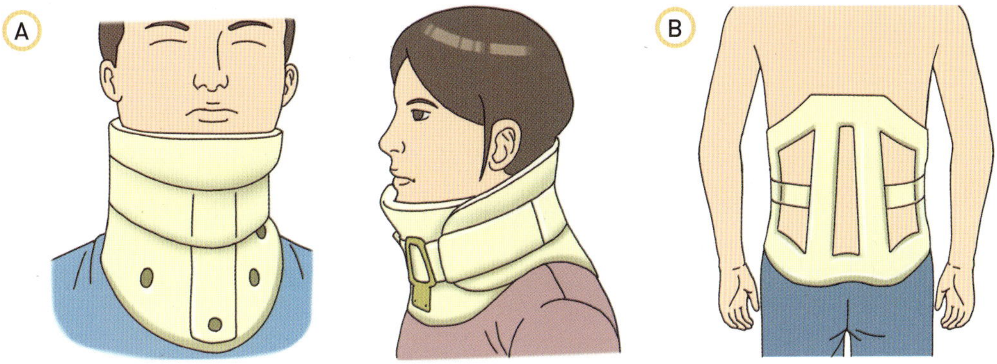

그림 7-15. 척추 보조기
A. 목 보조기 / B. 허리엉치 보조기

(2) 의지

의지(prosthesis)는 팔·다리의 일부가 손실되었을 때 그 기능과 외형을 복원하기 위한 인공적인 팔다리이다. 사용 목적에 따라 미관용 의지, 기능적 의지, 스포츠 의지로 구분할 수 있으며(그림 7-16), 절단부위에 따라 팔 의지는 아래팔 의지, 위팔 의지(그림 7-17), 어깨관절 의지로 구분하고 다리 의지는 종아리 의지(무릎아래 의지, below knee prosthesis), 넓적다리 의지(무릎위 의지, above knee prosthesis), 발목관절 절단 의지(ankle disarticulation prosthesis), 무릎관절 절단 의지(knee disarticulation prosthesis), 엉덩관절 절단 의지(hip disarticulation prosthesis)로 구분한다.

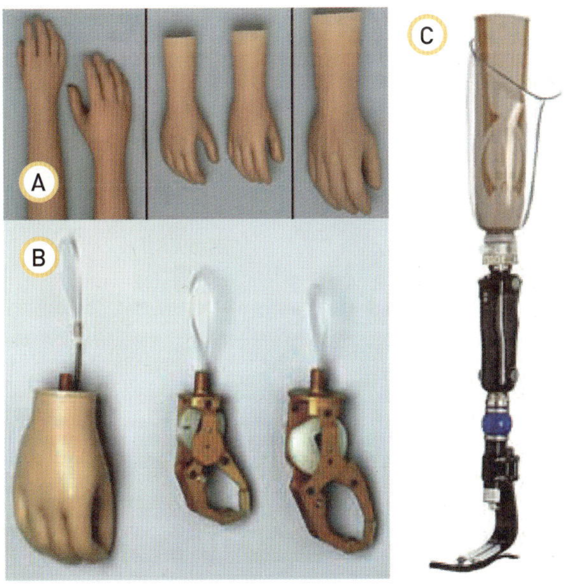

그림 7-16. 의지
A. 미관용 의지 / B. 기능적 의지 / C. 스포츠 의지

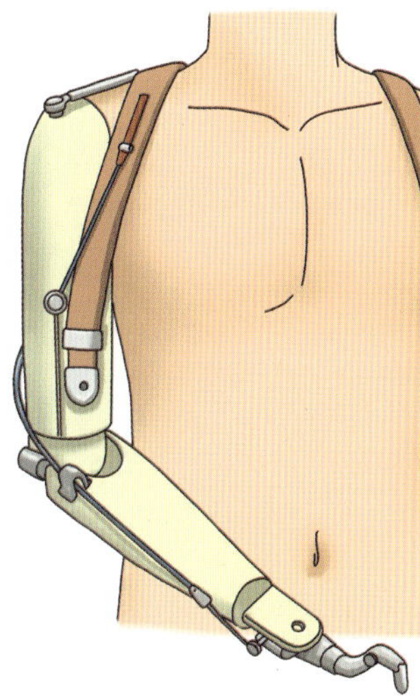

그림 7-17. 위팔 의지

2 운동치료

운동치료(therapeutic exercise)는 운동을 통해 대상자의 질병이나 기능을 개선하는 것으로 효과적인 운동치료를 위해서는 운동이 신체 조직과 계통 그리고 기능에 어떤 영향을 미치는지 알고 있어야 한다. 이를 위해서는 해부학, 생리학, 신경과학, 운동학, 병리학 뿐 아니라 행동과학적인 지식이 통합되어야 한다.

1) 근육뼈대계 운동치료

근육뼈대계 운동치료는 근육, 뼈, 관절의 손상이나 잘못된 자세, 생활습관으로 운동능력이나 기능적 활동이 상실된 것을 정상화시키거나 향상시키기 위해 운동을 적용하는 것이다. 따라서 단순히 손상된 부분을 치료하는 것 뿐 아니라 운동을 통해 신체를 강화하고 질환을 예방하여 건강을 증진시키는 것도 포함된다.

(1) 근 수축 형태

① 등장성 수축

등장성 수축(isotonic contraction)은 근육 수축에 의해 관절에서 움직임이 발생하는

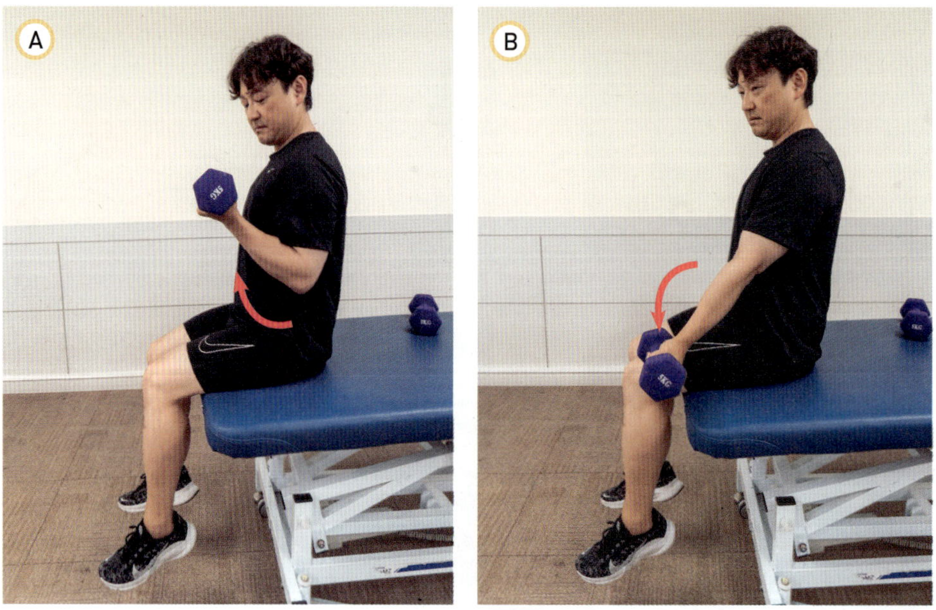

그림 7-18. 등장성 수축

A. 동심성 수축 / B. 편심성 수축

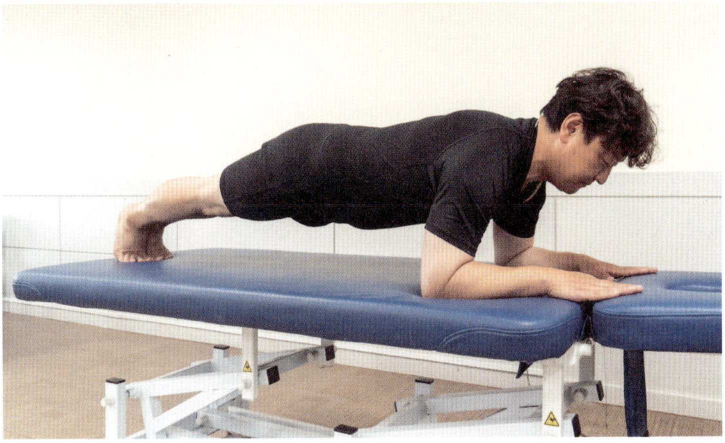

그림 7-19. 등척성 수축

것으로 동심성 수축(concentric contraction)과 편심성 수축(eccentric contraction)으로 나눌 수 있다(그림 7-18).

동심성 수축은 근육이 수축하면서 근육의 길이가 짧아지는 것이다. 예를 들어 앉은 상태에서 팔꿉관절을 굽힐 때 위팔두갈래근(biceps brachii)에서 일어나는 근수축이다(그림 7-18A).

편심성 수축은 근육이 수축하면서 근육의 길이가 늘어나는 것이다. 예를 들어 앉은 상태에서 굽힌한 팔을 서서히 펼할 때 위팔두갈래근에서 일어나는 근수축이다(그림 7-18B).

② 등척성 수축

등척성 수축(isometric contraction)은 근육이 수축하나 관절의 움직임은 일어나지 않고 근육의 길이도 변하지 않는 수축이다(그림 7-19).

③ 등속성 수축

등속성 수축(isokinetic contraction)의 등속이라는 의미는 일정한 속도로 움직이는 것을 말하는 것으로 근육이 수축을 통하여 짧아지거나 길어질 때 장비를 이용하여 미리 정한 속도로 움직인다(그림 7-20).

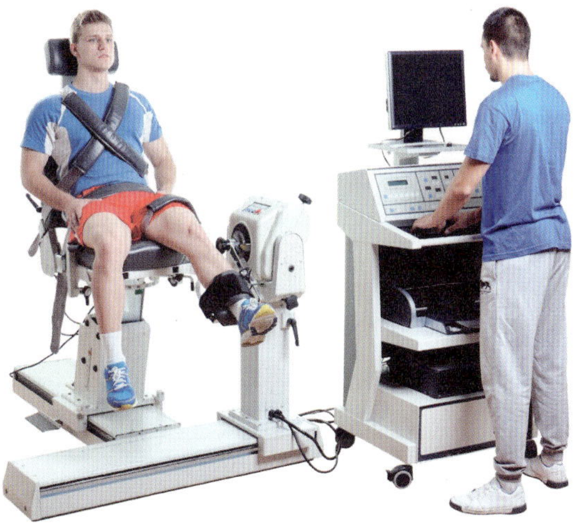

그림 7-20. 등속성 수축

(2) 운동의 종류

① 수동운동

수동운동(passive exercise)은 환자가 본인의 에너지를 사용하지 않고 외부의 힘에 의해 운동이 일어나는 것이다(그림 7-21). 치료사가 맨손으로 운동을 행하는 맨손수동운동, 각종 기계를 사용하여 운동을 하는 기계적 수동운동, 환자 자신이 다른 신체부위를 이용하여 운동하는 자가 수동운동이 있다.

수동운동은 관절과 결합조직의 가동성 유지, 손상부위 구축 예방, 근육의 역학적 탄성 유지, 순환증진, 손상 주위 조직의 영양공급, 통증 감소나 억제, 치유과정 보조, 운동감각 유지 등의 목적으로 사용한다.

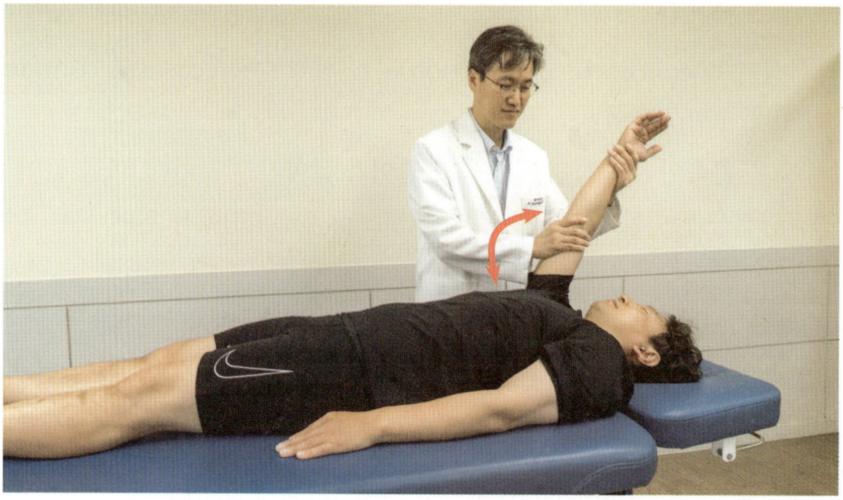

그림 7-21. 수동운동

② 능동보조운동과 능동운동

능동보조운동(active assistive exercise)은 환자가 근육 수축을 할 수는 있으나 힘이나 조절력이 부족하여 치료사나 기구의 도움을 받아 운동의 일부를 보조하는 운동이다.

능동운동(active exercise)은 환자의 근육 수축만으로 외부의 보조 없이 시행하는 운동을 말한다. 능동보조운동과 능동운동은 수동운동의 목적 이외 수축하는 근육의 생리적 탄성력과 수축성 유지, 수축하는 근육의 감각 피드백, 협응과 운동기술의 발달 등의 목적으로 사용한다(그림 7-22).

③ 저항운동

저항운동(resistive exercise)은 외력(중력, 치료사, 기구 등)을 이겨내며 실시하는 운

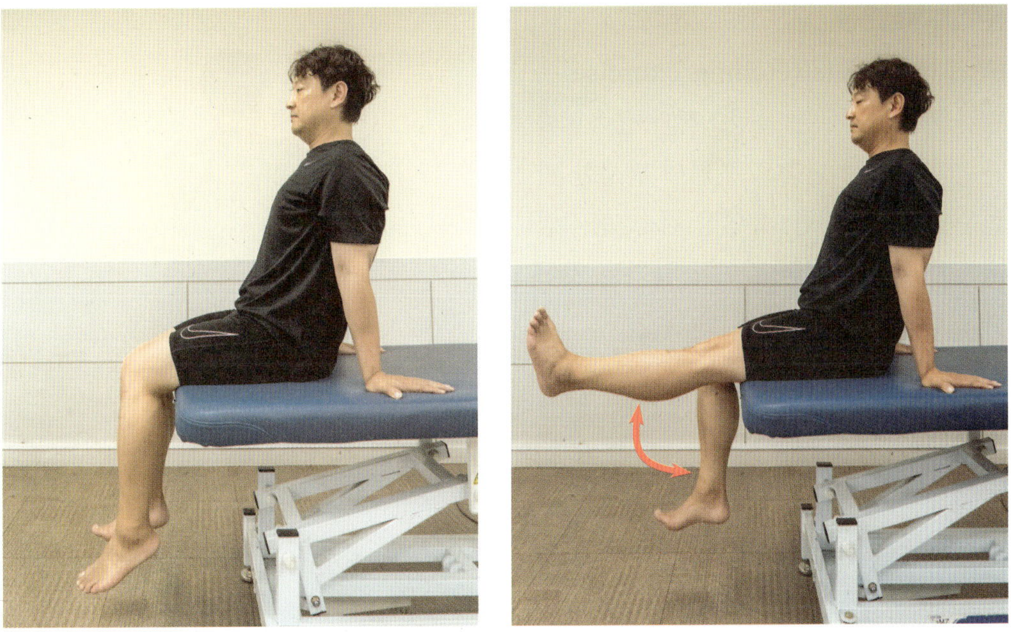

그림 7-22. 능동운동

동이다. 저항운동은 근력증진, 근육비대, 지구력 향상, 협응력 증진 등의 목적으로 사용한다(그림 7-23).

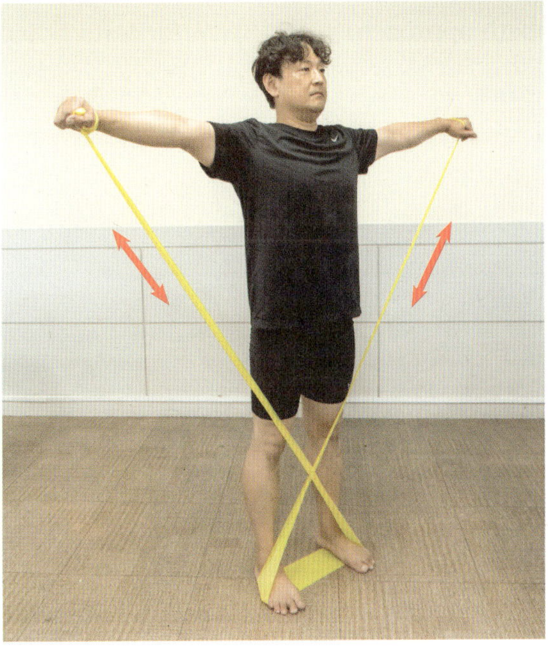

그림 7-23. 저항운동

④ 스트레칭운동

스트레칭운동(stretching exercise)은 관절을 가로지르는 물렁조직과 근육힘줄 단위의 적응성 단축으로 인해 발생한 관절운동범위의 제한, 유연성 감소, 움직임 제한이 있는 부위의 길이를 늘리는 것이다(그림 7-24).

효과적인 신장운동을 위해서는 적절한 신체 정렬과 함께 신장강도와 시간, 속도 그리고 빈도를 결정하여야 한다.

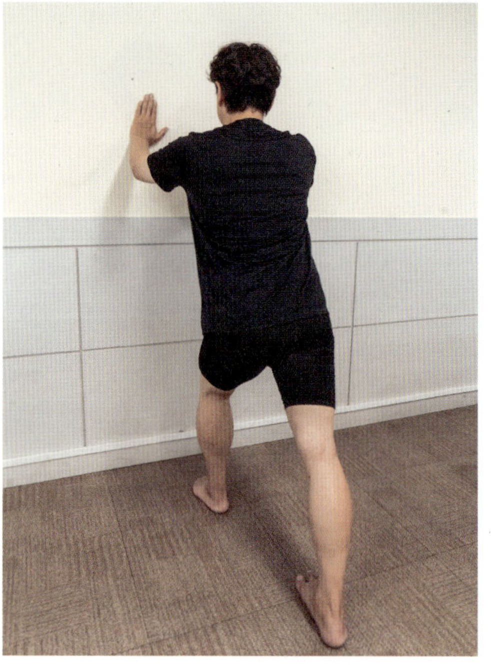

그림 7-24. 스트레칭운동

2) 신경계 운동치료

신경계 운동치료는 중추신경계 손상으로 발생한 기능적 움직임에 제한이 있는 대상자들의 기능회복을 위해 실시한다. 최근 들어 기술의 발달로 로봇과 가상현실과 같은 기술을 치료에 응용하고 있다.

(1) 보바스 접근법

보바스 접근법(Bobath approach)은 물리치료사인 Berta bobath와 의사인 Karel Bo

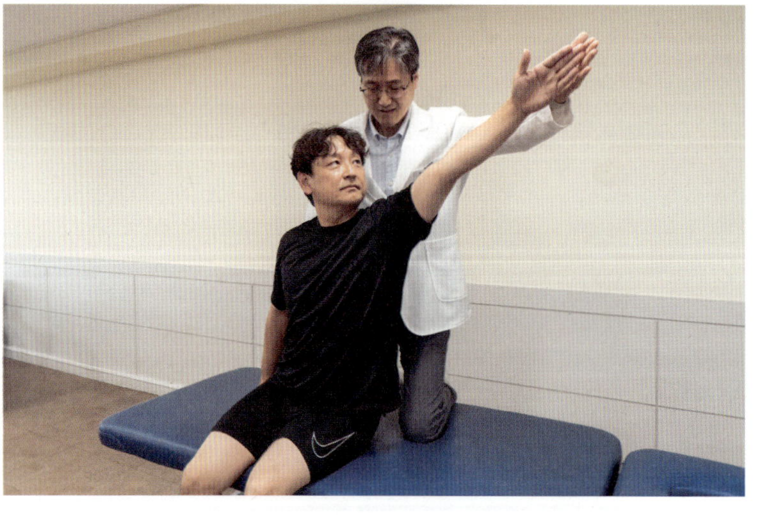

그림 7-25. 보바스 접근법

bath에 의해 만들어진 치료법이다(그림 7-25). 중추신경계가 손상되면 나타나는 근긴장도의 변화, 비정상적인 자세, 정형화된 운동패턴을 핸들링(handling), 억제(inhibition), 촉진(facilitation), 자세조절(postural control) 등을 통해 정상화시키는 운동법이다.

(2) 고유수용성신경근촉진법

고유수용성신경근촉진법(proprioceptive neuromuscular facilitation, PNF)은 1940년대 초 Herman Kabat에 의해 시작된 운동법이다(그림 7-26). 고유수용성신경근촉진법은 고유수용기를 자극하여 신경 근육계의 반응을 촉진 또는 증대시키는 치료법으로 대각선과 나선운동 패턴을 사용한다. 촉진을 위한 요소로 저항, 방산, 맨손접촉, 시각적 자극, 구두명령, 견인, 접근, 신장, 타이밍을 이용한다.

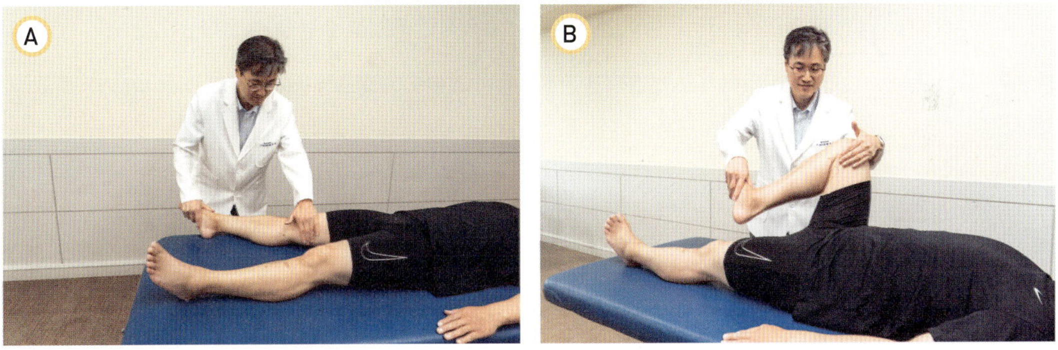

그림 7-26. 고유수용성신경근촉진법

A. 시작 자세 / B. 마지막 자세

(3) 보이타 접근법

보이타 접근법(Vojta approach)은 Vaclav Vojta에 의해 개발된 치료법으로 특히 뇌성마비에 대한 조기진단과 조기치료를 강조하였다(그림 7-27). 인체에 있는 11개의 유발점과 6개의 자극방향을 활용하여 움직임을 촉진시킨다.

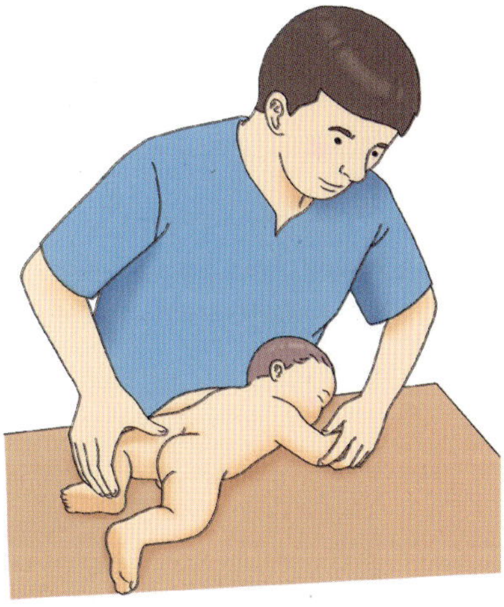

그림 7-27. 보이타 접근법

(4) 브룬스트롬 접근법

브룬스트롬 접근법(Brunnstrom approach)는 중추신경계손상 후 회복단계에서 나타나는 자발적 운동을 복제하여 치료와 일상생활훈련에 이용한 치료법이다.

중추신경계가 손상되면 처음 이완성 마비에서 경직성 마비로 진행하면서 경직의 증가와 공동운동패턴이 나타나는데 이러한 과정을 치료에 이용하였다(표 7-2).

표 7-2. 브룬스트롬 회복단계

단계	현상
1단계	발병 직후의 전체 팔·다리가 이완성 단계이다.
2단계	경직이 나타나면서 연합반응과 공동운동, 약간의 수의운동이 나타난다.
3단계	경직이 가장 강한 단계로 환자는 공동운동을 수의적으로 할 수 있다.
4단계	경직이 서서히 감소되면서 공동운동으로부터 분리된 동작이 가능하다.
5단계	팔·다리에 공동운동이 소실되면서 수의적인 동작을 수행할 수 있다.
6단계	경직이 없어지고 개별적인 관절운동이 회복되어 협조운동(coordination)이 가능하고 정상에 가까워진다.

(5) 루드 접근법

루드 접근법(Rood approach)는 Margaret Rood에 의해 개발된 치료법으로 조절된 감각자극, 계통발생학적 단계와 활동을 치료에 이용한다. 감각자극을 위해 얼음, 솔, 부드러운 마사지 등을 이용한다(그림 7-28).

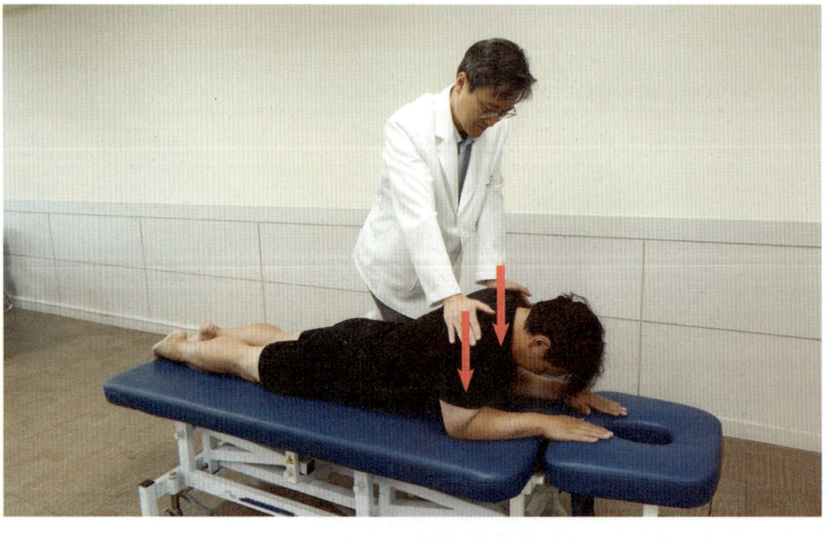

그림 7-28. 루드 접근법

(6) 거울치료

거울치료(mirror therapy)는 라마찬드란(Vilayanur S. Ramachandran)이 절단 환자를 치료하기 위해 개발한 치료법이다. 환자의 절단된 팔다리를 상자에 넣고 중앙에 거울을 설치하여 두 개의 팔다리가 정상인 것처럼 보이도록 시각적, 심리적 착각을 일으키도록 한 후 건강한 팔다리가 있는 쪽의 거울을 보며 정상인 팔다리를 움직여 절단된 팔다리가 움직이는 것처럼 착각하게 하는 치료이다(그림 7-29). 뇌는 거울을 통해 반사된 이미지를 손상된 쪽으로 인식하고 이를 통해 신경회로를 재훈련하게 된다. 현재는 뇌졸중 환자, 외상성 뇌손상 환자, 절단환자, 복합부위통증 증후군 환자의 치료에 적용되고 있다.

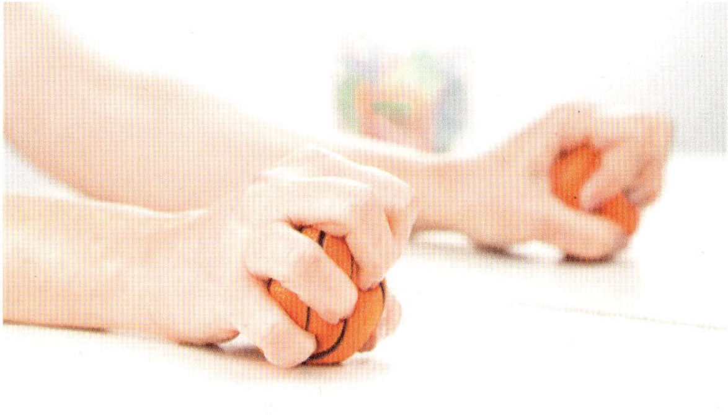

그림 7-29. 거울치료

(7) 로봇 물리치료

산업기술의 발달로 로봇, 가상현실, 인공지능 등이 다양한 분야에서 이용되고 있으며 물리치료분야에는 로봇을 활용한 운동치료와 가상현실을 접목한 치료가 적용되고 있다.

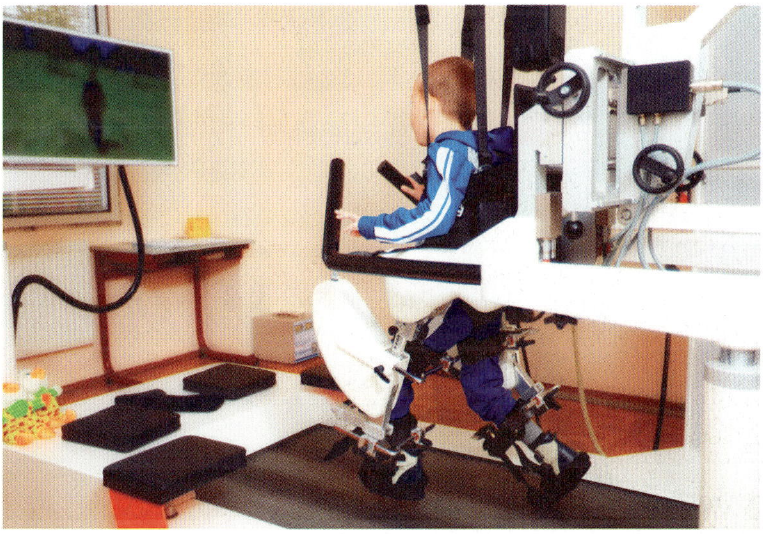

그림 7-30. 로봇보행치료

로봇을 사용하면 보행훈련이 불가능한 환자에게도 보행훈련을 시도하고 정확한 동작을 반복 시행하여 훈련의 효과를 극대화 할 수 있다(그림 7-30).

물리치료사는 로봇을 이용한 치료뿐 아니라 로봇물리치료 장비 제조사, 로봇물리치료기를 개발하기 위한 연구분야 등으로 진출할 수 있다.

(8) 가상현실치료

가상현실은 컴퓨터가 만들어낸 가상세계에서 이용자가 실시간으로 상호작용 할 수 있는 인간-컴퓨터 인터페이스이다. 가상현실을 이용한 치료는 1990년대 중반부터 재활의학 및 정신과학 분야 등에 도입되어 연구되기 시작하여 현재 뇌졸중, 척수손상, 뇌성마비, 절단자 및 인지 치료에 이용되고 있다(그림 7-31).

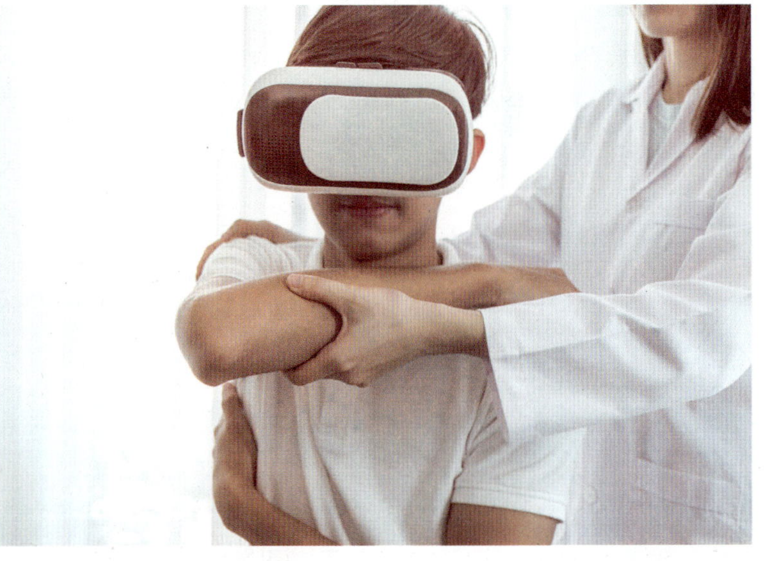

그림 7-31. 가상현실치료

가상현실치료는 재미가 있어 환자에게 동기를 부여할 수 있고, 치료결과를 객관적인 수치로 축적할 수 있으며, 장비를 갖춘다면 병원이 아닌 집이나 직장에서 치료를 진행할 수 있어 시간과 장소에 구애받지 않는다는 장점이 있다.

(9) 제한유도운동치료

제한유도운동치료(constraint induced movement therapy, CIMT)는 신경계 손상 후 마비된 팔다리의 기능을 회복시키기 위한 운동법으로 주로 뇌졸중, 외상성 뇌손상, 뇌성

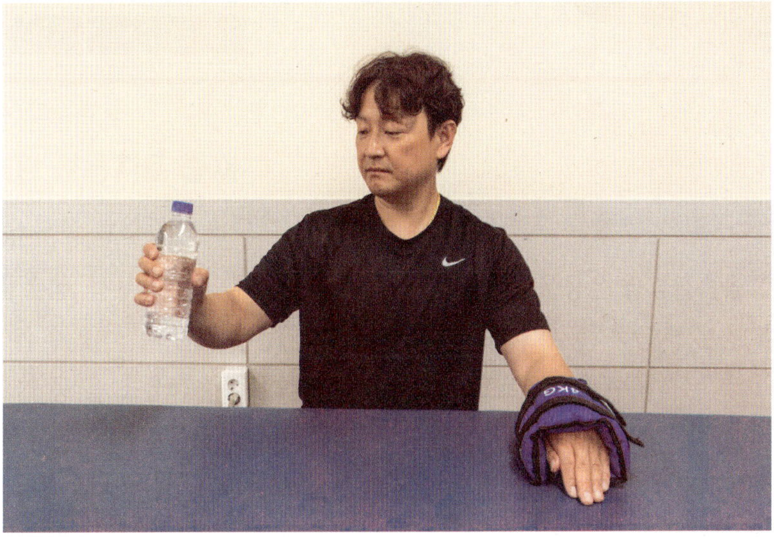

그림 7-32. 제한유도운동치료

마비 등으로 인해 한쪽 팔이나 손의 움직임이 제한된 환자들에게 적용한다(그림 7-32). 이 운동법을 적용할 때는 환자의 건강한 쪽 팔이나 손을 슬링(sling)이나 장갑 등으로 제한하여 사용하지 못하게 하고, 손상된 쪽 팔이나 손을 적극적으로 사용하여 일상생활 활동과 과제를 수행하도록 유도한다. 보통 하루 6~10시간 적용하여 신경 가소성을 촉진한다. 제한유도운동치료를 적용할 때는 환자의 상태가 적용가능한지 판단하고 높은 동기와 협조가 중요하기 때문에 심리적 지원을 하여야 한다.

(10) 상상훈련

상상훈련(motor imagery training)은 실제 움직임 없이 머릿속에서 운동을 상상하는 기법을 통해 신경 회로를 활성화시켜 기능회복을 촉진하는 방법이다. 상상을 통해 신경 가소성을 촉진하여 뇌의 재조직화를 돕고, 마비된 신체 부위의 기능 회복을 목표로 한다.

움직임을 상상하게 되면 실제 운동을 할 때와 유사한 신경회로가 활성화되는데 이를 통해 뇌의 손상된 부분이 재 조직화되며 기능회복을 촉진한다. 또한 실제로 움직이지 않더라도 반복적인 상상훈련을 하면 운동기술을 향상시킬 수 있다.

3 도수치료

1) 개요

도수치료는 관절, 물렁조직 등에 역학적 원인으로 일어난 신체의 병변을 기능적 평가를 통해 원인을 파악하고 치료사가 손을 이용하여 치료하는 것이다. 도수치료는 관절의 신장성 증진 및 영양공급, 잘못된 위치 교정, 통증 조절, 근육이완, 신경의 신장성 증가, 내장기능 개선, 심리적 안정과 같은 효과가 있다.

2) 관절가동술

관절가동술(joint mobilization)은 통증이나 저가동성이 있는 관절의 움직임을 개선하기 위해 생리적 운동(physiological movement)이나 부수적 운동(accessory movement)을 이용하여 기능을 개선하는 방법으로 칼텐본(Kaltenborn)기법, 메이틀랜드(Maitland)기법, 멀리건(Mulligan)기법 등이 있다(그림 7-33).

관절가동술은 치료를 적용할 때 동작을 멈출 수 있을 정도의 속도로 적용된다는 점이 도수교정(manipulation)과 차이가 있다.

3) 도수교정

도수교정(manipulation)은 움직임을 제한하는 관절 걸림(joint block)이 있을 때 순간 밀치기(thrust)를 적용하여 관절의 생리적 운동이나 부수적 운동을 개선하는 치료법이다.

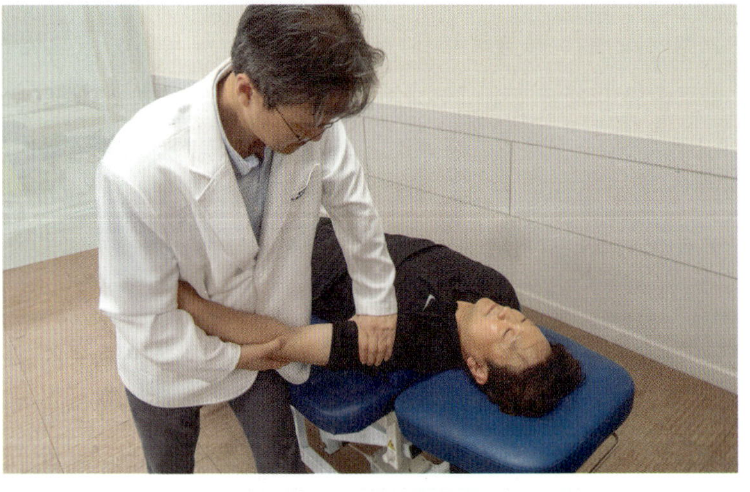

그림 7-33. 관절가동술

4) 근에너지기법

근에너지기법(muscle energy technique)은 Mitchell에 의해 체계화된 것으로 단축된 물렁조직의 가동성을 늘리는 치료기법이다. 근에너지 기법에서 사용하는 기본 원리는 등척성 수축 후 이완 그리고 상호억제 기법이다.

5) 근막이완술

근막이완술(myofascial release)은 Travell박사에 의해 처음 사용되었다.

근막은 머리끝에서 발끝까지 기능적으로 연결되어 있는 강한 결합조직으로 만약 한 부위의 근막이 단축되면 다른 부위에도 영향을 미치게 되어 움직임의 제한과 통증이 발생하게 된다. 환자의 자세와 치료사의 도수접촉을 통해 경화된 근막을 늘려주는 도수치료 기법이다.

6) 신경가동술

신경가동술(neuromobilization)은 신경 포착이나 압박으로 신경의 가동성과 신장성이 제한된 경우 신경활주를 유발하여 정상적인 움직임을 회복하는 치료기법이다(그림 7-34).

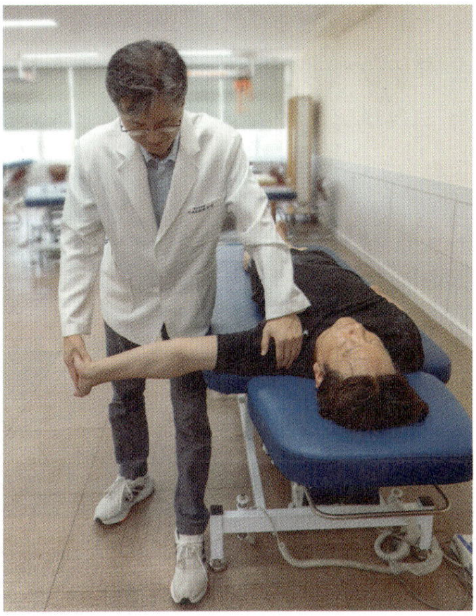

그림 7-34. 신경가동술

7) 자세이완술

자세이완술(positional release technique, PRT)은 신체의 기능장애와 통증을 치료하기 위한 물리치료 기법으로 특정한 자세를 취해 근육의 긴장을 풀고, 통증을 줄이는 기법이다. 이 기법을 적용하기 위해서는 먼저 환자의 통증부위를 촉진하여 통증 유발점을 찾고 환자가 통증유발점의 긴장이 최소화되는 편안한 자세를 취하게 한 후 90초~2분 동안 자세를 유지하여 반응을 관찰한다. 이 기법은 근육의 과도한 긴장이나 경련으로 인한 통증 완화에 효과적이고 관절의 운동범위를 회복시키는데 사용할 수 있으며 만성적 근육통과 관절통에 적용할 수 있다.

4 스포츠물리치료

1) 스포츠물리치료의 개요

스포츠물리치료(sports physical therapy)는 운동선수의 부상 예방과 회복을 위해 근거중심의 물리치료를 수행하는 전문 영역이다.

스포츠물리치료를 수행하기 위해서는 스포츠 손상, 손상 치유의 단계 등 전반적인 치료 프로그램에 대해 알아야 하고 선수들이 최적의 몸 상태를 유지할 수 있도록 개인적인 습관이나 생활방식, 정신적인 스트레스에 대한 지식도 갖추어야 한다. 또한 해당 종목에 대한 이해와 스포츠 팀의 구성원으로서의 역할을 수행할 수 있어야 한다.

2) 스포츠 재활 팀 구성

성공적인 스포츠 재활을 위해 스포츠물리치료사는 코치 및 감독, 스포츠 전문의, 선수 트레이너, 운동생리학자, 심리치료사, 영양사 등과 협업을 하여야 한다(그림 7-35).

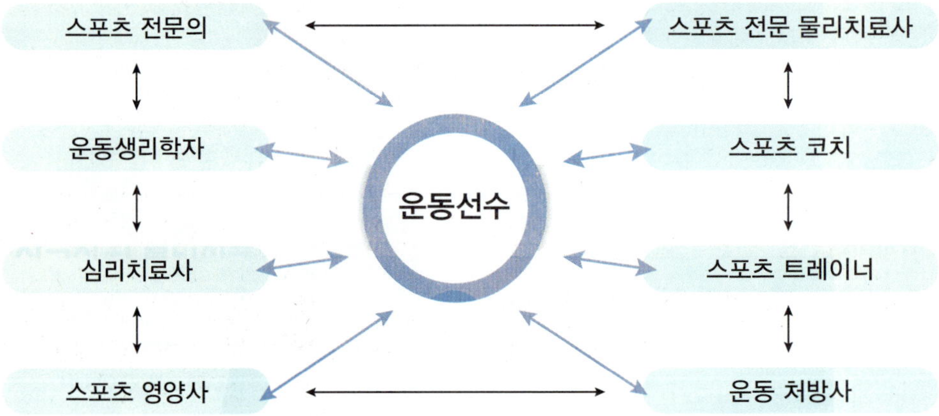

그림 7-35. 스포츠재활팀의 구성

이중 스포츠물리치료사가 팀 내에서 주로 협업하는 인원들은 스포츠 트레이너, 스포츠 전문의, 스포츠 코치이다(표 7-3).

표 7-3. 스포츠재활팀의 주요 구성원의 역할

구분	역할
스포츠 전문의	• 운동선수의 부상을 진단하고 치료계획을 수립 • 선수의 건강상태를 전반적으로 관리하고 필요한 의료 조치 시행 • 약물처방 및 관리
스포츠 전문 물리치료사	• 선수 평가 및 치료계획 수립 • 치료 • 부상 예방 및 컨디션 유지 • 관리 및 상담 • 교육 및 연구
스포츠 코치	• 팀의 훈련을 계획하고 전술을 지도 • 선수의 경기 성적을 관리하고 퍼포먼스 향상을 위한 계획 수립 • 선수와 의사소통을 통해 선수의 상태와 요구를 파악하고 지원
스포츠 트레이너	• 부상을 예방하기 위한 스트레칭, 워밍업 등을 실시 • 경기 중 발생한 부상에 대한 응급 처치 제공 • 물리치료사의 지시에 따라 재활 운동을 보조하고 선수의 회복을 지원
운동생리학자	• 선수의 체력과 기능을 향상시키기 위한 맞춤 운동 프로그램 개발 • 체력 평가를 통해 선수의 신체 능력을 분석하고 필요한 개선점 제시 • 운동 중 선수의 심박수, 산소 섭취량 등 생리적 변수를 모니터링하여 최적의 훈련 강도를 조절
운동처방사	• 기초 체력검사 • 운동 능력 검사 • 운동처방 및 훈련
심리치료사	• 경기 전후의 스트레스, 불안, 우울 등을 관리하기 위한 심리상담 제공 • 집중력, 동기부여, 자신감 향상을 위한 전신 훈련 프로그램 개발 • 부상 후 복귀 관정에서 나타나는 심리적 어려움을 극복하도록 지원
스포츠 영양사	• 선수의 식단을 계획하고 균형 잡힌 영양섭취 지원 • 적절한 수분 보충 방법을 안내하여 탈수를 예방 • 필요한 경우 보충제 사용을 조언하고 안전한 사용을 지도

3) 스포츠물리치료사의 역할

(1) 선수 평가 및 치료 계획 수립

선수의 신체 상태를 평가하고 잠재적 위험 요인을 구별하여 발생할 수 있는 위험을 예방할 수 있도록 계획을 수립한다. 부상이 있는 경우 나타나는 증상과 상태를 분석하여 개별적인 치료 계획을 수립 및 선수에게 맞는 치료 방법 결정한다.

(2) 치료

스포츠 테이핑, 스포츠 마사지, 통증 조절, 관절운동범위 회복, 근력 및 근지구력 회복, 신경근육조절, 균형 및 안정성 증진, 심장호흡기능 회복 및 유지, 기능적 향상, 플라이오메트릭 등을 진행한다(그림 7-36~38).

(3) 부상 예방 및 컨디션 유지

스포츠 활동을 통한 부상 예방과 컨디션 유지를 위해 선수들에게 적절한 스트레칭, 웜업, 쿨다운 방법을 교육하여 부상을 최소화하고 기능을 향상시킨다.

(4) 관리 및 상담

상담을 통해 선수와 코치, 부모 등과 부상에 대한 정보와 회복과정, 치료 프로그램에 대해 정보를 교류하고 선수와 주변 사람들이 이해하고 협력할 수 있도록 한다.

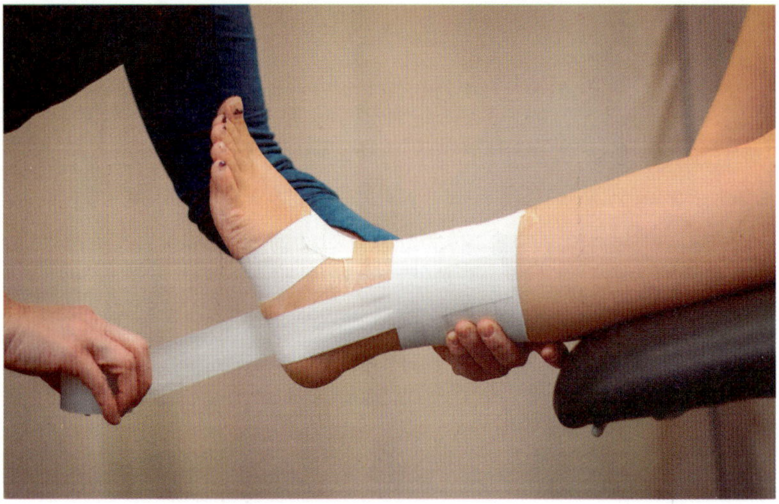

그림 7-36. 스포츠 테이핑

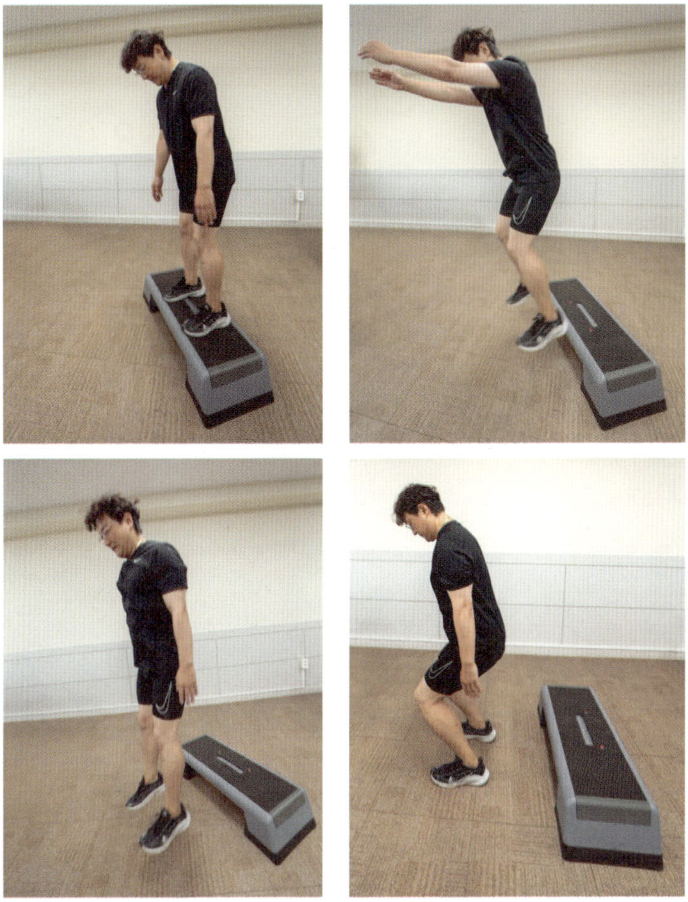

그림 7-37. 플라이오 메트릭 운동

(5) 교육 및 연구

최신 연구 결과와 기술을 습득하여 치료기법과 프로그램을 개선하고 새로운 치료방법이나 재활 프로그램에 대한 연구에 참여하여 스포츠물리치료의 발전에 기여한다. 또한 부상 예방 및 기능개선을 위해 선수를 교육하고 연구한다.

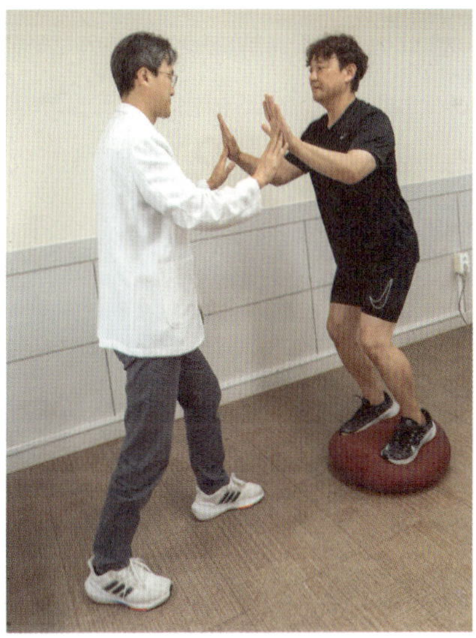

그림 7-38. 균형 훈련

5 심장호흡물리치료

1) 심장호흡물리치료 개요

심장호흡물리치료(cardiopulmonary physical therapy)는 심혈관 또는 폐 손상의 위험이 있거나 진단받은 모든 연령의 개개인에게 포괄적인 관리를 제공하는 것으로 신체활동, 교육, 심리적 지원 등을 포함하여 전반적인 건강을 증진시키고, 재발을 방지하는 것을 목표로 한다.

2) 심장물리치료

(1) 심장물리치료 목적

심장물리치료(cardiac physical therapy)는 심근경색, 심부전, 심장 수술 후 환자 등의 심장 기능을 조기에 회복시켜 운동능력과 근력강화를 통해 삶의 질을 개선하고, 나아가서 심장관련 위험을 감소시켜 재발 방지를 목적으로 한다.

(2) 심장물리치료 적용

① 심장수술 전 물리치료 중재

심장수술 전 물리치료는 심장수술을 앞둔 환자의 수술 후 회복을 최적화하고, 합병증 발생위험을 줄이기 위한 중요한 준비과정이다. 이를 통해 환자의 신체적, 정신적 상태를 개선하고 수술 후 기능회복을 향상시킬 수 있다.

환자의 폐환기를 증진시키기 위해 수술 전 호흡법과 분비물 제거방법 그리고 기침방법에 대한 교육을 시행하고, 순환증진과 혈전 예방을 위해 발목 펌핑운동 및 능동관절운동과 같은 간단한 발과 다리의 운동을 교육한다. 심장 수술 후 환자는 가슴우리가 굽힘되고 어깨관절의 관절가동범위 감소와 척추의 뒤굽이가 증가할 수 있어 적절한 자세교육 및 신장운동이 필요하다.

② 심장 수술 후 물리치료 중재

심장 수술 후 물리치료는 환자의 심장기능 회복, 운동능력 증진, 합병증 예방 그리고 전반적인 삶의 질을 향상시키기 위한 치료를 진행한다.

수술 직후 환자가 인공호흡기를 하지 않고 활력징후가 안정적이라면 심호흡을 시행할 수 있다. 초기(수술 후 ~4주)에는 침상에서 가능한 움직임을 통해 혈류를 개선하고 근육위축을 방지한다. 가로막호흡과 입술오므리기 호흡을 통해 폐기능을 회복시키고 폐렴 등

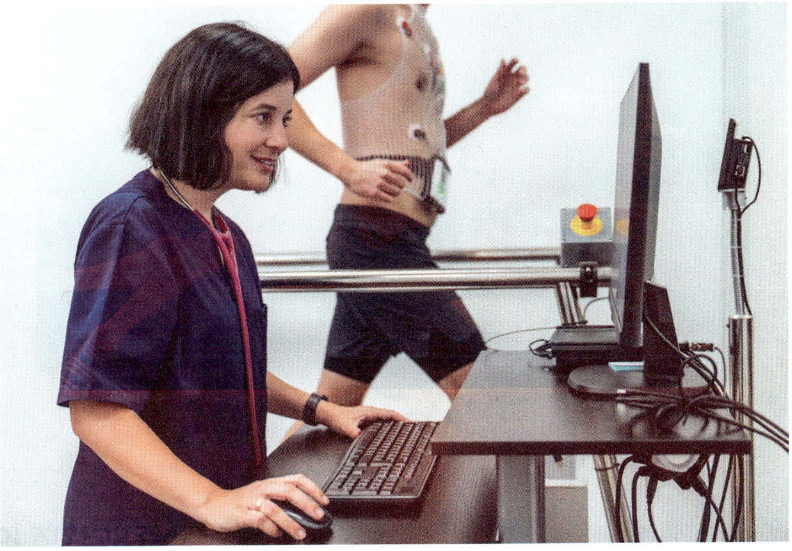

그림 7-39. 운동부하검사

의 호흡기 합병증을 예방한다. 환자의 상태를 평가하고 침상에서 앉기, 서기, 걷기 등의 가벼운 유산소운동을 통해 신체활동을 점진적으로 증가시킨다.

중기(수술 후 4~6주)에는 걷기, 자전거 타기 등의 유산소 운동을 통해 심폐기능을 향상시키고 가벼운 저항운동을 통해 근력을 강화하고 일상생활을 하기 위해 필요한 체력을 증진시킨다(그림 7-39). 또한 신장운동을 통해 유연성을 유지하고 근육경직을 방지한다. 균형 및 협응 운동을 통해 균형감각 및 전신 협응을 촉진한다.

후기(수술 후 6주 이상)에는 환자의 유산소 능력을 고려해 점차적인 고강도 유산소 운동을 적용해 심폐지구력을 강화하고 심리적 지원을 통해 환자가 정신적 안정을 도모할 수 있도록 한다. 재발 방지를 위해 식습관, 금연, 스트레스 관리 등의 생활습관을 개선할 수 있도록 한다.

3) 호흡물리치료

(1) 호흡물리치료 목적

호흡물리치료(pulmonary physical therapy)는 호흡기 질환을 가진 환자들의 호흡 기능을 개선하고, 호흡기계에서 발생하는 분비물 제거 및 호흡 근육 강화에 중점을 둔 치료이다. 이 치료는 다양한 기법을 통해 폐의 환기 능력을 향상시키고, 호흡 곤란을 완화하며, 전반적인 생활의 질을 높이는 것을 목표로 한다.

(2) 호흡물리치료 적용

① 호흡운동

가로막호흡, 오므린입술호흡, 폐분절호흡 등 호흡운동을 환자 및 보호자에게 교육하고 가정에서 규칙적으로 호흡운동을 할 수 있도록 교육한다.

② 분비물 제거 촉진 치료

체위배액, 기침 유도, 타진, 진동과 흔들기 등을 통해 분비물을 이동시키고 제거한다(그림 7-40).

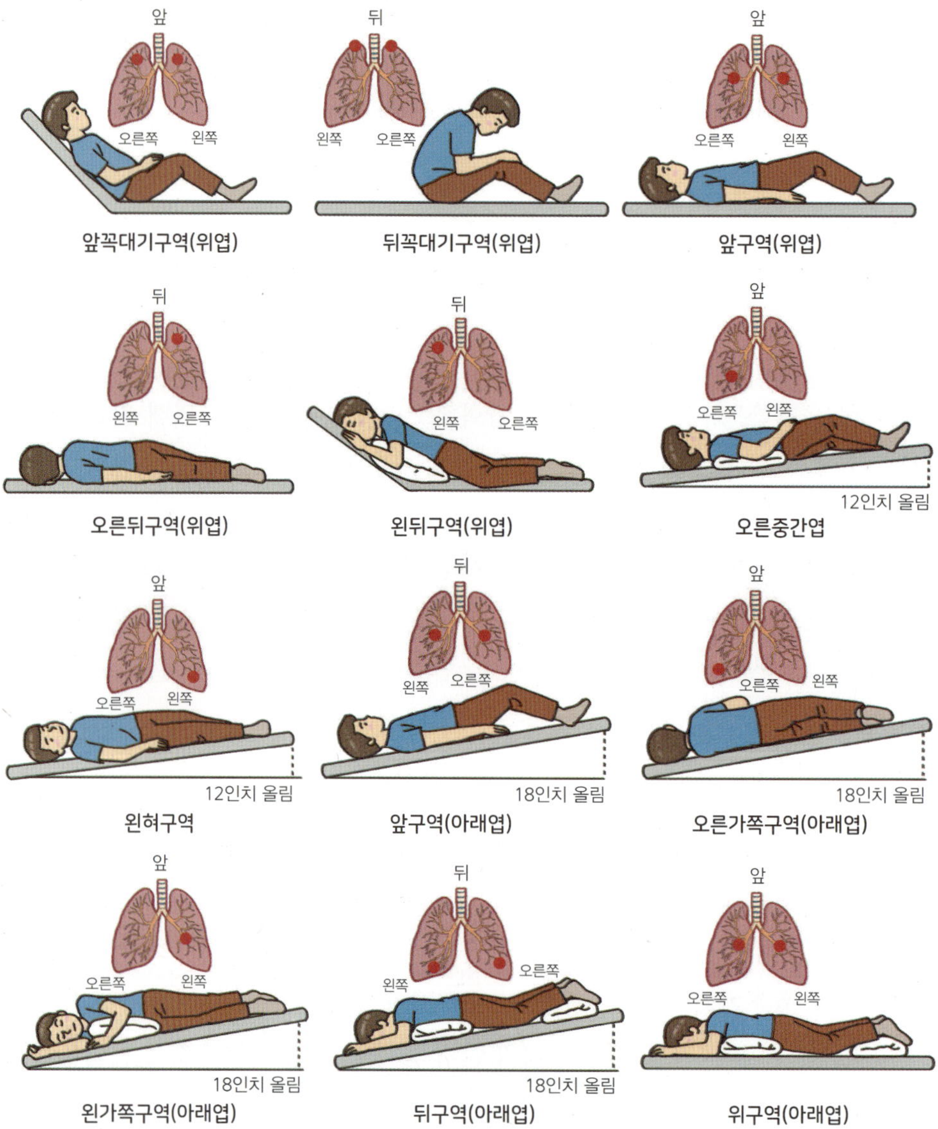

그림 7-40. 체위배액

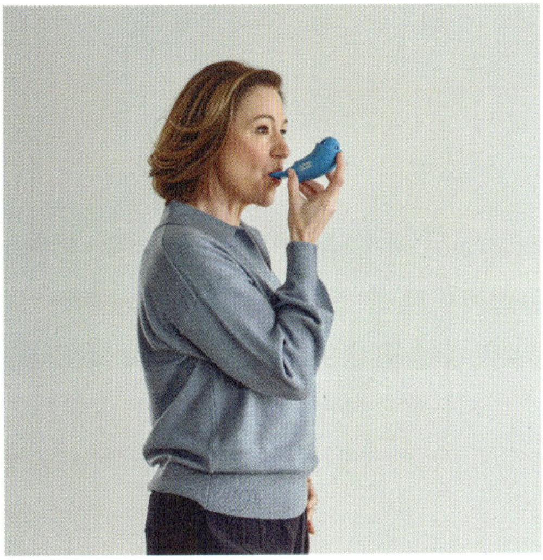

그림 7-41. 객담제거용 호흡훈련기

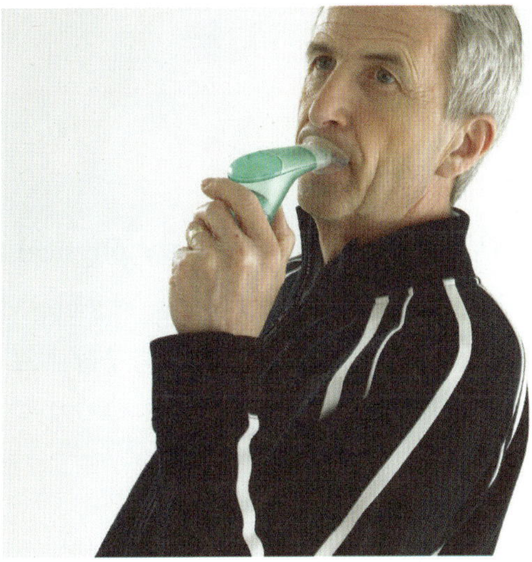

그림 7-42. 역치저항성 호흡훈련기

객담제거용 호흡훈련기(세라피이피, 아카펠라, 플러터)를 사용해 분비물 제거를 촉진할 수 있다(그림 7-41).

③ 호흡근육 강화 훈련

가로막호흡, 오므린입술호흡과 같은 호흡운동 외 역치저항성 호흡훈련기(파워브리드 등)를 사용하여 호흡근육을 강화할 수 있다(그림 7-42).

④ 가슴가동운동

가슴우리의 움직임이 제한되어 호흡에 영향을 미치는 환자에게 가슴가동범위를 향상시키거나 유지할 수 있도록 한다.

⑤ 근력강화 운동

근력운동을 위해서는 저항을 제공할 수 있는 덤벨이나 탄력밴드 등을 사용하고 기도확장과 협응력을 강화시키기 위해 근력운동시 호흡운동을 병행하도록 한다.

⑥ 유산소 및 지구력 운동

보행, 자전거타기, 수영, 댄스, 등산 과 같은 운동을 통해 산소요구량에 대한 반응을 증가시킨다.

6 피부물리치료

1) 개요

피부물리치료(integumentary physical therapy)는 피부 질환의 치료와 피부 건강의 유지를 위해 물리적 치료기법을 활용하는 전문 분야이다. 이 교재에서는 피부물리치료의 개념을 소개하고, 그 중요성과 다양한 치료 기법을 다루어 학습자들에게 피부물리치료에 대한 이해를 높이고 실무 능력을 향상시키는데 도움을 줄 것이다.

(1) 피부물리치료 개념

피부물리치료는 물리적인 에너지를 이용하여 피부 조직의 기능을 회복하거나 향상시키는 치료 방법을 의미하고 이는 전기적, 열적, 음파 및 광선 등의 다양한 에너지 형태를 활용하여 진행된다.

(2) 피부물리치료 목적

- 피부 조직의 혈액순환을 촉진하여 영양분 공급 및 대사 활동을 증진시킨다.
- 피부 조직의 염증을 감소시키고 회복을 촉진한다.
- 피부의 탄력성과 윤기를 향상시켜 건강한 피부 상태를 유지한다.
- 피부 장애 및 문제의 치료 및 예방한다.

(3) 피부물리치료 적용 분야

- 피부염
- 화상
- 여드름
- 피부 노화
- 스트레스로 인한 피부 문제
- 탈모 및 모발 관리

(4) 피부물리치료 장점

- 비약물적 치료 방법으로서 부작용이 적다.
- 치료 과정에서 피부 재생과 회복을 자연스럽게 도와준다.
- 다양한 피부 문제에 대한 개별적인 치료가 가능하다.

- 효과가 빠르게 나타날 수 있다.

(5) 피부물리치료 주의사항

- 전문가의 지도하에 진행되어야 한다.
- 환자의 상태와 증상에 맞춰 적절한 에너지 및 치료 방법을 선택해야 한다.
- 과도한 치료는 오히려 피부에 해를 줄 수 있으므로 적절한 시간과 빈도로 진행되어야 한다.
- 치료 중 발생하는 이상 증상이나 불편감은 즉시 전문가에게 보고해야 한다.

2) 피부물리치료 종류

(1) 광선치료: 자외선 A, 자외선 B, 레이저 등의 광선을 이용하여 피부 질환을 치료하는 방법으로 염증을 감소시키고 면역 반응을 조절하여 다양한 피부질환에 효과적으로 적용된다.

(2) 전기치료: 전기적 에너지를 이용하여 피부 질환을 치료하는 방법으로, 전기자극을 통해 염증을 감소시키고 혈액 순환을 촉진시킨다.

(3) 열치료: 열에너지를 이용하여 피부를 치료하는 방법으로, 열을 통해 혈액 순환을 촉진하고 염증을 감소시키며 피부 조직의 회복을 돕는다.

(4) 냉각치료: 냉각 치료는 피부 염증을 완화하고 가려움을 감소시키는 데 도움을 주며 주로 냉각팩이나 냉각기계를 이용하여 적용한다.

3) 피부물리치료 실제 적용

(1) 화상 환자 치료

화상은 피부나 조직이 열, 화학 물질, 전기 등의 외부 요인으로 손상을 입은 상태를 말하고 피부의 괴사와 염증을 유발할 수 있으며, 중대한 응급 상황으로 이어질 수 있는 질환이다.

① 원인

열, 화학물질, 전기 충격, 태양 등에 의해 피부 및 조직 손상이 주 원인이다.

② 증상

주요 증상으로는 피부 발적, 통증, 저림감, 피부의 수포, 괴사 및 탈피 등이 있다.
화상은 1도, 2도, 3도, 4도로 구분된다.

1도 화상

피부의 바깥층 표피만 손상되고, 피부가 붉어지며 압통이 느껴진다. 일광화상이 주로 1도 화상에 속한다.

2도 화상

- 얕은 화상: 표피층의 일부까지 손상되며, 물집이나 수포가 생길 수 있다. 1~3주 정도의 치유기간이 소요된다.
- 깊은 화상: 깊은 조직까지 손상되고, 4~6주 정도의 치유기간이 필요하며 종종 반흔이 남는다.

3도 화상

피부 전층 화상으로 피부 전체와 그 밑에 있는 신체 조직을 파괴하며, 감각을 소실시키고 피부 이식이 필요하다.

4도 화상

피부층을 넘어 근육, 신경, 뼈까지 손상되는 심각한 상태로 깊이와 범위가 넓어 생명을 위협할 수 있으며, 감염, 쇼크, 흉터 및 기능 손실 등이 올 수 있다.

화상의 면적은 신체 전체 피부면적에 대한 백분율로 측정하고 주로 사용하는 방법은 9의 법칙으로, 각 팔은 9%, 머리와 목은 9%, 각 다리는 18%, 몸통은 앞과 뒤가 각각 18%, 성기는 1%를 차지한다(그림 7-43).

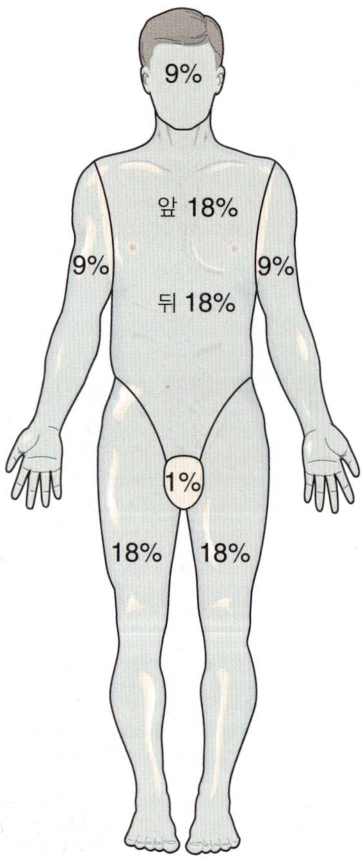

그림 7-43. 9의 법칙(성인)

③ 물리치료 중재

a. 냉각치료: 상처 부위에 냉수나 냉각 팩을 적용하여 열을 제거하고 염증을 감소시켜 준다.
b. 압박치료: 적당한 압력을 가하여 출혈을 멈추고 부종을 감소시킨다.
c. 광선치료: 적절한 광선을 피부에 조사하여 염증을 감소시키고 조직 재생을 촉진한다.
d. 열치료: 적절한 열에너지를 사용하여 혈액순

환을 촉진하고 피부의 재생을 도와준다.

e. 관절 운동 및 근력 강화: 근육과 관절의 기능 유지 및 강화하고 장기간의 고정이나 손상으로 인한 관절의 경직을 예방하는 물리치료 중재방법이다.

f. 흉터 관리: 흉터 형성을 최소화하고, 흉터로 인한 기능 제한을 줄이기 위해 압박 요법이나 마사지, 흉터 관리 크림을 사용한다.

g. 전기 자극 치료: 근육 위축을 방지하고 근력을 회복시키기 위해 전기 자극치료를 사용한다.

(2) 욕창 환자의 치료

욕창은 피부와 인근 조직이 압력, 마찰 또는 습기와 같은 외부 요인으로 인해 손상을 입은 상태를 말하며 일반적으로 압력이 길게 가해지는 부위에 자주 발생한다. 또한, 욕창은 압박을 받으며 누워 있는 사람의 아래쪽 조직에서 발생하는 궤양으로, 압박을 받는 부위의 조직에 산소와 영양 공급이 차단되어 세포가 죽는 것을 의미한다. 욕창의 발생 부위는 주로 누워 있을 때 장기간 압력을 받는 뒤통수부, 어깨뼈가시, 엉치뼈, 넓적다리큰돌기, 발꿈치 혹은 뼈의 융기부에서 주로 발생한다. 욕창을 예방하려면 침대에 누워 지내는 환자는 매 2시간마다 체위를 변화시켜 뼈의 융기부가 압력을 받지 않도록 하고 수분과 마찰력을 최소화하기 위해 피부를 항상 청결히 관리해야 한다.

① 원인

지속적인 압력, 마찰, 습기로 인해 피부 및 조직 손상이 주 원인이다.

- 압력: 30mmHg 이상의 압력은 모세혈관의 혈류 장애와 물렁조직의 손상을 유발한다.
- 혈류 장애: 조직으로 산소와 영양분을 공급하는 혈관에 문제가 있어서 혈액 공급이 차단될 때 욕창이 발생한다.
- 주요 위험 요인: 심혈관계 질환, 급성 신경학적 병변, 장기간 고정이나 부목 사용 등이 주요 위험 요인으로 작용한다.

② 증상

주요 증상으로는 피부 발적, 통증 또는 민감성, 종양 형성, 괴사 및 염증 등이 있다.

③ 물리치료 중재

a. 압박치료: 적절한 압력을 가하여 혈액순환을 촉진하고 염증을 감소시킨다.

b. 광선치료: 적절한 광선을 피부에 조사하여 염증을 감소시키고 조직 재생을 촉진한다.

c. 열치료: 적절한 열에너지를 사용하여 혈액순환을 촉진하고 피부의 재생을 돕는다.

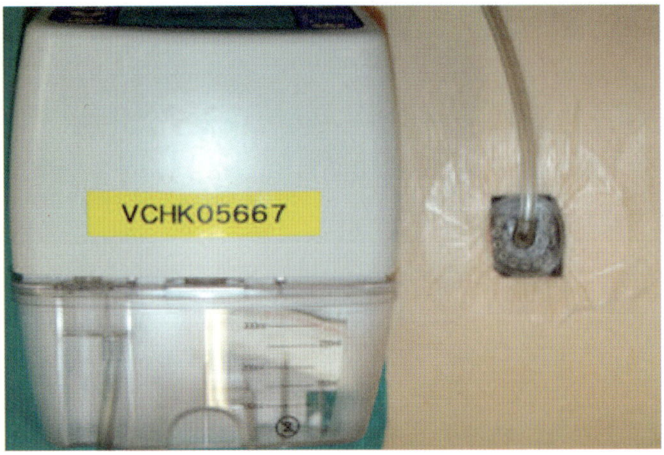

그림 7-44. 음압치료

④ **특수치료 중재**

a. **음압치료:** 음압치료는 음압을 이용하여 세포간질 부종을 최소화하고 미세혈류와 육아조직 형성을 증가시켜 상처회복을 촉진하는 방법으로 욕창 궤양, 당뇨병성 궤양, 혈관염에 의한 궤양 등 다양한 병변의 치료에 사용되고 있다(그림 7-44).

7 여성물리치료

1) 여성 질환 운동치료 중재

(1) 월경 불순

① **체중감량 운동**: 몸무게가 과다한 경우, 체중을 감량하는 운동은 월경불순을 개선하는 데 도움이 될 수 있다. 유산소 운동(걷기, 수영, 자전거 타기 등)과 근력 운동(웨이트 트레이닝, 요가 등)을 조합하여 신체의 균형있는 운동 프로그램을 수행하는 것이 좋다.

② **규칙적인 운동**: 월경불순을 개선하기 위해 규칙적인 운동이 중요하다. 매일 일정한 시간에 운동을 실시하고, 신체에 적절한 활동을 유지하여 호르몬 수준을 안정화시키는 데 도움이 된다.

③ **스트레스 관리 기법**: 스트레스는 월경불순을 악화시킬 수 있는 주요한 요인 중 하나이다. 스트레스 관리 기법은 월경주기의 규칙성을 유지하고 호르몬 수준을 안정화시키는 데 도움이 됨으로 깊은 호흡, 명상, 요가, 태교 등의 기법을 활용하여 스트레스를 관리하는 것이 좋다.

④ **규칙적인 생활습관 유지**: 규칙적인 수면 패턴을 유지하고, 건강한 식습관을 유지하는 것이 월경불순을 개선하는 데 중요하다. 특히 식이섬유를 충분히 섭취하고, 식사 시간을 일정하게 유지하는 것이 호르몬 수준을 안정화시키는 데 큰 도움이 된다.

(2) 부인과 질환

① 골반 안정화 운동 방법

a. 다리 들어올리기: 바닥에 누워 다리를 곧게 뻗은 후 천천히 다리를 들어올린 뒤 천천히 내린다.

b. 플랭크: 상체를 팔꿈치와 발끝에 지지하고 몸을 곧게 펴서 몸이 바닥과 평행하게 유지한다.

c. 다리 굽히기: 바닥에 누운 채로 무릎을 굽힌 후 발을 바닥에서 떼지 않고 엉덩이를 들어올린다.

② 골반 스트레칭

a. 엉덩이 스트레칭: 바닥에 누워 한 쪽 무릎을 가슴 쪽으로 당겨 엉덩이 근육을 스트레칭한다.

b. 모음근 스트레칭: 서서 한 쪽 다리를 앞으로 내밀고 반대쪽 다리를 뒤로 뻗어 모음근

을 스트레칭한다.

c. 골반 회전 스트레칭: 바닥에 누운 채로 양쪽 무릎을 좌·우로 돌리면서 골반을 회전시켜 스트레칭한다.

(3) 요로 질환

① 근육 강화 운동

a. 골반바닥근 수축 운동: 등과 복부를 편안하게 하고 골반바닥근을 수축하여 5~10초 동안 유지한 후 5~10초 동안 골반바닥근의 힘을 빼는 운동을 10회 반복한다.

b. 다리를 들고 머리 들고 일어나기: 등을 바닥에 대고 다리를 들고 난 후 머리를 들면서 골반바닥근을 수축하고 이를 유지한 후 5~10초 동안 골반바닥근의 힘을 빼는 운동을 10회 반복한다.

② 방광 훈련 운동

a. 정해진 시간 간격으로 소변을 보기: 일정한 시간 간격(예: 2시간)으로 방광을 비우도록 소변을 보며 방광의 용량을 조절한다.

b. 배뇨 일지 작성: 하루 동안 소변을 보낸 횟수와 양을 기록하여 방광 훈련의 진행 상황을 일지에 규칙적으로 작성하여 파악한다.

③ 요로근육 이완

a. 근육 이완과 호흡 운동: 편안한 자세에서 깊게 숨을 들이마시고, 숨을 내쉬며 몸을 완전히 이완한다. 이때 골반바닥근과 복부 근육에 집중하여 긴장을 완화해준다.

(4) 성기능 이상

골반근육 강화운동, 호흡운동, 스트레칭 운동, 심리 치료 등 개인의 상황과 필요에 따라 다양한 형태로 진행할 수 있고 이러한 운동은 여성의 성적 활동과 만족도를 향상시키고, 성적 기능 장애를 극복하는데 도움이 된다.

(5) 산전, 산후 운동

① 출산 전 운동

임신 중 근육 기능을 향상시키는 운동은 올바른 자세 유지와 근육 수축 조절에 도움을 주어 안전하고 원활한 분만에 도움이 된다. 또한 임신 기간 동안 태아의 성장으로 인해 무게 중심이 앞쪽 위쪽으로 이동하기 때문에 자세유지 근육에 큰 스트레스가 주어진다. 따라서 위목 폄근, 허리 폄근, 넓적다리뒤근육과 같은 근육들은 짧아지는 경향이 많아 뻗

침운동이 필요하고, 위목 굽힘근, 몸통 굽힘근, 배가로근, 무릎관절 폄근과 같은 근육들은 약해지는 경향이 있어 근력 강화 운동을 시행해야 한다(그림 7-45).

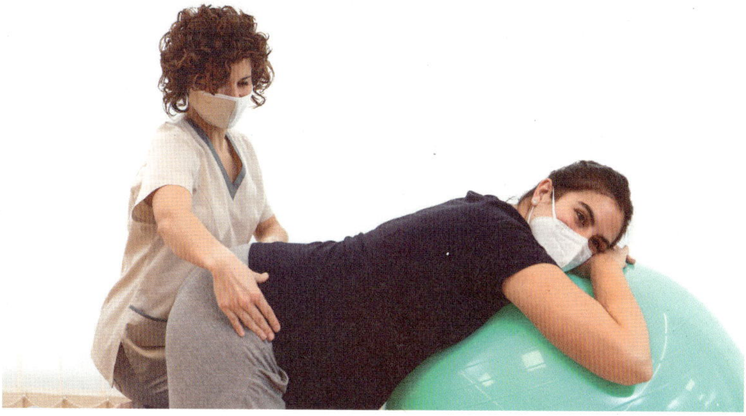

그림 7-45. 허리, 골반 이완 및 코어근육 강화 운동

a. 골반 안정화 운동: 임신 중에는 자연스럽게 몸의 중심이 변화하고 골반이 더 틀어지는 경향이 있고 이러한 변화는 골반 통증이나 불편을 초래할 수 있다. 골반 안정화 운동은 이러한 문제를 완화하고 골반을 안정화하여 임신부의 편안함을 증진시키는 데 도움이 된다. 운동 방법으로는 다리를 교차하는 운동, 골반을 회전시키는 운동, 다리 들기 운동 등이 있다.

b. 호흡 운동: 임신 중 호르몬의 변화와 자연스러운 신체의 변화로 인해 호흡이 어려워질 수 있으며 특히 임신 후기에는 많이 자란 태아로 인해 호흡에 더 많은 노력이 필요하다. 호흡운동은 호흡 기술을 향상시키고 폐의 기능을 개선하여 임신 중 더 효율적인 호흡을 도와줄 수 있으며 이러한 운동은 깊게 들이마시고 천천히 내쉬는 것과 같은 호흡 기법을 중심으로 진행하면 된다.

② 출산 후 운동

출산 후에는 급격한 신체 변화가 일어나며, 근육뼈대계와 비뇨생식기계 관련 질환이 빈번하게 발생한다. 이러한 시기에는 출산 후 여성의 몸 상태를 이해하고 회복을 목표로 한 운동 프로그램을 구성하는 것이 중요하다. 일반적으로 주요 초점은 골반바닥근을 강화에 두어야 하지만, 복부, 등, 팔 및 허벅지 근육 스트레칭 및 강화 운동을 시행하여 출산 전의 건강한 몸 상태로 회복하는 것을 목표로 해야 한다(그림 7-46).

a. **케겔운동**: 임신 및 출산으로 인해 여성들은 일시적 요실금을 보일 수 있다. 대표적

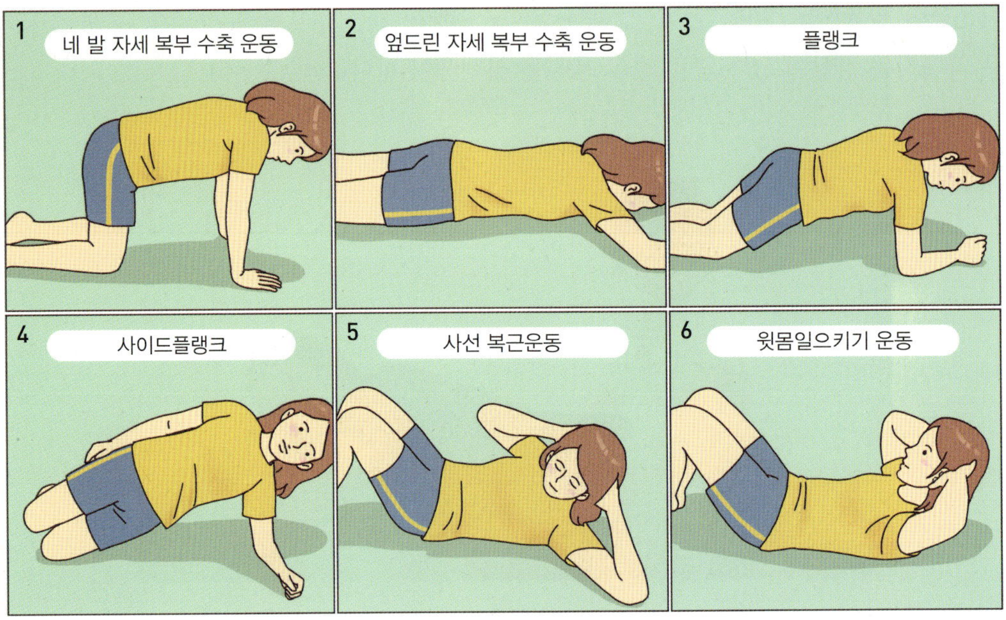
1
네 발 자세 복부 수축 운동
2
엎드린 자세 복부 수축 운동
3
플랭크
4
사이드플랭크
5
사선 복근운동
6
윗몸일으키기 운동

그림 7-46. 출산 후 운동

인 치료 방법은 골반바닥근운동(pelvic floor muscle training)이며, 골반바닥근운동 중 가장 흔히 사용되는 중재는 1948년 케겔 박사(Dr. Anold Kegel)에 의해 제안된 케겔운동(Kegel exercise)이다(그림 7-47). 국제요실금학회가 권장하는 케겔운동 방법은 대개 6~8초간 항문과 요도 조임근을 수축하는 운동이며 1일 8~10회씩 3회 반복하고, 훈련 빈도는 일주일에 3~4회씩, 15~20주 지속한다.

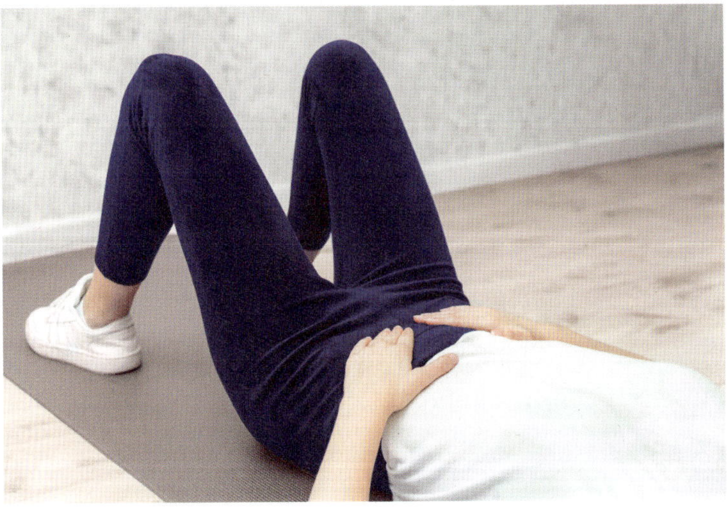

그림 7-47. 케겔 운동

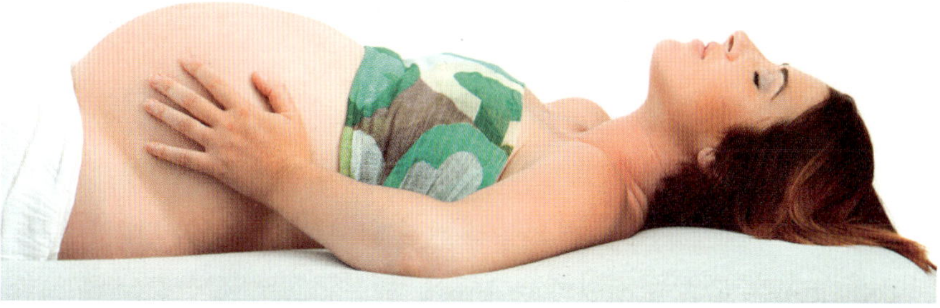

그림 7-48. 배곧은근 분리운동

b. **배곧은근 분리운동**에 대한 중재: 임신 말기 및 산후 기간에 배 근육이 과도하게 늘어나면서 배곧은근이 2개의 정중선으로 분리되는 경우가 있다. 많은 여성에게 미용상의 문제가 될 뿐만 아니라 허리와 골반의 안정성을 감소시킬 수 있어 분리된 배곧은근에 대한 교정운동을 시행해야 한다(그림 7-48).

- 운동 방법:

① 바닥에 등을 대고 누운 상태에서 무릎을 굽혀 발바닥을 바닥에 둔다.

② 한손은 복부에 다른 손은 가슴에 올려 둔다.

③ 천천히 코로 숨을 들이마셔 복부가 팽창하도록 하고 입으로 숨을 내쉬며 배를 조인다.

④ 배꼽을 척추쪽으로 당기는 느낌으로 복부를 반복적으로 수축시킨다.

8 아동물리치료

1) 개요

성장은 연령이 증가함에 따라 신체적인 크기와 부피가 증가하는 과정을 의미하며, 발달은 예측되는 순서와 이정표에 맞게 기능과 관련된 새로운 기술과 방법을 습득하는 과정을 의미한다. 소아는 단순히 성인의 축소판이 아니라 그 연령에 맞는 운동 단계와 정서적 단계를 갖기 때문에 성장과 발달에 대한 지식은 매우 중요하다. 정상적인 성장과 발달은 일반적인 규칙을 따르며, 물리치료사는 소아의 성장과 발달이 정상 범위에서 벗어난 정도를 평가하여 문제점을 해결하기 위한 치료 계획을 세워야 한다. 또한 아동물리치료의 범위는 소아뿐만 아니라 부모를 포함한 가족도 치료의 범위에 포함되어야 하며, 소아는 성인과는 다른 운동 및 정서적 단계를 경험하므로 해당 단계에 맞는 치료 접근이 필요하다.

물리치료사는 소아의 성장과 발달을 고려하여 개별적인 치료 계획을 수립해야 하고 소아의 특성과 발달 수준에 맞는 치료 방법과 기술을 적용하여 치료 접근을 설계해야 한다. 또한 부모 및 보호자와의 협력을 통해 치료 과정을 보다 효과적으로 이끌어 나가야 한다.

2) 소아의 발달 과정

(1) 운동발달의 원리

소아의 성장과 발달은 개인적인 차이가 있지만, 일반적으로는 연령에 따른 정상 운동발달 단계 순서와 관련된 원리를 따른다. **운동발달**의 일반적인 원리는 다음과 같다.

- 운동발달은 머리에서 꼬리 방향, 중심에서 가쪽 방향으로 진행된다.
- 초기에는 큰 근육을 사용하는 대단위 운동이 발달하고 이후에는 더 세밀하고 정교한 움직임을 요구하는 소단위 운동으로 발달한다.
- 운동발달의 순서는 개인에 따라 다르지만, 보통은 일정한 패턴을 따른다.
- 운동조절은 운동성, 안정성, 조절된 운동성, 숙련의 단계를 거쳐 발달한다.
- 환경적인 요인도 운동발달에 영향을 준다.

(2) 발달 이정표

개월	발달	비고
1~3개월	• 몸통과 분절들의 굽힘이 감소 • 순간적으로 머리 들기 가능 • 움켜잡기반사 등 원시반사 발현 • 엎드린 자세에서 머리를 가누기 시작 • 팔로 몸을 지지하여 허리도 가누기 시작 • 물체의 형태와 색을 구별하기 시작 • 옹알이 발현 • 골반의 안정성 증가 • 손의 동작 활발 • 만세 동작 가능 • 웃으면서 반응	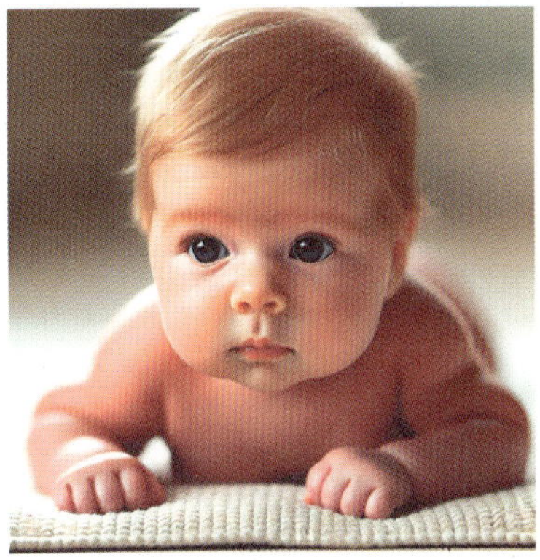
4~6개월	• 엎드린 자세에서 고개를 90° 들기 시작 • 구르기 발현 • 바로잡기반응 나타남 • 물건을 잡아 입으로 가져감 • 좋고 싫음을 표현하며 신뢰감 발달 • 앉은 자세에서 몸통과 머리 조절 가능 • 다리에 힘이 생김 • 한쪽 팔에 체중을 옮기고 다른 팔을 뻗음 • 반복되는 동작이나 소리에 흥미를 보임 • 엎드린 자세에서 손으로 바닥을 짚고 양팔을 펼 수 있음 • 배밀이 가능 • 물체를 잡아 서있는 것이 가능 • 혼자 앉을 수 있음	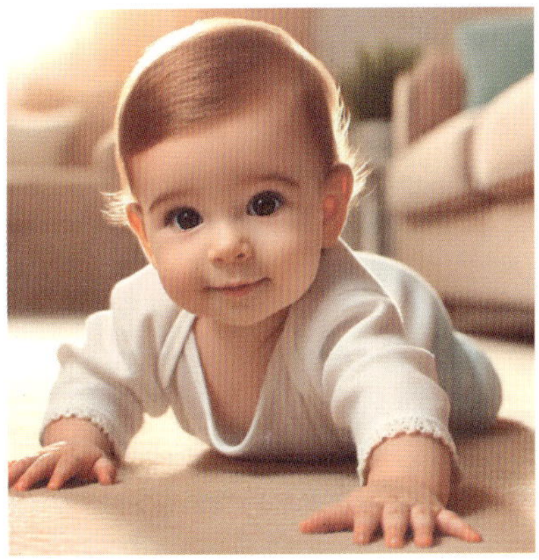
7~9개월	• 앉은 자세가 완성 • 엎드린 자세에서 팔, 다리, 몸통을 모두 뻗을 수 있음 • 물체를 잡고 일어설 수 있음 • 구강 운동 발달로 입술을 오므릴 수 있음 • 혼자 앉을 수 있음 • 양손을 자유롭게 사용 • 불안해함이 발현됨 • 자세 변화가 자유로워짐 • 하지 운동이 독립적으로 이루어짐 • 좋고 싫음을 표현함	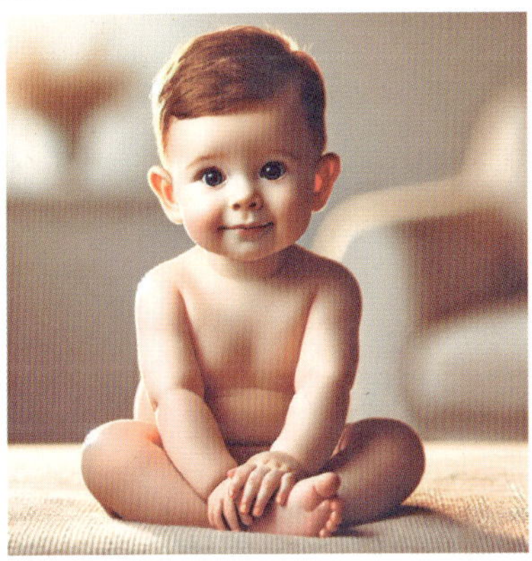

개월	발달	비고
10~12개월	• 네발 기기 가능 • 물건을 잡고 서기 시작 • 집기 동작이 발달 • 네발 기기 자세에서 물건을 잡을 수 있음 • 다양한 음절을 소리내고 낯선 것을 의심함 • 잡아주면 발을 떼고 걸을 수 있음 • 컵으로 물을 마실 수 있음	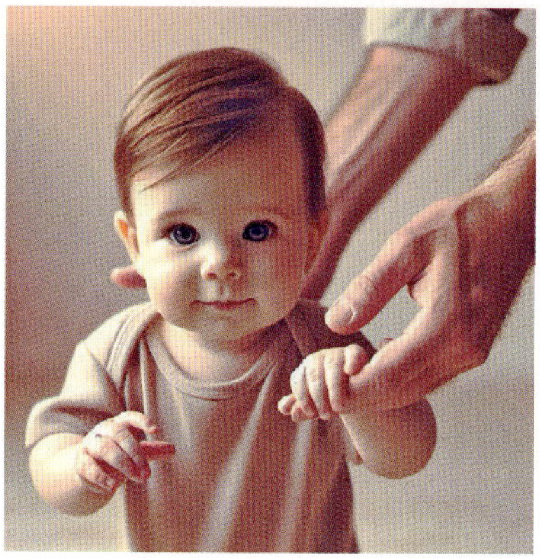

① 생후 2년

- 제자리에서 두 발로 점프 가능
- 계단 오르기 가능
- 우세 손이 확립됨
- 단어를 이용하여 문장을 만들 수 있음

② 생후 3년

- 달리기 및 세발자전거 타기 가능
- 그리기 가능
- 배변 훈련 및 옷 입기 가능
- 문장 구성 가능

③ 생후 4년

- 한 발로 뛸 수 있음
- 십자가를 그릴 수 있고, 가위 사용 가능
- 또래와 놀이가 가능

④ 생후 5년

- 깡충깡충 뛰는 것을 좋아하고 한 발로 잠시 균형을 잡을 수 있음
- 말이 유창하고, 옷도 거의 혼자 입을 수 있음
- 창조적인 놀이를 하고 상호 협동하는 사회성이 보임

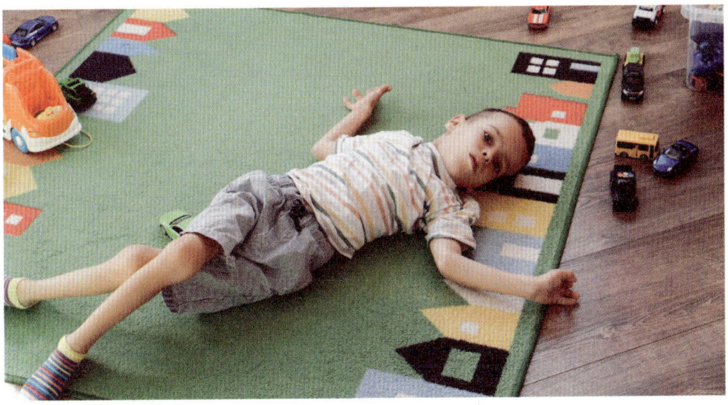

그림 7-49. 뇌성마비

3) 아동의 질환과 증상

(1) 뇌성마비

뇌성마비(cerebral palsy)는 소아에서 나타나는 중추신경계 손상의 가장 대표적인 질환으로 미성숙한 뇌의 비진행성 병변에 의해 발생하고 단순한 질병으로 분류하기 어렵다. 원인은 출생 전, 출생 시, 출생 후와 같은 발병 시기에 따라 분류될 수 있으며, 매우 다양한 증상으로 나타날 수 있다. 이는 뇌의 손상된 부위와 정도에 따라 차이가 있다.

흔히 나타나는 증상으로는 운동장애, 언어장애, 시각장애, 청각장애, 학습장애, 섭식장애, 발작 등이 있다. 특히 뇌의 능력 결손으로 인해 신경과 근육의 활동을 조절하는데 문제가 발생하여 비정상적인 운동패턴이 많이 나타난다(그림 7-49). 뇌성마비는 장애의 정도와 침범된 부위에 따라 분류되는데, 미국뇌성마비학회의 분류법과 보바스 분류법이 가장 널리 사용되고 있다.

(2) 기운목

기운목(torticollis)은 출생 직후 흔히 나타나는 자세 이상 중 하나로, 주로 목빗근(sternocleidomastoid muscle)의 한쪽이 단축되어 발생하며, 이에 따라 목이 단축된 쪽으로 기울어지고 반대쪽으로 회전되는 특징을 보인다(그림 7-50). 원인은 명확하지 않지만, 출생시 외상, 자궁 내 제한으로 발달 중인 목빗근의 손상에 기인한다고 여겨진다.

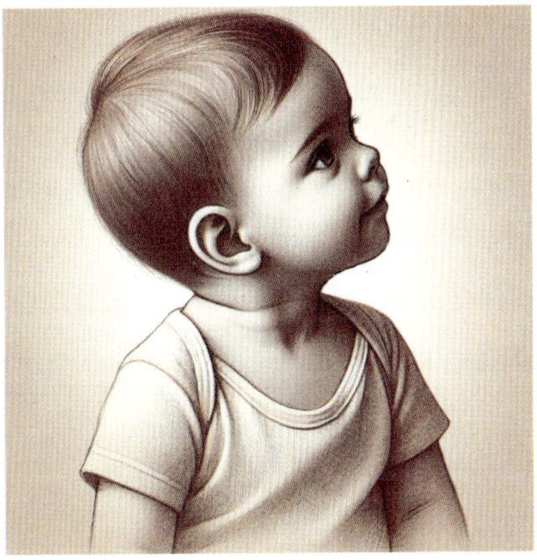

그림 7-50. 기운목

기운목으로 진단받은 영아는 자연적인 회복을 기대하기보단 적극적인 목 부위 스트레칭, 목과 몸통 근육 강화, 대칭적 움직임을 촉진하는 활동, 그리고 일상적인 치료를 제공하기 위해 보호자의 교육 및 지원을 포함한 포괄적인 물리치료 프로그램이 필요하다.

4) 물리치료 중재

(1) 고유수용성신경근촉진법

고유수용성신경근촉진법(PNF)은 미국의 Herman Kabat와 Margaret Knott에 기원을 두고 있으며, 현재까지 운동의 신경학적, 생역학적, 신경근육학적 그리고 인지적으로 분석하고 치료하는 데 이용되고 있다. 물리치료사는 도수적인 자극, 시각적인 자극, 청각적인 자극을 동시에 주어 신경근육적 반사와 운동 패턴을 유발함으로써 정상적인 운동기능 촉진을 통해 치료하게 된다. 물리치료사, 부모 등이 적용하는 PNF (proprioceptive neuromuscular facilitation)는 뇌성마비, 뇌졸중과 같은 위운동신경세포 병변을 치료하는 데 널리 사용되고 있는 치료접근 중 하나이다.

(2) 신경발달학적 치료 접근법

신경발달학적 치료 접근법(neurodevelopmental treatment approach, NDT)은 Berta Bobath와 Karel Bobath에 의해 영국에서 기원되었으며, 자세와 운동의 신경학적 장애를 분석하고 치료하는 데 이용되고 있다. 이 접근법은 동기유발형 환경과 아이의 능동적인 참여를 통해 정상적인 감각을 경험할 수 있도록 도와주고 이 과정에서는 도수 촉진과 억제 기술이 사용된다. 이러한 접근법은 기능적인 운동 반응을 촉진하여 아이의 협응적이고 효율적인 운동 패턴을 발달시켜준다. 정상적인 발달 기술들을 지속적이고 능동적으로 반복하면, 아이의 운동 능력 향상에 도움이 되며 치료사, 부모, 선생님 등이 적용하는 신경발달학적 치료 접근법은 뇌성마비와 같은 위운동신경세포 병변을 치료하는 데 널리 사용되고 이론화된 체계적인 치료 접근법 중 하나이다.

(3) 감각통합치료

감각통합치료(sensory integration)는 부족한 감각 통합과 감각 feedback이 감각으로 인해 나타나는 운동 계획을 방해한다는 이론에 기초를 두고 있으며, 치료 시작 전 임상적 관찰과 검사를 통해 아이의 감각계를 평가한다. 조절된 안뜰(vestibular) 감각과 몸감각(somatosensory)을 경험함으로써, 아이는 자발적이고 기능적인 반응을 유발하기 위한 감각 정보를 통합하는 능력을 가질 수 있게 된다.

9 노인물리치료

1) 개요

우리나라의 노인복지법과 국제연합(UN)에서는 65세 이상을 노인으로 정의하고 있다. 우리나라는 2000년에는 7.2%였으나, 2019년에는 14.4%로 예상되며, 2026년에는 20.0%의 초고령화 사회가 될 것으로 예상된다. 의료 기술의 발달은 고령 인구의 증가와 고연령화 현상을 불러 왔는데 이러한 인구 구성의 급격한 변화로 인해 사회적으로 다양한 문제가 예상되고 있다. 고령화는 경제, 사회, 의료, 연금, 복지 등 다양한 분야에 심각한 영향을 미치게 되고 만성 질환자 수는 증가하고 있으며, 복지 시설 및 재가 물리치료의 수요도 증가하게 될 것이다. 고령화가 진행될수록 건강 검진과 예방을 위한 물리치료사의 역할은 더욱 중요해지고 있다.

2) 노화에 따른 신체 변화

(1) 뼈 변화

연령이 증가함에 따라 뼈 속의 칼슘이 감소하고 뼈밀도가 낮아지며, 이로 인해 사소한 외상에도 골절이 발생할 수 있다. 일반적으로 여성의 뼈 질량은 남성보다 많이 감소하며, 인종별로는 흑인보다 백인과 동양인의 골다공증 발병률이 높다.

(2) 관절과 인대 변화

윤활관절에서는 활액의 감소로 인해 관절 운동이 제한될 수 있으며, 관절연골은 혈관과 신경의 분포가 없어 주변조직과 지속적인 압박 및 이완을 통해 영양을 공급받는다. 노화와 함께 발생하는 질병, 입원, 근력 감소, 낙상 등은 관절연골의 악화를 촉진할 수 있다. 또한, 관절주머니와 인대에서는 아교섬유의 교차 연결이 증가하고 탄력섬유가 감소하여 관절의 유연성이 저하되고 뻣뻣해질 수 있다.

(3) 뼈대근육 변화

신체활동의 감소, 영양부족, 질병 등을 확인할 때 노화에 의한 변화와 잘 구별해야 한다. 노화로 인한 뼈대근육의 주요 변화는 근력 감소인데 근육 크기와 조직이 줄어들어 근활성 능력이 감소하며, 수축 속도도 감소하게 된다. 노인의 경우 근육 수축 속도가 느려지며, 2형 속근섬유의 가로단면도 줄어들게 된다. 또한 근지구력과 근육 크기가 줄어들고, 척수 분절에서 말이집탈락이 일어나 운동신경의 전도 속도가 감소하게 된다.

(4) 중추신경계 변화

노화로 인해 시각, 청각, 미각, 후각, 통각 등 다양한 감각 기능이 둔화될 수 있다. 또한, 둘레계통의 퇴화로 인해 감정과 정서의 조절 능력이 약화되어 감정적으로 더욱 예민해질 수 있다.

(5) 심장 변화

노화로 인해 심근섬유, 흥분조직, 심장판막에 변화가 나타나며, 이로 인해 심근경색 발생 위험이 증가하고 부정맥의 가능성이 높아질 수 있다. 또한, 심박출량이 감소하고 심박조율기 세포의 소실로 인해 베타-아드레날린성 자극에 대한 민감도가 감소하여 운동 시 심박수 증가가 제한된다. 이러한 변화는 허혈을 유발할 수 있으며, 노인은 운동 부하에 대한 조절 능력이 저하되어 최대산소섭취량이 줄어들고 피로가 빠르게 발생할 수 있다.

(6) 호흡계 변화

노화로 인해 허파기관의 해부학적 구조가 변하고, 가스교환을 담당하는 허파조직과 펌프 역할을 하는 근육뼈대계의 기능적 감소가 일어나게 된다. 폐포막과 혈관분포도 변하며, 이로 인해 환기-확산 기능의 부조화가 발생하여 허파의 가스교환 시 환기가 커지고 확산능력이 감소하게 된다.

(7) 혈관계 변화

혈관은 조직에 산소와 영양을 공급하고 대사산물을 배출하는 중요한 역할을 한다. 그러나 노화가 진행되면서 혈관 내막의 상피세포 배열이 불규칙해지고, 이로 인해 혈류 저항이 증가한다. 또한, 상피세포층이 두꺼워지고 석회화가 진행되면서 혈관의 탄력성이 감소한다. 이러한 변화는 혈관 확장을 증가시키고 혈류량 증가로 혈압이 상승하며, 심장은 더 많은 부하를 받게 되어 악순환이 발생한다.

노인의 경우 교감신경 흥분에 대한 반응성과 아드레날린 수용기의 민감도가 감소하여 운동 시 산소 공급이 충분하지 않게 된다. 또한, 운동 중 피부와 내장으로 가는 혈액이 차단되고 운동하는 근육으로 심박출량을 높이려는 변화가 발생하며, 이로 인해 노인의 열 조절 능력이 저하된다.

(8) 소화계 변화

소화관 점막, 민무늬근육의 위축, 결합조직의 증가, 마이스너 신경세포 수의 감소 등의 변화로 소화관의 운동기능은 저하되게 되고, 이로 인해 타액분비가 저하되며 치아의 결손, 위산과 펩신 분비의 감소로 인해 소화기관의 기능 또한 저하되게 된다. 이에 따라 장운동도 감소하여 변비가 빈번하게 발생하게 될 수 있다.

(9) 열 조절기능 변화

노인의 일반적인 열 조절 기전은 외부 온도가 낮아질 때 피부 혈관을 수축시켜 열 손실을 막는 것이다. 그러나 노인의 경우 피부 혈관의 수축 능력이 감소하고, 뼈대근육의 떨림(shivering)에 의한 열 생성이 어려워 낮은 온도에서 체온 유지에 어려움을 겪는다. 또한 노인은 발열 반응이 감소하거나 나타나지 않아 감염 시 유병률과 사망률이 증가하는 경향이 있다.

(10) 면역계 변화

가슴과 관련된 면역기능이 연령이 증가함에 따라 감소하게 되고 이러한 면역기능의 감소로 암의 발생과 자가면역성 질환 등의 면역성 질환 발병이 빈번해지게 된다.

3) 노화와 관련된 질환

(1) 낙상

노화로 인해 뼈와 근육 및 결합조직의 퇴행성 변화, 신경계 전도속도의 감소를 동반한 운동반응의 저하, 시각·청각·촉각과 같은 감각계의 퇴화, 심장호흡계의 효율성 감소 등이 발생하게 된다. 이로 인해 균형의 손상이 발생하며, 이는 **낙상**을 유발하여 노인의 기능장애에 큰 영향을 미치게 된다. 노인의 낙상은 엉덩관절 골절이나 외상성 뇌손상과 같은 심각한 부상으로 입원을 초래하며, 합병증으로 인한 사망까지 발생할 수 있다. 따라서 치료사는 노인의 균형에 관심을 가지고 이해하고 있어야 한다(그림 7-51).

- 균형 강화 운동: 균형 능력을 향상시켜 낙상의 위험을 줄이고, 신체적 안정성을 높이기 위한 운동이다.
- 보행 훈련: 안전하게 걸을 수 있도록 도와주는 훈련으로, 필요에 따라 보조기구를 활용한다.
- 근력 훈련: 근육을 강화하여 움직임을 개선하고 일상생활에서의 기능을 향상시켜 준다.

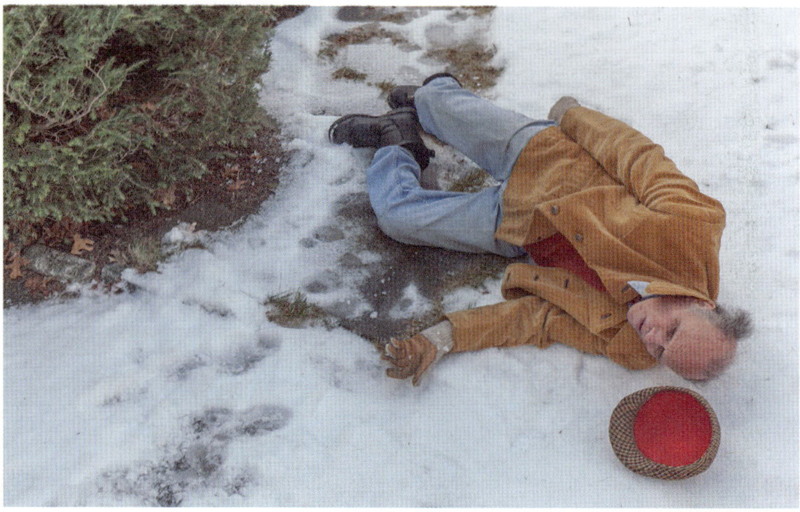

그림 7-51. 노인 낙상

(2) 근감소증

뼈대근육은 30세 이후가 되면 우리 몸에서 매년 약 1%씩 감소하는 경향을 보이다가 65세 이후부터는 급격하게 감소한다. 노화가 진행됨에 따라 근육의 기능적 능력(근력, 파워)도 점진적으로 감소하는데, 노화에 따른 근육량의 감소뿐만 아니라 근력 또는 수행력의 감소를 근감소증(sarcopenia)이라고 한다. 근감소증은 쇠약(frailty)과 골다공증(osteoporosis)과도 밀접하게 관련되어 있다. 노화성 근감소증은 노인들의 신체적 수행력의 제한으로 인해 낙상, 골절, 쇠약, 대사질환, 사망 등의 위험성을 증가시키는 것으로 보고되고 있다.

- 유산소 운동: 공기 중 산소를 이용해 에너지를 생성하며, 미토콘드리아의 생합성과 기능에 관련된 단백질의 발현을 증가시켜 유산소 능력을 향상시킨다.
- 저항성 운동: 근육의 기능적 측면(근력과 파워)과 구조적 측면(근비대)을 향상시키는 측면에서 노화성 근감소증 예방에 도움을 준다.

(3) 치매

치매(dementia)는 퇴행성 뇌질환이나 뇌혈관 질환 등에 의해 기억력, 판단력 및 수행능력, 지남력, 언어능력 등의 인지기능 손상으로 인한 후천적 다발성 장애를 말하며, 이로 인해 일상생활에 큰 영향을 받게 된다. 일반적으로 알고 있는 알츠하이머병(Alzheimer disease)은 퇴행성 질환으로 인한 치매의 가장 흔한 형태로, 베타아밀로이드라는 물질이 뇌에 쌓여 뇌세포를 파괴하는 질환이다. 치매는 시간이 갈수록 악화되다가 사망할 수 있

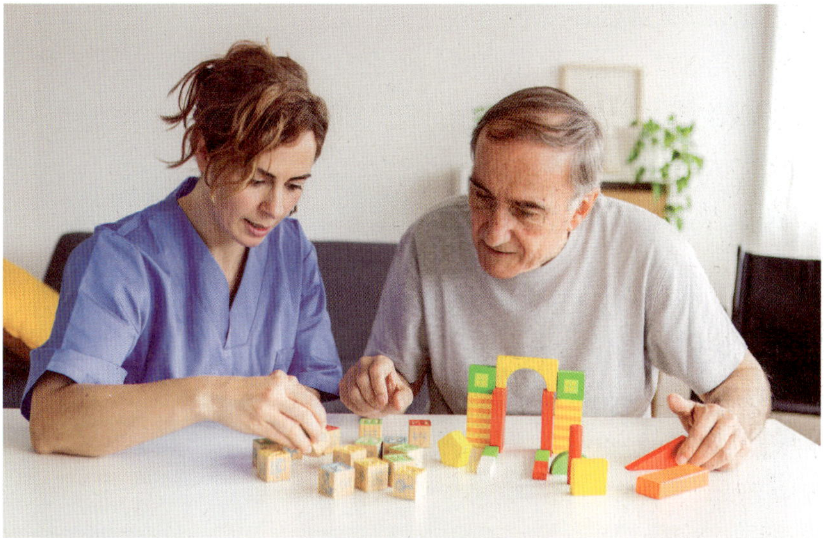

그림 7-52. 치매예방을 위한 나무 모양 퍼즐 게임

기 때문에 주변 사람들의 협조와 적극적인 치료가 필요하다.

- 인지기능훈련: 치매 환자의 기억력, 주의력, 문제 해결 능력 등을 향상시키기 위한 일련의 체계적인 훈련이다(그림 7-52).
- 음악치료: 음악을 활용하여 치매 환자의 정서적, 사회적 기능을 향상시키는 치료 방법이다.
- 미술치료: 그림 그리기, 조각, 공예 등 예술 활동을 통해 치매 환자의 인지 및 정서적 기능을 향상시키는 치료 방법이다.

(4) 골관절염

골관절염(osteoarthritis)은 20세 또는 30세부터 시작되고 40세 이후에 빠르게 진행되는데 연골이 손상되면서 관절의 윤활을 담당하는 활액이 감소하는 질환으로 65~75세 노인 중 약 50%, 75세 이상 노인 중 약 75% 정도가 이환되고 있다. 또한 연골 손상으로 인해 체중이 부하될 때 체중부하 관절에서 통증이 발생하게 되고 관절의 운동범위 감소와 방사선상 뼈와 뼈의 간격이 좁아지게 되며(그림 7-53) 일상생활에 불편을 초래하게 되는 질환이다.

- 관절 운동범위 향상을 위한 관절 운동: 관절을 유연하게 하고 관절 운동범위를 증가시켜주게 된다.
- 열과 냉의 응용: 관절 통증을 완화하기 위해 핫팩이나 아이스팩을 사용한다.

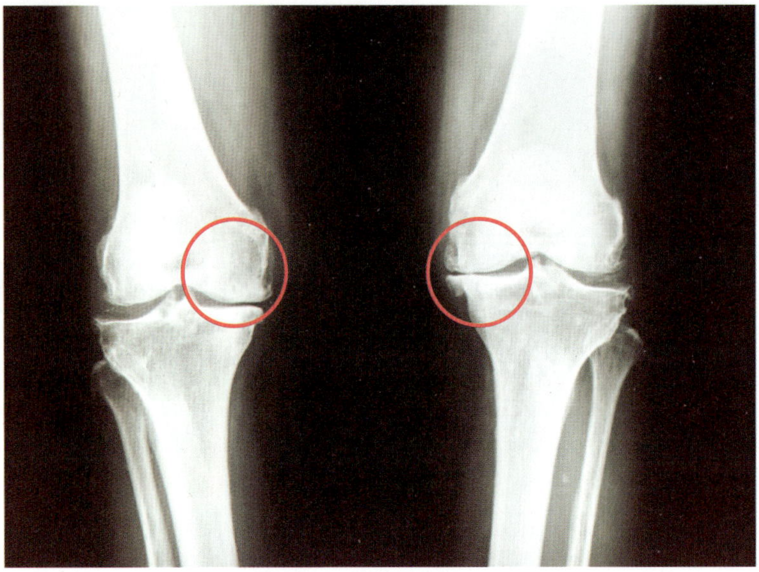

그림 7-53. 노인 골관절염 방사선

- 근력 강화 운동: 주변 근육을 강화하여 관절에 가해지는 압력을 줄여준다.

이러한 노인성 질환에 따른 물리치료 중재 방법은 개개인의 상황에 맞춰 맞춤형으로 적용되어야 하며 개별적인 상담과 평가를 통해 최적의 물리치료 프로그램이 개발되어야 한다.

10 수중 물리치료

1) 개요

수중 물리치료는 물이라는 환경이 제공하는 자연스러움과 운동 증진 효과를 통해 다양한 증상의 회복을 돕는 물리치료의 한 분야이다.

최근의 수중 물리치료는 환자의 큰 개인 차이를 고려하여 다른 치료 방법과 결합되어 개별적인 치료프로그램으로 활용되고 있으며 미국과 유럽에서는 많은 치료사와 의사들이 수중 치료 기법을 성공적으로 적용하고 있다(그림 7-54).

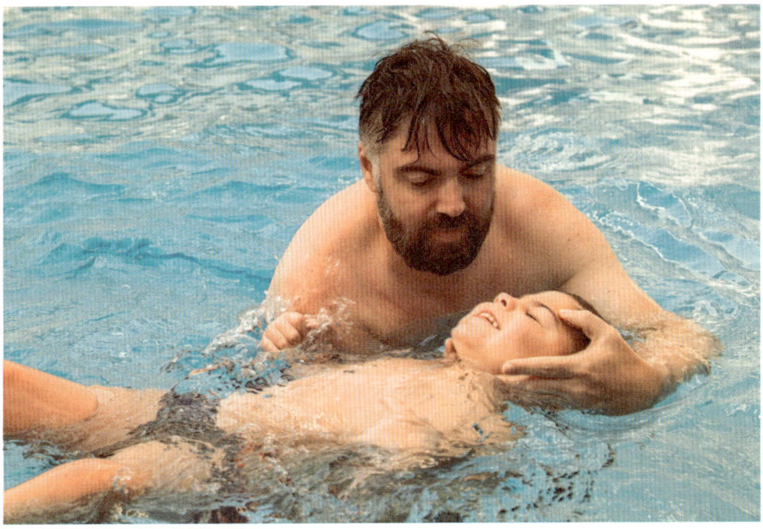

그림 7-54. 장애아동의 수중 물리치료

2) 수중 물리치료의 효과와 주의사항

(1) 수중 물리치료의 효과

- 혈액과 림프순환이 증가하여 심박수를 상승시키고 부종을 감소시킨다.
- 골절 환자나 체중부하가 부족한 환자에게 최소한의 근 수축으로 가벼운 근력 강화와 보행 운동을 제공한다.
- 지상에서보다 많은 움직임을 조기에 시작할 수 있으며, 운동치료 시 심리학적으로 긍정적인 효과를 얻을 수 있다.

(2) 적응증

- 수중 물리치료를 통해 근력의 위축이나 약화를 증진시키고 소실된 균형능력과 고유수용성 감각의 회복에 도움이 된다.
- 지상에서의 비정상적 보행, 부종, 통증, 심장호흡계 손상, 제한된 관절운동범위 등에 효과적인 중재 방안이다.

(3) 수중 물리치료 주의사항

- 고열을 동반한 경우나 개방성 상처로 인해 감염에 노출된 경우에는 수중 운동을 삼가해야 한다.
- 물에 대한 공포가 있는 환자, 심각한 심장질환자, 전염성 피부질환자는 가능한 수중에서의 운동을 제한해야 한다.

3) 수중역학

(1) 부력과 중력

부력(buoyance)은 물속에서 물체에 작용하는 **중력**(gravity)의 반대 방향으로 가해지는 힘으로 수중에서 중력 중심과 부력 중심은 서로 다르게 위치한다. 만약 이 둘이 동일선상에 위치하면 신체는 정적인 상태를 유지하지만, 그렇지 않을 경우 중력과 부력의 두 힘이 작용하여 회전효과(rotational effect)가 발생하게 된다. 이러한 회전효과를 **수중 중심효과**(metacentric effect)라고 한다.

(2) 수중 중심효과

수중에서 신체에 부력과 중력의 중심이 일직선상에 놓여 있지 않으면 두 힘이 일직선상에 놓일 때까지 수중 중심효과에 의해 신체는 회전을 하게 되는데 이 두 힘을 통해서 신체가 수중에서 떠있는 상태에서 평형을 유지할 수 있게 된다. 이러한 회전 효과는 수평과 수직 자세에서도 발생할 수 있으며, 수중에서의 움직임에 매우 중요한 역할을 한다.

4) 수중 물리치료

(1) 와츠 기법

와츠(Watsu)는 수중에서 이루어지는 지압 마사지로, 1970년대 후반에 미국인 Harold Dull에 의해 개발되었다. "Water(물)"와 "Shiatsu(지압)"의 합성어로, 물 위에서 신체를 띄운 후 스트레칭과 운동을 통해 심리적 안정과 함께 척추 주변 근육의 긴장을 완화하고 신진대사와 내분비계를 원활하게 해주는 효과가 있다.

또한 와츠는 수동적인 운동으로, 능동적인 운동에 가까운 아이치(Ai Chi)와는 차이가 있다. 와츠의 동작은 트랜지션 동작과 단순 동작으로 나눌 수 있다. 단순 동작은 와츠의 복잡한 자세를 익숙하지 않은 사람들에게 적용할 수 있도록 구체화된 운동이며, 트랜지션 동작에 스트레칭과 지압을 추가하여 중급 수준의 동작으로 발전시킬 수 있다. 또한, 와츠는 수중 호흡 운동, 아코디언 동작, 아코디언 회전, 근접한 다리 회전 동작 등의 기본적인 운동 요소들을 포함하고 있다(그림 7-55).

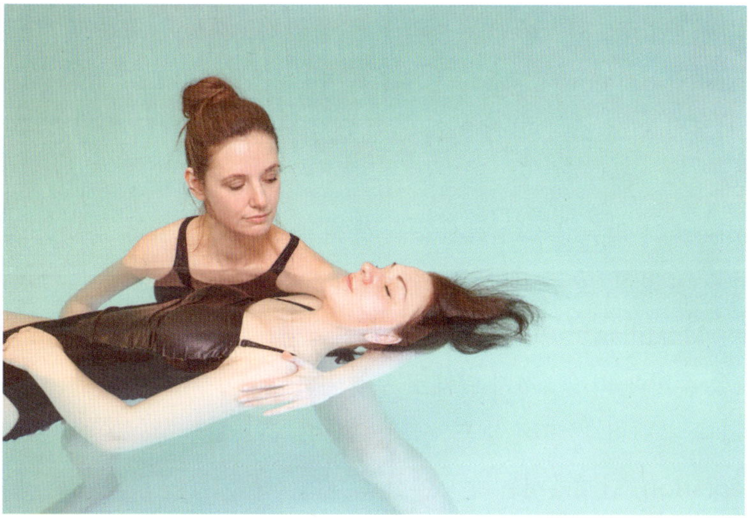

그림 7-55. 와츠

(2) 할리윅 기법

할리윅 기법(Halliwick method)은 1949년 영국 런던의 할리윅 장애인 학교에서 James McMillan에 의해 개발되었다(그림 7-56). 이 기법의 초기 목적은 장애인들이 부력 보조기구 없이 독립적이고 안전하게 수영할 수 있도록 돕는 것이었다. 이를 바탕으로 초기 할리윅 방법은 수중에서의 개별적 독립성 성취와 오락적인 활동에 중점을 두

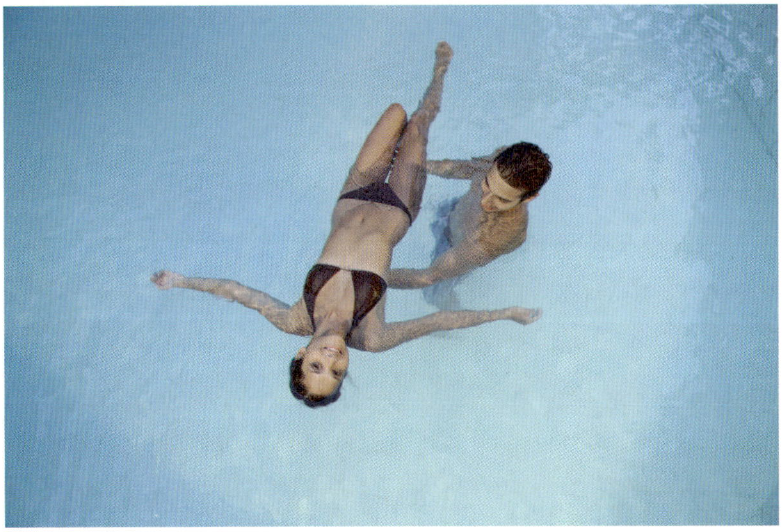

그림 7-56. 할리윅 기법

고 있었다.

이후 McMillan과 Johan Lambeck 등의 동료 물리치료사들은 초창기 기술에 수중특수치료(water specific therapy, WST)를 추가하여 수중 물리치료로 발전시켜왔고 최근에는 물리치료사들에 의해 소아 및 성인의 신경학적 질환, 근육뼈대계 질환 등을 대상으로 사용되고 있다.

Johan Lambeck과 같은 물리치료사들을 통해 수중 물리치료는 유럽을 비롯한 한국, 이스라엘, 미국, 브라질, 호주 등 세계 각국에서 교육과정을 통해 널리 알려지고 있으며 할리윅 기법은 MeMillan이 이론적 배경을 제시한 후 10포인트 프로그램으로 교육이 이루어지며, 교육 순서에 따라 4가지 단계로 구분된다.

이 교육단계는 소뇌의 겉질이 모든 신체 운동을 학습하는 순서와 같으며, 정신적용(mental adaptation) 단계에서는 수중에서 신체에 적용되는 중력과 부력의 인식이 포함된다. 균형회복(balance restoration) 단계에서는 큰 동작의 패턴을 적용하며, 팔동작과 관련된 균형유지와 회복에 중점을 두고 있다. 억제(inhibition) 단계에서는 원하는 자세나 위치를 억제하는 능력을 요구하며, 촉진(facilitation) 단계에서는 정신적으로 원하는 것을 육체적으로 조절하는 능력을 배양한다.

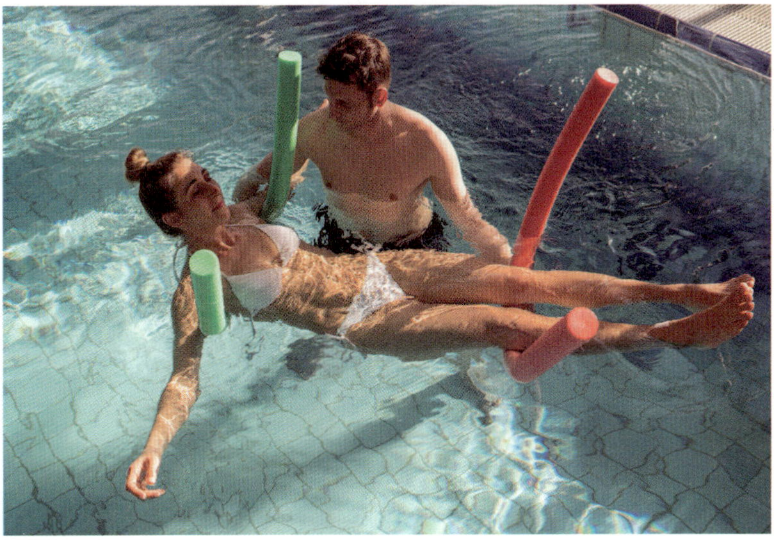

그림 7-57. 바드라가즈링 기법

(3) 바드라가즈링 기법

바드라가즈링 기법(Bad Ragaz Ring method)은 스위스의 작은 도시인 바드라가즈의 자연온천 주변에서 시작된 방법으로, 1930년대에 운동을 위해 사용되기 시작되었다. 이 방법은 환자들에게 수 주 동안 부유장치를 이용한 운동을 실시하여 마비가 있는 환자나 관절 운동제한이 있는 환자들에게 도움이 되었다(그림 7-57).

바드라가즈링 방법은 독일의 Kunpter 박사가 개발한 것으로, 환자를 수평으로 눕힌 후 풀장의 벽면에서 여러 가지 방법으로 고정시킨 상태에서 운동을 실시하는 방법이다. 이 운동은 수평치료기법과 신경생리학적인 개념을 결합하여 적용되었고 이후 Nele Ipsen에 의해 바드라가즈 방법이 도입되었으며, 이 방법은 몸과 팔다리의 안정성을 증진시키고 저항 운동을 목표로 발목 내측 튜브나 고리를 착용하여 운동하는 것으로 'ring method'로도 잘 알려져 있다. 1967년 Bridget Davis가 이러한 바드라가즈 방법에 Margaret Knott의 고유수용성신경근촉진(PNF) 기법을 결합시켰고 이 기법은 스위스, 독일, 영국, 호주, 남아프리카, 미국 등에서 큰 호응을 얻으며 계속 발전되어 오고 있다. 바드라가즈링 방법은 부력 보조도구를 사용한다는 점에서 부력 보조도구를 사용하지 않고 독립적인 움직임을 일어나게 하는 할리윅 기법과는 큰 차이가 있으며 할리윅 기법과 함께 수중 물리치료의 대표적인 기법 중 하나로 널리 사용되고 있다.

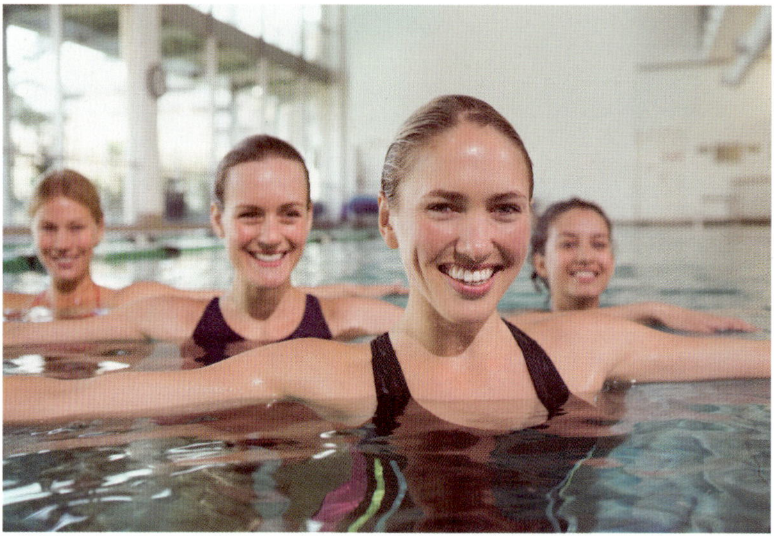

그림 7-58. 아이치

(4) 아이치 기법

아이치(Ai-Chi)는 일본의 Jun Konno가 개발한 대표적인 근육이완 기법으로, 능동운동을 통해 인체의 경락(meridian) 흐름을 원활하게 하는 기법이다. 이 기법은 단순한 운동으로, 깊은 호흡과 서서히 팔과 다리를 움직이는 이완 운동 및 경락 스트레칭으로 이루어져 있다(그림 7-58).

일본어로 "Ai"는 사랑(love)을 의미하고, "Chi"는 기(energy)를 의미하고 사랑과 기를 통해 몸과 마음의 조화를 이루는 운동이라고 할 수 있다.

11 암 물리치료

1) 개요

우리 몸은 수많은 세포들로 구성되어 있으며 이 세포들은 주기적으로 생성되고 소멸되면서 균형을 이루는데 환경오염, 바이러스, 방사선, 자외선, 면역체계 이상, 유전적인 요인 등 다양한 원인으로 인해 정상적인 세포가 유전자 변이를 일으켜 돌연변이가 된 세포들이 불완전하게 성숙되고 과다한 증식활동을 보이는 것을 **암**이라고 한다.

암은 주위의 건강한 조직이나 장기에 영향을 주어 손상시키고 파괴시키는 특징이 있어서 무엇보다도 조기 진단이 중요하며 발병이 되었을 때는 적절한 치료와 관리가 필요하다. 암의 조기 발견은 치료의 성공률을 크게 높일 수 있으며, 정기적인 건강 검진과 스스로의 몸 상태를 주의 깊게 관찰하는 것이 중요하며 발병된 암의 치료에는 수술, 화학 요법, 방사선 요법 등이 사용될 수 있으며, 종양의 위치, 크기, 종류 등에 따라서 치료 방법이 결정된다. 종양의 종류와 개별적인 환자의 상황에 따라 최적의 치료 방법을 결정하는 것이 매우 중요하다.

암의 발생은 주로 방사선, 흡연, 독성물질, 발암성 식품 등에 우리 신체가 노출되어 유전자 변위를 일으키고 일시적으로 성장 또는 증식하기보다는 오랜 시간에 걸쳐 지속적인 영향에 의해 성장하고 증식하게 된다. 우리 인체에는 방어기전인 면역기능이 있는데, 정상적인 면역체계가 이루어졌을 때는 돌연변이가 있는 암세포를 이길 수 있지만, 정상적인 면역체계가 파괴되었다면 면역기능이 약해져서 종양세포를 파괴하지 못하고 증식하여 암이 발생하게 된다.

2) 암 임상증상 및 진단

암은 크기나 위치, 종류에 따라 다양하게 나타나는 특징이 있지만 때로는 증상이 나타나지 않다가 종양이 커지면서 주변의 장기나 기관 등에 영향을 미치면서 증상을 보이기도 한다(그림 7-59). 따라서 증상이 나타난 후에는 이미 진단이 늦은 경우가 많으므로 무엇보다도 자각 증상을 보이기 전에 미리 주기적인 건강검진을 통해 조기 진단하는 것이 매우 중요하다.

일반적으로 암의 진단은 초음파 검사(ultrasound examination), X선 및 CT 검사(X-ray and CT Scan), X선과 CT(computed tomography), MRI(magnetic resonance imaging),혈액검사(blood tests), 생검(biopsy)같은 방법으로 진단할 수 있다.

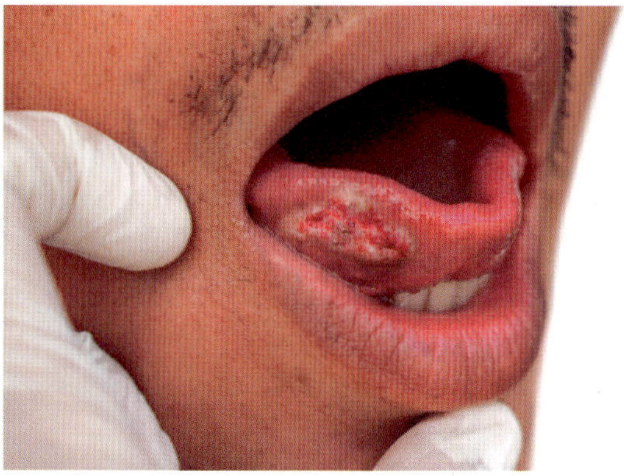

그림 7-59. 혀의 편평한 세포암

3) 암치료

(1) 의학적 치료

의학적 치료에는 다음과 같은 치료법들이 적용되어지고 있다.

- 수술적 치료: 암 조직을 제거하는 목적으로 수술을 수행하고 있고 이는 근치성, 완전성, 기능 보존성을 고려하여 진행되고 있다.
- 방사선 치료: 암을 치료하기 위해 진단 시 사용하는 방사선 양보다 많은 양의 방사선을 조사하여 암 조직을 제거하는 방법으로 방사선 조사의 양과 치료 횟수 및 기간은 악성 종양의 종류와 크기에 따라 조정되어 이루어지고 있다.
- 화학적 치료: 항암제를 사용하여 암 세포를 제거하는 방법으로 암 환자들이 선호하는 치료 방법 중 하나로, 전신적인 치료 효과를 얻을 수 있다.
- 면역치료: 인체 내의 면역 반응을 이용하여 암 조직만을 제거하는 치료법으로 정상 조직의 손상을 최소화하는 동시에 암 조직을 효과적으로 제거할 수 있는 방법이다.

(2) 물리치료

암 환자의 물리치료적 접근은 암 질환의 인식 변화를 중심으로 이루어지고 있다. 암 질환을 치명적인 질환으로만 보는 것이 아니라 가능한 만성적인 관리가 중요하다는 인식이 필요하다. 이를 통해 암 환자의 생존율 증가와 삶의 질 향상이 이루어질 수 있다.

물리치료적 접근 방식은 다음과 같다:

- 고전적인 접근: 장애 예방과 기능 회복에 중점을 두고 있다.
- 최근 접근: 전통적인 신체 회복뿐만 아니라 일상생활 활동 참여와 정서적, 심리적 안정을 위한 치료가 중점적으로 시도되고 있다. 이러한 접근은 암 환자의 급성기부터 적극

적인 중재가 이루어지며, 전인적 치료를 통해 암 환자의 전반적인 삶의 질을 향상시키는 것을 목표로 하고 있다.

(3) 암 환자의 통증 관리

통증은 암 환자들에게 가장 흔한 증상 중 하나로, 항암치료를 받고 있는 환자들은 심한 암성 통증으로 고통을 겪고 있으며 이러한 통증으로 인해 환자와 가족들의 일상생활이 어려워지고 힘들어지며 삶의 질이 저하될 수 있다.

통증 관리를 위해 사용되어지고 있는 방법들은 다음과 같다.

- 마약성 진통제 투여: 통증을 관리하기 위해 마약성 진통제를 투여할 수 있다.
- 운동치료: 스트레칭과 유산소 운동은 관절의 가동 범위를 증가시키고 근력을 강화하여 신체 기능을 향상시키는 데 도움이 된다.

(4) 림프부종 관리 및 예방

림프부종을 예방하기 위해 다음과 같은 방법으로 관리 및 예방할 수 있다.

- 자세 관리: 팔과 다리를 심장보다 높게 유지합니다. 누워있을 때는 베개나 쿠션을 사용하여 팔과 다리를 심장보다 높게 유지한다.
- 자극 방지: 팔과 다리의 혈액량이 갑자기 증가하지 않도록 하고 뜨거운 물이나 차가운 팩을 직접적으로 팔이나 다리에 적용하지 않는다.
- 피부 관리: 팔과 다리의 피부를 청결하게 유지하고 건조를 방지하는 것이다. 또한, 부종이 있는 부위는 과도하게 사용하지 않도록 주의해야 한다.
- 압력 관리: 과도한 압력을 팔과 다리에 가하지 않도록 조심하고 액세서리나 옷은 조이지 않고 앉아있는 동안 같은 자세를 오랫동안 유지하지 않도록 한다.

(5) 림프부종 치료

림프부종의 치료에는 도수림프배출법(manual lymphatic drainage), 압박붕대 및 압박스타킹 착용, 운동치료 등이 있다.

- 도수림프배출법: 림프부종 액의 이동을 촉진하기 위해 림프 경로를 효과적으로 확장시키는 방법이다.
- 압박치료: 적절한 압력을 사용하여 림프순환이 개선되도록 도와준다.
- 운동치료: 림프액의 흐름을 증진시키고 림프부종을 예방하는 효과적인 치료 방법으로 가로막 호흡운동과 목 및 어깨의 스트레칭을 통해 준비운동을 한 후 팔과 다리의 운동을 진행한다.

12 마사지 및 기타 물리치료

1) 마사지

(1) 개요

마사지는 손이나 도구를 사용하여 신체 부위에 압력을 가하거나 문지르는 기술을 통해 이루어지며, 중국 문헌에서 최초로 기록되었고 약 200년 전에 프랑스어로 번역되어 알려졌다. 마사지는 적절한 압력, 신장, 활주 등의 기술을 통해 수용기에 기계적 자극을 주어 혈액순환과 림프액 순환에 영향을 미친다. 마사지 목적은 신경, 근육, 대사의 불균형을 해소하고, 국소적 및 전신 순환을 촉진하며, 관절운동범위를 증가시키고 유착을 완화하며, 통증과 부종을 감소시키는 것이다. 또한, 스포츠 손상 예방, 운동 후 회복 촉진, 심리적 안정 제공에도 기여하며, 근육 긴장도, 조직 상태, 유착 정도 평가에 중요한 역할을 한다.

마사지의 효과

심리적 효과	마사지는 진정 작용과 이완 작용을 가져오며, 신체적 접촉을 통해 친밀감과 유대감, 신뢰감을 형성시켜준다.
역학적 효과	순환을 촉진시키고 림프순환을 개선하여 부종을 줄이고 근육의 피로물질을 제거하고 조직을 신장시켜준다.
반사적 효과	마사지는 피부와 피하조직의 감각수용기를 자극하여 혈류를 증가시키고 발한을 유발하며 통증을 감소시키고 혈압과 맥박을 증가시킨다.
생리적 효과	마사지는 국소체온을 상승시키고 대사산물을 배출하며 정맥순환이 증가하고 조직의 신진대사를 개선시키며 근육의 탄력성을 향상시키고 유착된 조직을 개선시켜 준다.

(2) 마사지 방법의 종류

① 쓰다듬기

쓰다듬기(stroking, effleurage)는 손바닥을 사용하여 가볍게 피부를 미끄러지듯이 촉진하는 방법으로 주로 몸의 먼쪽 부위에서 몸쪽 부위로 실시되며, 마사지의 시작과 끝을 담당하고 조직과 근육의 단축된 부위를 찾아내는 데 사용된다(그림 7-60).

생리적 효과로는 정맥과 림프의 순환을 회복하고 피부 표면의 순환을 증진시켜준다.

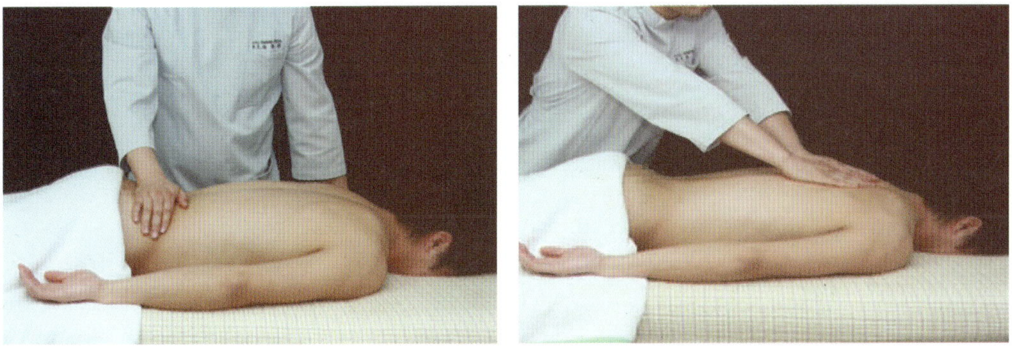

그림 7-60. 양손/한손 쓰다듬기

② 주무르기

주무르기(petrissage)는 깊은 부위에 적용되는 마사지 기법으로, 근육을 주무르거나 누르거나 짜는 등의 방법을 사용하여 근육과 조직을 쥐어짜듯이 압박하는 것이 주요 기술이다. 이 방법은 근육 긴장을 완화하고 순환을 촉진하는 데 효과적이다(그림 7-61).

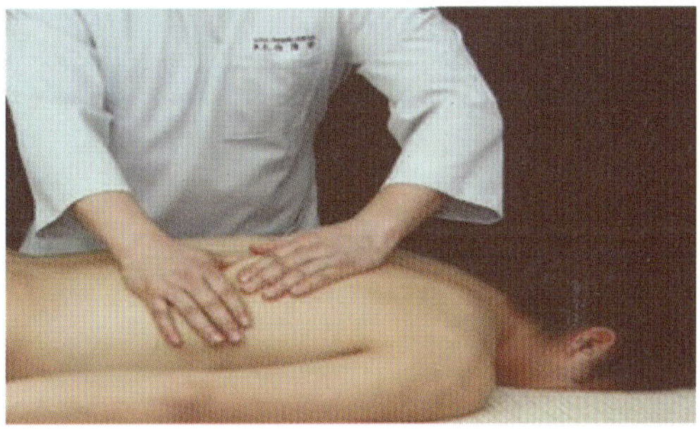

그림 7-61. 양손 주무르기

생리적 효과로는 순환을 촉진시키고, 힘줄의 이완과 유착 부위를 감소시키는 효과가 있다.

③ 비벼 문지르기

비벼 문지르기(friction)은 손바닥이나 손가락의 끝을 사용하여 원을 그리거나 조직의 수평 또는 수직 방향으로 시행하며 주로 깊은 부위에 위치한 조직을 마사지하거나 조직 사이의 유착을 제거하는 데 사용한다(그림 7-62).

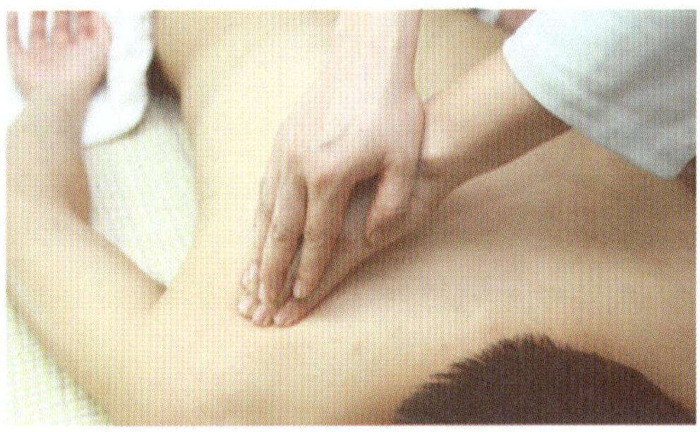

그림 7-62. 비벼 문지르기

④ 두드리기

두드리기(tapotement)는 손을 번갈아 빠르고 경쾌하게 두드리는 방법(그림 7-63)으로 주로 조직을 자극할 때 체위

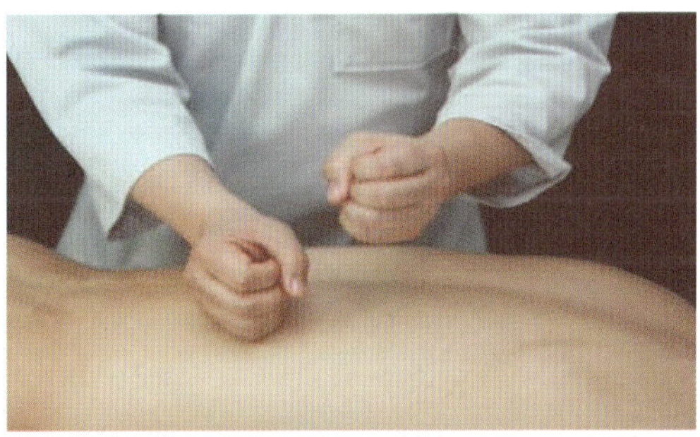

그림 7-63. 주먹 두드리기

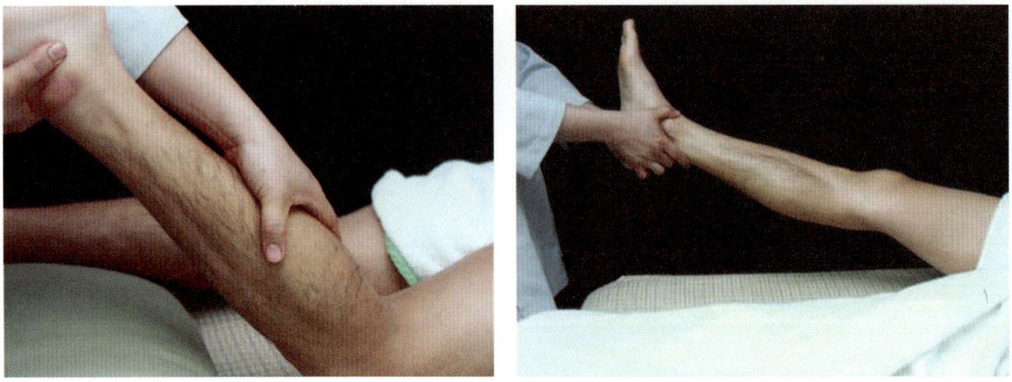

그림 7-64. 종아리/관절 흔들기

배액법(postural drainage)에서 보조적으로 사용하며, 근수축을 일으킬 때 사용한다. 종류로는 해이킹(hacking), 클래핑 또는 슬래핑(clapping or slapping), 탭핑 또는 비팅(tapp ing or beating), 레인드 롭(raindrop), 컵핑(cupping) 등이 있다.

⑤ 흔들기

흔들기(vibration or shaking)는 손을 피부 위에 얹고 흔들어 진정 작용을 유도하는 방법이다. 또한, 팔이나 다리를 흔들어 신체 전체의 긴장을 이완시키고 혈액순환을 증가시키는 데 도움을 주는 동작이다(그림 7-64).

(3) 마사지 적응증 및 금기증

마사지 적응증	
• 통증부위 • 구축된 근육의 이완 • 종창(swelling) 감소 • 운동 후 회복기 • 관절염(arthritis) • 윤활막염(synovitis)	• 신경증 질환들 • 요통 • 흉터조직(scar tissue) • 화상(burn) 후유증 • 타박상(contusion) • 절단부위 등

마사지 금기증	
• 악성종양(malignant tumor) • 결핵(tuberculosis of bone) • 골수염(osteomyelitis)	• 피부염(dermatitis) • 화상이 치유되지 않은 상태 • 진행성 동맥경화증(arteriosclerosis) 등

2) 안뜰물리치료

(1) 개요

안뜰물리치료(vestibular physical therapy)는 1940년대 이비인후과 의사 Cawthorne과 물리치료사 Cooksey가 뇌 손상을 입고 어지럼증을 겪는 군인의 재활을 위해 개발한 운동요법이다. 두 사람은 안뜰장애를 겪은 환자들이 머리를 자주 움직일수록 회복 속도가 빠르다는 사실을 관찰하고, 머리, 눈, 몸 전체를 움직이는 운동을 고안하여 안뜰기능 저하 환자에게 적용하였다. 안뜰물리치료는 1980년대부터 활성화되었으며, 이는 1970년대에 시작된 안뜰기능의 생리, 병리, 기능검사 및 보상작용에 관한 연구에 기반한다. 안뜰물리치료는 안뜰눈반사, 안뜰목반사, 안뜰척수반사의 적응성과 변동성을 근거로 하는 치료기법이다.

안뜰물리치료의 목표는 말초 안뜰계의 저하된 기능을 적응(adaptation)을 통해 강화하고, 시각 및 몸감각의 부적절한 사용을 교정하여 손상된 안뜰 감각을 보완하며 습관화를 통해 증상을 감소시켜 환자의 균형 능력을 향상시키고, 일상생활에서의 안전을 증진하는 데 있다.

(2) 안뜰물리치료

① 양성돌발성체위현기증

양성돌발성체위현기증(benign paroxysmal positional vertigo, BPPV)은 흔히 이석증(otolithiasis)이라고 불리며, 가장 흔한 어지럼증의 원인이다. 진단은 회전의자 검사와 딕스-홀파이크 검사(Dix-Hallpike test)를 통해 이루어진다. 치료 방법으로는 수정된 Epley 방법, Bravdt-Daroff 방법, 바비큐 방법 등이 있다.

② 안뜰신경염

안뜰신경염(vestibular neuritis)은 안뜰신경에 염증이 발생하여 균형기능을 담당하는 안뜰기관의 한쪽 기능이 급격히 저하되는 질환이다. 주로 회전성 현훈, 메스꺼움, 구토 등의 증상을 동반한다. 진단은 눈운동 검사, 주시유발눈떨림 검사, 머리 흔들기 눈떨림 검사, 롬버그 검사 및 제자리걸음 검사로 이루어지며, 치료는 약물치료와 함께 주시 안정화 운동(gaze stabilization exercise)이 효과적이다.

③ 메니에르병

메니에르병(Meniere's disease)은 감각신경성 청력소실, 귀울림(이명), 귀의 압박감(이충만감)과 더불어 회전성 어지러움(현훈) 자세 불균형, 눈떨림(안진), 메스꺼움 및 구토 등 다양한 증상을 동반하는 만성적인 내이 질환이다. 1861년 프랑스 의사 메니에르의 이름에서 유래되었다. 진단은 메니에르병 진단 가이드라인, 달팽이전기도(ECoG) 검사, 자발적 눈떨림 검사, 안뜰유발 근육전위 검사, 온도눈떨림 검사, 회전의자 검사, 전산화 동적자세 검사로 이루어진다. 치료는 저염식, 금주 및 금연, 스트레스 완화가 중요하며, 환자가 스스로 일상생활에서 유발 요인을 찾아 극복하도록 교육하는 것도 중요하다.

④ 양쪽안뜰기능장애

양쪽안뜰기능장애(bilateral vestibular disorders)는 양쪽의 속귀기관 또는 제8뇌신경의 이상으로 인해 발생하며, 이독성, 자가면역질환, 뇌막염, 신경장애, 안뜰신경염 후유증, 퇴행성 소뇌병변, 종양 등 다양한 원인으로 유발될 수 있다. 진단은 두부충동검사와 온도눈떨림검사로 이루어지며, 치료에는 주시 안정화 운동, Cawthorne-Cooksey 운동, 하미드 운동(Hamid exercise), 습관화 운동 등이 사용된다.

(3) 안뜰물리치료 적응증 및 금기증

적응증	금기증
• 안뜰계 장애 • 안뜰신경염 • 안뜰기능 장애 • 미로관 관련 질환	• 중증의 안뜰계 질환 • 급성 귀울림 • 급성 안뜰신경염 • 급성 안뜰기능 장애 • 급성 미로관 삼출증

3) 내장기 물리치료

(1) 개요

내장기 물리치료(visceral physical therapy)는 내장기의 기능을 증진시키고 건강을 유지하는 데 도움을 주는 치료 방법으로 특정한 동작 및 운동을 통해 내장기의 움직임을 개선하고 혈액순환을 촉진하여 기능을 최적화하게 해준다.

(2) 방법

- 숨쉬기 운동: 규칙적이고 깊은 숨을 들이마시고 내쉬는 운동을 통해 내장기의 움직임을 활성화해준다.
- 천천히 굽히기와 펴기: 천천히 몸을 앞으로 굽히고 다시 펴는 운동으로 내장기의 가동 범위를 증가시켜준다.

- 회전운동: 허리나 골반을 회전시키는 운동을 통해 내장기의 유연성을 향상시켜준다.

(3) 내장기 물리치료 적응증 및 금기증

적응증	금기증
• 소화기관 장애 • 순환계 질환 • 호흡계 이상 • 신장 및 방광 문제 • 소화 불량 • 요통 • 관절염	• 급성 감염성 질환 • 내장기 이식 후의 초기 단계 • 중증의 순환계 질환 • 심각한 호흡계 문제 • 급성 신장 기능 저하 • 심한 골다공증 • 출혈 위험이 있는 상태

08

지역사회 물리치료

학습목표

❶ 지역사회 물리치료의 정의를 설명할 수 있다.
❷ 지역사회 중심재활에 대해서 설명할 수 있다.
❸ 가정방문 물리치료에 대해서 설명할 수 있다.
❹ 국민건강증진사업에 대해서 설명할 수 있다.
❺ 바우처 제도에 대해서 이해할 수 있다.
❻ 발달재활서비스업에 대해서 이해할 수 있다.
❼ 산업체 및 학교 물리치료에 대해서 설명할 수 있다.

핵심용어

- 지역사회 물리치료(community-based physical therapy)
- 지역사회 중심재활(community-based rehabilitation, CBR)
- 가정방문 물리치료(home visit physical therapy)
- 국민건강증진사업(national health promotion business)
- 바우처(voucher) 제도
- 발달재활서비스(developmental rehabilitation services)
- 산업체 물리치료(industrial physical therapy)
- 학교 물리치료(school physical therapy)

INTRODUCTION TO PHYSICAL THERAPY

1 개요

지역사회 물리치료(community-based physical therapy)는 지역사회 내에서 제공되는 건강 관리 서비스의 한 형태로, 환자 또는 클라이언트가 자신의 거주 환경이나 지역사회 내의 다양한 시설에서 받는 물리치료 서비스를 말한다. 이러한 접근 방식은 개인이 실제 생활 환경에서 직면하는 도전과 문제를 해결하는 데 중점을 두며, 재활 과정을 더 실제적이고 의미 있게 만든다.

1) 지역사회 물리치료 정의

지역사회 물리치료는 지역사회에서 개인에게 제공되는 맞춤형 재활 서비스를 포함하고 이는 다음과 같은 목적을 가지고 있다.

(1) 접근성 향상: 건강 관리 서비스에 대한 물리적, 경제적, 문화적 장벽을 줄여준다.
(2) 개별화된 치료 계획: 개인의 생활 환경, 문화적 배경, 개인적 요구에 맞는 맞춤형 치료 계획을 제공한다.
(3) 다학제적 접근: 의사, 간호사, 사회복지사 등 다른 전문가들과 협력하여 통합적 건강 관리 서비스를 제공한다.
(4) 지역사회 참여 촉진: 환자와 그 가족이 지역사회 자원을 활용하여 지역사회 내에서 능동적인 역할을 수행할 수 있도록 돕는다.
(5) 교육 및 사회적 참여: 지역 사회 물리치료는 교육 프로그램을 통해 개인 및 지역사회 구성원들에게 관련 정보를 전달하고, 사회적 참여를 촉진하며 이를 통해 물리치료 대상자 및 그들이 둘러싼 환경이 보다 건강하게 지원받을 수 있는 사회를 조성한다.

2) 지역사회 물리치료 대상

(1) 지정학적 지역사회: 시·군·구 단위의 지역주민이다.
(2) 집단/조직시설: 학교, 산업체, 복지시설 등에서의 건강 프로그램 참여 집단 등이다.
(3) 가족: 사회의 기본 단위로서의 포괄적 가족 구조이다.
(4) 개인: 개별 건강과 웰빙의 중심에 있는 개인을 의미한다.

3) 지역사회 물리치료 행위

(1) 예방적 접근: 질병 예방 및 건강 증진 프로그램의 설계와 실행한다.
(2) 재활 서비스: 지역사회 기반 재활을 통한 기능 회복 지원한다.
(3) 건강 교육: 건강한 생활습관 촉진을 위한 교육 및 캠페인을 지원한다.

4) 지역사회 물리치료 실무 범위

(1) 개인 맞춤형 접근: 개인의 건강 상태에 따라 개별적으로 평가하고, 그에 맞춘 치료 계획을 수립한다.
(2) 가족 및 집단 중심 프로그램: 가족 단위 또는 특정 집단을 대상으로 건강 개선 프로그램을 제공한다.
(3) 지역사회 참여: 건강증진 활동에 지역사회의 구성원이 적극적으로 참여하도록 독려한다.

5) 지역사회 물리치료사 역할

(1) 건강 증진 리더: 건강 증진 및 예방 프로그램의 기획자 및 실행자이다.
(2) 재활 전문가: 지역사회 기반 재활을 통한 개인의 기능 향상 지원 역할을 한다.
(3) 교육자 및 옹호자: 건강 관련 정보의 제공자 및 지역사회 내 건강 관련 이슈의 옹호자 역할을 한다.

6) 지역사회 물리치료 중요성

(1) 건강 불평등 감소: 사회 모든 구성원이 공평하게 건강 서비스에 접근할 수 있도록 하여 건강 격차를 해소한다.
(2) 지속 가능한 건강 관리: 예방적 접근을 통한 건강 관리 비용 절감 및 효율성을 증진시킨다.
(3) 사회적 포함: 장애가 있는 개인 및 취약 계층의 사회 참여를 촉진시킨다.

2 지역사회 중심재활

1) 개요

지역사회 중심재활(CBR)은 장애를 가진 개인들이 최대한의 기능성을 회복하고, 사회의 모든 영역에서 완전하고 효과적인 참여를 할 수 있도록 지원하는 접근 방식이다. 이는 장애인의 권리와 기회의 평등을 보장하고, 장애인의 재활을 장애인 본인, 가족, 이웃과 지역사회 주민들이 서로 이해하고 협력하여 장애인 재활문제를 공동 대처하고 해결해보자는 취지에서 생긴 이론이다. 또한 지역사회의 장애인 재활 문제에 대한 인식과 인프라를 개선하여 장애인의 삶의 질을 향상시키기 위한 목적을 가진다.

2) 지역사회 중심재활 정의

지역사회 중심재활(community-based rehabilitation, CBR)의 개념은 장애인이 자신들의 지역사회에서 평등하게 살아갈 수 있도록 지원하는 포괄적인 서비스를 개발하고 제공하는 것이다.

또한 기본 원칙은 장애인의 자립과 포용을 최우선으로 하는 지역사회 기반 접근 방식이다.

3) 지역사회 중심재활 목표

세계보건기구(WHO)에서는 지역사회 중심재활의 목표를 다음과 같이 제시하였다.

첫째, 지역사회주민들에게 재활의 이해와 책임의식을 고취시키고 자조 및 자립의 의지를 강화시킨다.

둘째, 치료교육 및 직업훈련과 관련된 기술이나 방법 중 가르쳐 주기 쉽게 받아들일 수 있으면서도 효과가 있는 영역을 전수시켜 스스로 문제해결의 기회를 제공한다.

셋째, 지역사회가 갖고 있는 인력을 자원화시켜 재활에 참여시키고 각종 기관 및 단체의 하위체계(의료, 교육, 사회, 심리)를 프로그램에 연계 및 활용한다.

4) 지역사회에 기반을 둔 서비스

의료, 교육, 직업 훈련 등 포괄적 재활 서비스를 제공하는 재활 서비스와 사회적 네트워크 구축 및 커뮤니티 자원 활용하고 증진하는 사회적 지원서비스, 보조 기기 및 기술적 해결책을 통한 장애인의 일상생활 및 접근성 향상을 위한 기술적 지원서비스 등이 있다.

5) 지역사회 건강 증진

지역사회 건강 증진은 개인과 공동체의 건강한 생활습관과 웰빙을 증진하기 위한 포괄적인 접근 방식이다. Green과 Anderson에 따르면, 이는 '건강에 이바지하는 행동에 대한 교육적, 사회적, 환경적 지원을 조합한 것'이라고 정의하였다.

(1) 교육적 프로그램

① 학교 프로그램: 건강 교육의 중요성과 학교 내에서의 건강 증진 활동
② 직장 프로그램: 직장 내 건강 증진 프로그램과 직원들의 건강 행동 변화 촉진
③ 조직 및 기관: 지역사회 조직과 기관을 통한 건강 교육 프로그램의 역할
④ 언론 활용: 건강 정보의 전달 및 건강 증진 메시지의 확산 방법

(2) 사회적 접근

① 조직적인 지원: 건강 증진을 위한 조직 및 커뮤니티의 역할과 기능
② 법률 및 정책: 건강 증진을 지원하는 법률 및 정책의 중요성과 구현
③ 경제적 변화: 건강한 생활습관 촉진을 위한 경제적 인센티브 및 지원
④ 정치적 노력: 건강 증진을 위한 정치적 참여 및 옹호 활동

(3) 환경적 개입

① 건강 증진을 위한 환경 조성: 건강한 환경을 조성하기 위한 전략과 실천 사례
② 환경적 장벽 감소: 건강을 저해하는 환경 조건의 식별 및 개선 방안
③ 지속 가능한 개발: 건강 증진을 위한 지속 가능한 환경 정책 및 실천

3 가정방문 물리치료

1) 개요

가정방문 물리치료는 환자가 병원이나 클리닉에 방문하는 대신, 물리치료사가 환자의 가정으로 직접 방문하여 제공하는 맞춤형 치료 서비스이다(그림 8-1). 이러한 서비스는 환자의 편리성, 치료의 연속성 및 개별화된 치료 계획 수립에 초점을 맞추고 있다.

2) 가정방문 물리치료 필요성

이동에 어려움을 겪는 환자들이 필요한 치료를 받을 수 있도록 접근성을 향상시키고 환자의 개인의 필요와 환경을 고려한 맞춤형 치료 계획 수립을 통해 개별화된 치료를 할 필요가 있다. 또한 환자가 가장 편안하고 익숙한 환경인 자택에서 치료를 받을 수 있어야 하기에 가정방문 물리치료는 매우 중요하다.

3) 가정방문 물리치료 대상

(1) 노인 환자: 이동성 제한이나 다양한 만성 질환을 가진 노인 환자
(2) 퇴원 후 회복 중인 환자: 병원에서 퇴원 후 추가적인 재활이 필요한 환자

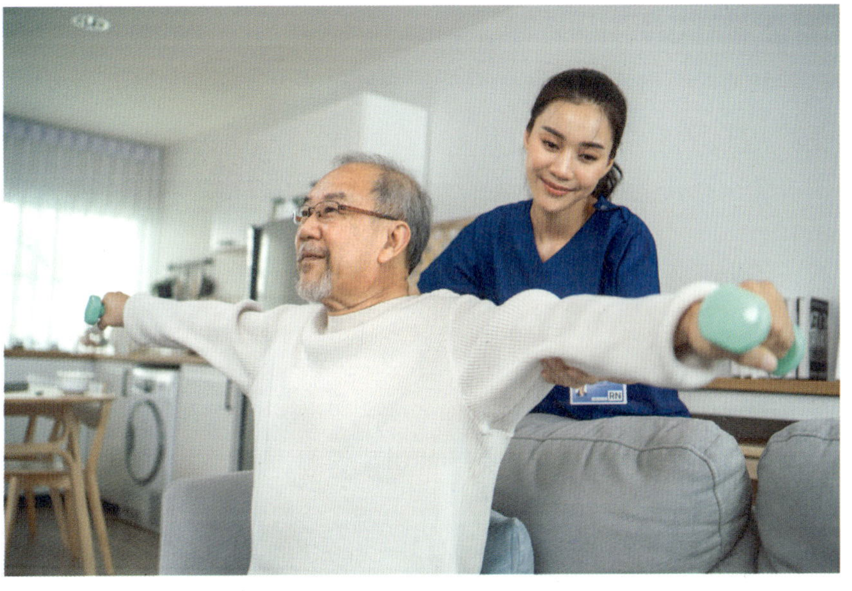

그림 8-1. 가정방문 물리치료

(3) 만성 질환자: 지속적인 관리와 치료가 필요한 만성 질환자
(4) 장애를 가진 개인: 신체적, 정신적 장애를 가진 사람들

4) 가정방문 물리치료 치료적 중재 방법들

(1) 운동 치료: 손상의 예방 및 치료, 신체 기능 회복과 근력, 지구력, 유연성, 운동성, 안정성, 심혈관 피트니스, 협응과 균형의 증진을 통해 기능적 능력을 향상, 회복 또는 유지하는 것을 목적으로 한다.
(2) 기능적 훈련: 일상생활활동(ADLs) 수행에 필요한 기능적 능력을 향상시키는 훈련이다.
(3) 통증 관리: 다양한 기법과 중재를 통해 통증을 완화하는 것을 목적으로 한다.
(4) 도수치료: 약물이나 수술을 사용하지 않고 손으로 척추나 관절을 교정하거나 마사지를 통해 통증 완화 및 기능 회복을 목적으로 한다.
(5) 물리적 인자치료: 전기, 광선 등을 이용한 다양한 도구로 통증 조절, 물렁조직의 부종, 염증, 제한을 감소시키는 치료이다.
(6) 교육 및 상담: 건강한 생활습관과 자가 관리 방법에 대한 교육과 상담을 제공한다.
(7) 복지용구의 사용과 가정환경 개조: 노인장기요양보험 대상자를 위해 보건복지부장관이 고시한 일상생활 또는 신체활동 지원 용구를 구입하거나 대여하여 제공하는 것이다.

5) 가정방문 물리치료 기대효과

가정방문 물리치료는 환자의 자립적인 생활 능력을 증진시켜 자립성과 삶의 질, 일상생활의 만족도를 향상시킨다. 또한, 가정에서 지속적인 치료를 통해 빠른 회복을 도울 수 있으며, 지속적인 관리와 치료를 통해 건강 상태를 개선하고 재입원율을 감소시킬 것으로 기대된다.

6) 결론 및 향후 전망

가정방문 물리치료는 환자와 가족에게 매우 유익한 서비스로, 앞으로도 수요가 증가할 것으로 예상되며 지속적인 연구와 기술의 발전을 통해 더욱 효과적이고 개인화된 치료 방법 개발이 필요할 것으로 보인다.

4 건강증진사업

1) 개요

국민건강증진사업은 개인과 공동체의 건강을 향상시키고, 건강한 생활습관을 촉진하여 전반적인 국민 건강 수준을 높이는 것을 목표로 한다. 이 사업은 보건교육, 질병예방, 영양개선, 건강생활 실천 등을 포함하는 광범위한 건강증진 활동을 통해, 국민이 스스로 건강한 생활을 영위할 수 있는 환경을 조성하고자 하는 사업이다. 또한 2021년 1월 제5차 국민건강증진종합계획(Health Plan 2030) 발표하여 국가와 지역사회의 모든 정책 수립에 건강을 우선적으로 반영하였다(그림 8-2).

2) 건강증진사업 필요성

국민 건강 수준의 향상을 목표로 다양한 전략과 수단을 결합한 포괄적인 접근이다. 이는 건강한 공공정책의 확립, 사회 생태학적 접근을 통한 환경 조성, 지역사회 활동의 강화, 개인의 건강 통제 능력 향상 및 유익한 건강 선택을 위한 기술 개발, 그리고 보건 의료 사업의 재정립이 건강증진사업의 필요한 이유이다.

3) 건강증진사업 전략 및 수단

우리나라의 보건정책은 전통적인 질병치료 중심의 국가주도형 사업에서 벗어나, 지자체의 지역 특성 및 주민 수요에 맞는 지역사회 통합 건강증진사업에 중점을 두고 있다. 국민 건강의 효과적인 관리를 통해 활기찬 사회를 조성하기 위해, 건강 형태의 변화, 건강 관련 사회적 환경의 개선, 예방 보건서비스의 제공, 건강 위해환경에 대한 대응 등의 전략과 활동을 통해 국민건강증진사업의 개념을 제시하였다.

4) 건강증진사업 현황

(1) 건강증진사업의 기본 추진방침

① 사업대상

국민건강증진사업은 건강한 모든 국민을 대상으로 하되, 예산 사정상 질병예방사업의 경우 건강의 위험요인이 많은 영유아, 임산부와 성인병의 고위험군에 속하는 30세 이상의 성인 및 노인층 인구를 주 사업대상으로 한다.

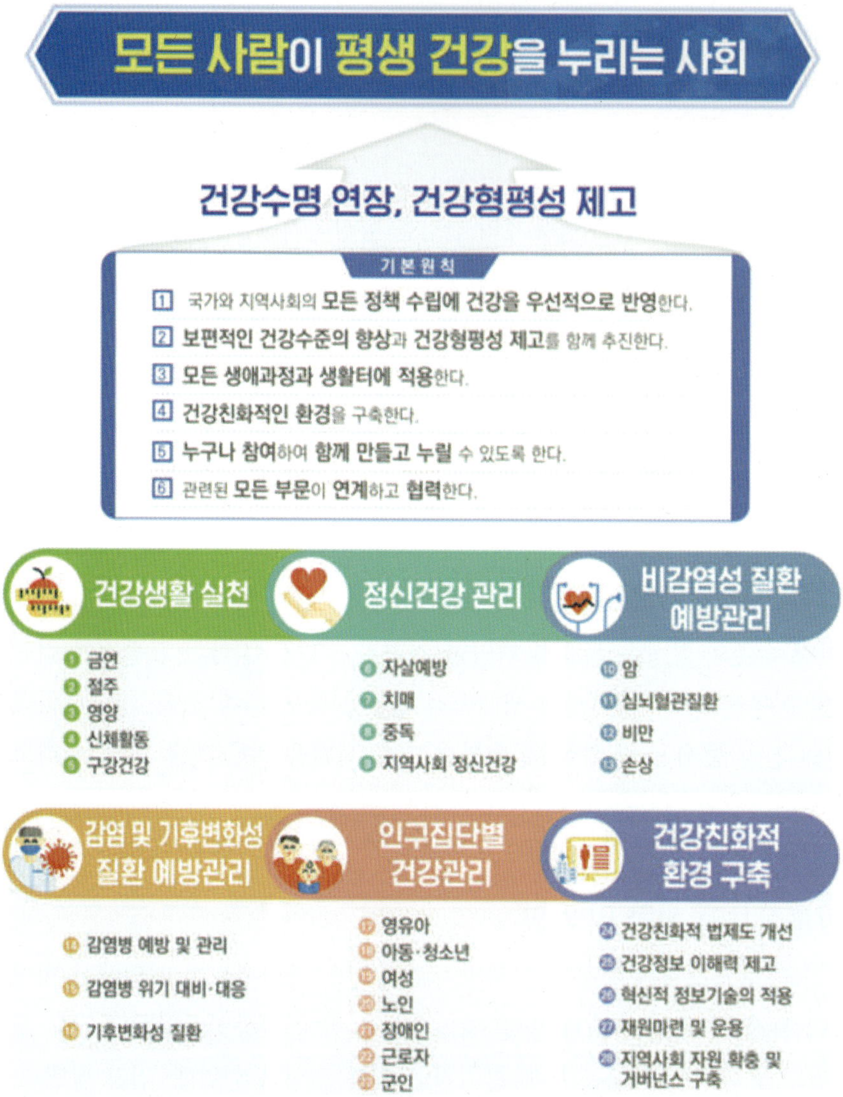

그림 8-2. 제5차 국민건강증진종합계획(Health Plan 2030)

출처 : K스피릿(http://www.ikoreanspirit.com)

② 사업범위

국민건강증진법에 규정한 국민건강증진사업에는 보건교육, 질병예방, 영양관리, 건강생활실천운동, 운동지도, 구강건강관리, 건강생활 환경조성 등으로 1차적 예방사업이 주류를 이루고 있으나, 질병위험자의 조기발견 관리를 위한 2차적 예방사업도 포함되며, 모자보건 및 가족계획사업은 국민건강증진법상에 규정된 것은 아니지만 건강증진사업과 밀접한 관련이 있으므로 사업범주에 포함한다.

5 바우처사업

1) 개요

바우처(voucher) 제도란 정부가 수요자에게 쿠폰을 지급하여 원하는 공급자를 선택하도록 하고, 공급자가 수요자로부터 받은 쿠폰을 제시하면 정부가 재정을 지원하는 방식을 말하는데, 이때 지급되는 쿠폰을 바우처라고 한다. 일종의 상품이나 서비스를 구매할 수 있는 증서와 같다. 노인, 장애인, 산모, 아동 등 사회서비스가 필요한 사람들에게 일종의 이용권을 발급하여 서비스를 받을 수 있도록 하는 사회서비스이다(그림 8-3).

2) 바우처 목적 및 필요성

2013년 장애아동복지지원법을 제정하여 국가와 지방자치단체가 장애아동의 특별한 복지적 욕구에 적합한 지원을 통합적으로 제공함으로써 장애아동이 안정된 가정생활 속에서 건강하게 성장하고 사회에 활발하게 참여할 수 있도록 하며, 장애아동 가족의 부담을 줄이는 데 목적이 있다. 장애아동복지지원법 제21조에 발달재활서비스 지원 조항을 명시하여 보건복지부의 장애아동 발달재활서비스 바우처사업이 발달재활서비스라는 새로운 용어로 법적 근거를 마련하였다.

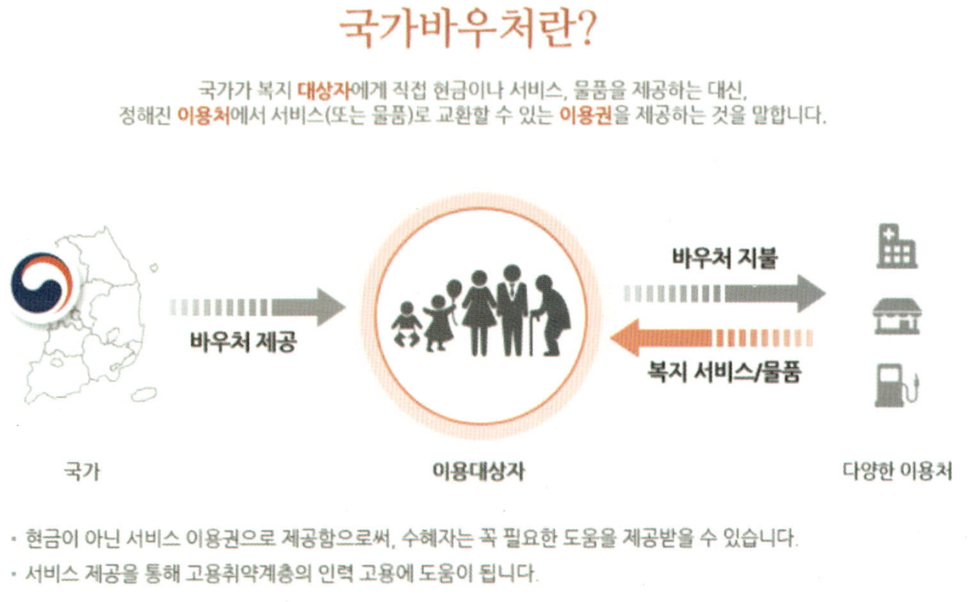

그림 8-3. 국가바우처사업

3) 바우처사업 발전방향

바우처 서비스 내용을 보다 세분화하고 필수 제공 서비스와 추가비용부담 서비스를 나누고 이용자와 종사자 간 갈등을 예방하기 위해 서비스의 세분화가 이루어져야 하고 서비스에 대한 전문성 강화를 통해 서비스 품질을 향상 시켜야 한다. 또한 바우처를 이용할 수 있는 물리치료 서비스 정보를 투명하게 제공하고 다양한 지역과 계층에 물리치료 서비스 제공을 확대해 나가야 한다.

6 발달재활서비스

1) 개요

발달재활서비스는 성장기 장애 아동의 인지, 의사소통, 적응행동 감각 운동 등의 기능 향상과 행동발달을 위한 적절한 서비스를 지원하는 것이다. 또한, 발달 지연이나 장애가 있는 개인이 일상생활에서의 기능을 향상시키고, 사회적, 교육적, 직업적으로 통합될 수 있도록 도와주며 아동의 발달 단계와 필요에 맞추어 다양한 형태로 제공될 수 있다.

2) 사업목적

성장기의 정신적·감각적 장애아동의 인지, 의사소통·적응행동·감각·운동 등의 기능 향상과 행동발달을 위한 적절한 발달재활 서비스 지원 및 정보를 제공하는 것이다.

3) 서비스 대상

① 연령: 만 18세 미만 장애아동
② 장애유형: 시각·청각·언어·지적·자폐성·뇌병변 장애아동(중복 장애 인정)
③ 소득기준: 전국 가구평균소득 150% 이하, 영·유아(만 6세 미만)의 경우 시각·청각·언어·지적·자폐성·뇌병변장애가 예견되어 발달재활서비스가 필요하다고 인정한 의사진단서와 검사자료로 대체 가능

4) 서비스 내용

운동·감각·언어·청능·미술·음악·행동·놀이·심리 등 발달재활서비스를 제공(장애아동 및 부모의 수요에 따라 사업실시 기관이 다양한 서비스 개발 가능)하고자 한다.

5) 서비스 단가

서비스 단가는 월 8회(주 2회), 1회당 서비스 제공기관은 50분(부모상담 포함), 회당 27,500원으로 하는 것을 기준으로 하되, 시·군·구에서 제공기관 지정 시 해당지역의 시장가격, 전년도 바우처 가격, 타지역 가격, 제공인력의 자격 및 경력 등을 고려하여 적정 단가를 설정할 수 있다. 서비스 가격 대상자의 소득수준에 따라 바우처 지원 금액이 정부 지원금과 본인부담금을 차등 지원한다.

6) 본인부담금 납부 방법

서비스 대상자가 제공기관에 직접 사전 납부하거나 계좌입금을 원칙으로 하되 현금 납부 시에는 영수증 관리가 필요하다. 다만, 본인부담금을 납부하지 않고 바우처로 결제할 시 부당거래로 간주하므로 유의해야 한다.

7) 서비스 신청

- 신청권자: 본인, 친족 및 기타 관계인·복지담당공무원이 직권으로 신청 가능
- 신청서 제출 장소: 서비스 대상자의 주민등록상 주소지 읍·면·동 주민센터
- 신청기간: 매월 1일~21까지(익월 1월부터 서비스 개시), 신청 당월부터 서비스를 시작할 수 없음에 유의
- 제출서류: 신청서 등은 읍·면·동 주민센터에 비치되어 있으며, 신분증과 소득증명 자료 필요, 제출서류는 방문 전 읍·면·동 주민센터로 문의하되, 영유아(만6세 미만)의 경우 의사진단서 제출

8) 서비스 이용

장애인복지관, 사설 치료실 등 시·군·구에서 지정한 제공기관과 서비스 대상자가 원하는 제공기관과 계약 후 서비스를 이용할 수 있다. 제공기관의 연락처는 서비스 신청 후 시·군·구에서 통보되며, 관련 정보는 보건복지부(www.mw.go.kr), 중앙장애아동·발달장애인지원센터(www.broso.or.kr), 사회서비스 전자바우처(www.socialservice.or.kr)에서 확인할 수 있다.

9) 서비스 제공인력

발달재활서비스 관련 분야 국가자격증 소지자(언어치료사), 국가공인 민간자격증 소지자, 대학 또는 이와 동등 이상의 학교에서 발달재활 관련 과목 중 17과목 이상(50학점 이상) 이수한 자, 발달재활관련 교육 750시간 이상 이수한 자이며, 발달재활서비스를 제공하는 인력에 대해서는 위의 요건 등에 준하여 해당 제공 기관에서 시·군·구와 협의하여 채용하고, 언어, 미술, 음악, 행동, 놀이, 심리운동 치료 분야 외의 재활치료서비스를 제공하는 인력에 대해서는 위의 요건 등에 준하여 해당 제공기관에서 시·군·구와 협의하여 채용한다.

7 산업체 물리치료

1) 개요

산업체 물리치료는 작업장에서 발생할 수 있는 질병과 부상을 예방하고, 근로자의 건강을 증진시키기 위한 물리치료 서비스이다(그림 8-4). 이는 근로자의 생산성 향상과 직장 내 건강한 근무 환경 조성을 목적으로 한다.

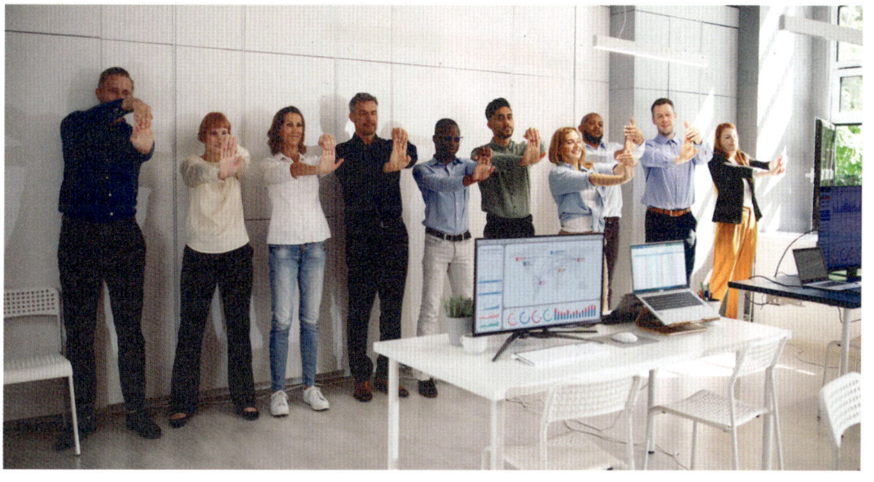

그림 8-4. 산업체 물리치료

2) 산업체 물리치료 필요성

근무 환경에서 발생할 수 있는 근육뼈대계 문제 및 기타 직업성 질환을 예방하고 근로자의 전반적인 건강을 증진시키는 것을 목표로 하고 있으며 건강한 근로자는 높은 생산성과 효율성을 유지하는 데 기여할 수 있기에 산업체 물리치료는 반드시 필요하다.

3) 산업체 물리치료 적용

근로자가 수행하는 작업 공정을 분석하여 부상 위험 요소들을 찾아내고 개선시키며 근로자들에게는 부상을 방지하고 생산성을 향상시키기 위한 안전하고 효율적인 작업 자세 교육을 실시한다. 또한 예방적 건강 프로그램으로는 근무 전후 스트레칭과 근육 강화 운동 프로그램 제공하고 건강한 생활 습관, 영양 관리, 스트레스 관리에 대한 건강 교육 세미나를 실시한다.

작업장에서 발생한 부상에 대한 즉각적인 치료 및 관리를 실시하고 부상을 입은 근로자를 위한 개인별 맞춤형 재활 프로그램 실시를 통해 산업체의 근로자들에 대한 물리치료를 시행한다.

4) 산업체 물리치료 발전 방향

다양한 전문가들과의 협력을 통해 근로자의 건강과 안전을 종합적으로 관리하고 웨어러블 기기, 가상현실 등 최신 기술을 활용한 건강 모니터링 및 교육 실시를 통해 산업체 물리치료를 발전시켜나가야 한다. 또한 산업체 물리치료의 중요성을 인정하고 지원하는 법적 및 정책적 기반 마련에 노력해야 한다.

8 학교 물리치료

1) 개요

학교 물리치료는 기능적인 수행의 발달과 향상에 기여하는 교육적 관련성이 있어야 하고 학생들이 교육 환경 내에서 최대한의 기능성과 독립성을 발휘할 수 있도록 지원하는 중요한 물리치료 서비스이다(그림 8-5). 이는 학생들이 학습 활동, 교실 참여, 그리고 동료와의 상호작용에서 겪을 수 있는 물리적 제한을 극복하도록 돕기 위해 실시하고, 질병이나 부상으로 인해 손상되었거나 잃어버린 기능을 향상, 발달, 회복시키고 독립적인 기능의 과제 수행능력을 향상시키며, 초기 중재를 통해 기능손상이나 손실을 예방한다.

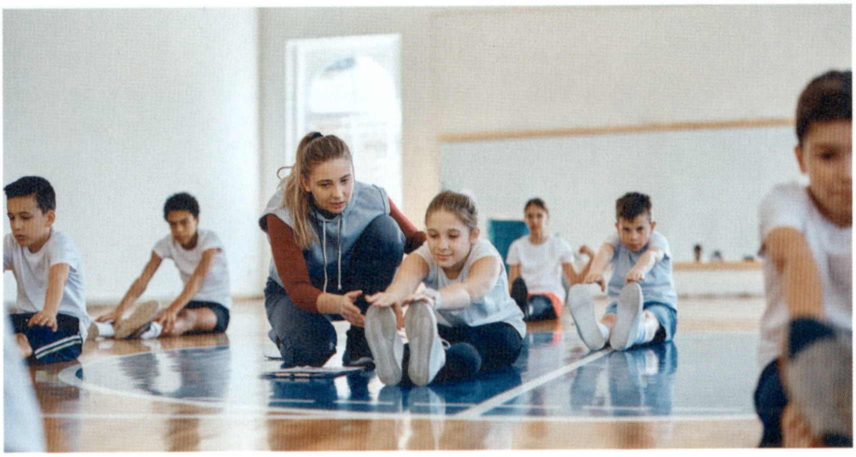

그림 8-5. 학교 물리치료

2) 학교 물리치료 목적 및 필요성

학교 물리치료의 주요 목적은 학생들이 교육 과정에 더욱 효과적으로 참여할 수 있도록 지원하는 것이다. 이는 학생들의 신체적 능력 향상, 기능성 증진, 그리고 독립적인 학교생활 참여를 목표로 하고 모든 학생이 동등한 교육 기회를 가질 수 있도록 보장하며, 특히 신체적 장애가 있는 학생들이 교육 활동에 적극적으로 참여할 수 있도록 지원하기 위해 필요하다.

3) 학교 물리치료 적용 범위

학교 물리치료는 아동의 자세, 균형증진, 신체의 자각 향상을 위한 치료교육, 아동의 신체적 움직임을 향상시킬 수 있는 대근육 운동 향상, 관절기능 및 근력을 통하여 이동을 증진시킬 수 있는 치료 제공, 적절한 보조도구의 사용과 신체기능검사 및 교정을 위한 치료 교육, 일상생활과 자가관리를 위한 기능평가, 치료적 운동, 마사지 등이 적용 범위라 할 수 있다.

4) 학교 물리치료 발전 방안

학교 물리치료는 장애를 가진 학생의 독립적인 생활을 위하여 신경계 및 근육뼈대계 질환에 대한 예방, 교육, 치료적 접근을 말하는 것이며, 물리치료 전문가로서 학교생활과 교육을 잘 받을 수 있도록 지원하는 것이다.

교사, 부모, 학생을 대상으로 교육 및 훈련 프로그램을 개발하여 학교 커뮤니티의 인식을 개선하고 지원 체계를 강화해야 한다. 또한, 최신 기술과 자원을 활용해 학생들의 신체 능력을 향상시키고, 학교 생활 참여를 증진하는 방안을 마련해야 한다.

참고 문헌

강정일 외(2017). 물리의학개론. 대학서림

고영진, 이미향, 김민영(2022). 간호사가 인식하는 내부마케팅과 조직의사소통이 간호조직 성과에 미치는 영향. 디지털융복합연구, 20(2), 479-486.

김경 외(2018). 심장호흡물리치료. 정담미디어

김영호 등(2020). 전정물리치료학. 의학출판사

김용남 외(2015). 물리치료학개론 2판. 대한나래출판사

김원호 외(2014). 물리치료개론 4판. 정담미디어

대한스포츠물리치료학회(2017). 스포츠재활총론. 범문에듀케이션

대한심장호흡물리치료학회(2023). 심장호흡계물리치료학. 범문에듀케이션

대한정형도수물리치료학회(2023). 정형도수물리치료진단학. 현문사

물리치료학개론 편찬위원회(2014). 물리치료학개론2판. 범문에듀케이션

물리치료학개론 편찬위원회(2016). 물리치료학개론. 수문사

물리치료학개론 편찬위원회(2021). 물리치료학개론. 메디컬포럼

물리치료학개론 편찬위원회(2024). 물리치료학개론. 학지사메디컬

물리치료학개론 편찬위원회(2024). 물리치료학개론. 현문사 2판

박성희, 강창범, 장선영, & 김보연(2013). 임신 및 출산 여성의 요실금 및 대변실금 예방을 위한 케겔운동의 효과: 체계적 문헌 고찰. J Korean Acad Nurs, 43(3), 420-430.

박진영 · 최양호(2014). 의사-환자 관계성 측정척도 개발에 관한 연구. 〈홍보학연구〉, 18권 3호, 304-333.

신경계질환물리치료중재학편찬위원회(2018). 신경계질환물리치료중재학. 현문사

심우석, 최진환, 한경림, 김용철(2008). 대상포진 및 대상포진후신경통 환자의 치료. 대한통증학회지 21(2).

심장호흡물리치료중재학 편찬위원회(2017). 심장호흡 물리치료 중재학. 대한나래

유럽욕창자문위원단, 미국욕창자문위원단, 범태평양 욕창 연합체(2016). 욕창의 예방과 치료 국제 임상실무 지침서. 마인드북스

이건철 외(2019). 사례중심 신경계운동치료학 2판. 현문사

이건철 외(2020). 근골격계운동치료학. 학지사메디컬

이건철 외(2020). 재활의학 제4판. 현문사

이규창 외 공역(2021). 근거기반물리적인자치료. 학지사메디컬

이인학, 권춘숙(2016). 물리치료사의 건강증진행위가 주관적 안녕감에 미치는 영향. 대한물리의학회, 11(2), 17-24.

이재홍 외(2023). 물리치료학개론. 범문에듀케이션

이정선 · 최만규(2018). 의사의 환자 지향적 커뮤니케이션과 만성질환자의 삶의 질과의 관계: 건강행태의 매개효과를 중심으로. 〈보건사회연구〉, 38권 3호, 279-302.

임미혜 외(2011). Dermatology. 성화.

임지혜 · 이기효 · 백수경(2009). 의사의 커뮤니케이션 스타일과 질, 의사-환자관계 유형에 따른 환자만족 요인. 〈병원경영학회지〉, 14권 3호, 83-103.

정명아(2009). Dermatology. 블루피시

정진우 역(2000). 척추와 사지의 검진. 대학서림

조병성(2003). Psoriasis(건선)산업 동향 최신 바이오텍 신약(Amevive, Enbrel, Raptive)을 중심으로. 생물학연구정보센터 5(12).

최신전기치료학교수편찬위원회(2022). 최신전기치료학. 하늘뜨락

추인성, 김만영, 정지연, 허욱, 김진호, 김후원(2015). 대상포진의 중추신경계 침범에 관련된 요인. J Korean Neurol Assoc 33권 1호.

피부계 물리치료 중재학 편찬위원회(2020). 피부계 물리치료 중재학. 현문사

허준원, 노미현, 박동호, 강주희, & 곽효범(2017). 노화성 근감소증과 운동. 운동학 학술지, 19(2), 43-59.

호소다 사이치(2006). 심장질환과 동맥경화. 우듬지

홍강의(1980). 임상소아과학. 대한교과서 주식회사

황혜진(2021. 5. 19). 보아 오빠 권순욱 암투병 고백. 뉴스엔

Adapted form May W, Kontney L, Iglarsh A: Professional Behaviors for the 21st century, 2009-2010. Unpublished research project.

American College of Sports Medicine(2010). ACSM's Guideline for Exercise Testing and Prescription.Williams & Wilkins.

American Physical Therapy Assocaiation(APTA): Guidelines; physical therapist scope of practice, BOD G03-01-09-29. Board of Directors Standards, Positions, Guidelines, Policies, and Procedures, Alexandria, Va, 2009, APTA.

American Physical Therapy Association. (2021). "Patient-Centered Care." [Link](https://www.apta.org/patient-care)

Amold, E. C. & Boggs, K. U.(2006). Interpersonal Relationships: Professional Communication Skills for Nurses. Asunders: Elsevier.

Bookman, A., Harrington, M., Pass, L., & Reisner, E.(2007). Family Caregiver Handbook. Cambridge, MA: Massachusetts Institute of Technology.

Code of Ethics for the Physical Therapist. (2019). "Ethical Guidelines." [Link](https://www.apta.org/your-practice/ethics-and-professionalism)

Curtis, K.(2002). Physical Therapy Professional Foundations. THorofare, NJ, Slack.

Evidence-Based Physical Therapy. (2020). "Importance of EBP in Physical Therapy." [Link](https://ebp.elsevier.com/)

Ferguson, W. J. (2002). Culture, language, and the doctor-patient relationship. Modern Culture and Physician-Patient Communication, 34(5), 353-361.

Folstein MF, Folstein SE, McHugh PR.(1975). "Mini-mental state". A practical method for grading the cognitive state of patients for the clinician. J Psychiatr Res. 12(3):189-98.

Gluppe, S. B., Engh, M. E., & Bø, K. (2020). Immediate effect of abdominal and pelvic floor muscle exercises on interrecti distance in women with diastasis recti abdominis who were parous. Physical Therapy, 100(8), 1372-1383.

Gluppe, S. L., Hilde, G., Tennfjord, M. K., Engh, M. E., & Bø, K. (2018). Effect of a postpartum training program on the prevalence of diastasis recti abdominis in postpartum primiparous women: a randomized controlled trial. Physical therapy, 98(4), 260-268.

Goodyear-Smith, F., & Buetow, S. (2001). Power issues in the doctor-patient relationship. Health Care Analysis, 9, 449-462.

Israel, M., & Hay, I. (2006). Research Ethics for Social Scientists. SAGE.

Journal of Physical Therapy Science. (2019). "Comprehensive Rehabilitation in Physical Therapy." [Link](https://www.jstage.jst.go.jp/article/jpts/31/4/31_

jpts-2019-0500/_article)

Kaba, R., & Sooriakuraman, P. (2007). The evolution of doctor-patient relationship. International Journal of Surgery, 5, 57–65.

Kearley, K. E., Freeman, G. K., & Heath, A. (2001). An exploration of the value of the personal doctor-patient relationship in general practice. British Journal of General Practice, 51, 712–718.

Lee HJ et al(2010). The Clinical Characteristics of Facial Herpes Zoster in Korea Patients. J Korean Phthalmol Soc 51(1), p.8–13.

National Pressure Ulcer Advisory(2007). Pressure ulcer definition and stages. Updatated Staging system. Retrieved September 12.

Physical Rehabilitation by Susan B. O'Sullivan and Thomas J. Schmitz(Hardcover-Aug 21, 2006).

Physiopedia. (2021). "Prevention in Physical Therapy." [Link](https://www.physio-pedia.com/Prevention_in_Physical_Therapy)

PubMed Central. (2020). "Integrative Approach in Physical Therapy."[Link](https://www.ncbi.nlm.nih.gov/pmc/articles/PMC7331112/)

Sargent, B., Kaplan, S. L., Coulter, C., & Baker, C. (2019). Congenital muscular torticollis: bridging the gap between research and clinical practice. Pediatrics, 144(2).

Sereno, K. K. & Bodaken, E. M. (1975). Trans-per, understanding human communication, Boston: Houghton Mifflin.

Steven Jonas and Edward M. Phillips(2009). ACSM's Exercise is Medicine™: A Clinician's Guide to Exercise Prescription. American Physical Therapy Association.

Susan, B. O'Sullivan, Thomas, J. Schmitz.(1994). Physical rehabilitation: assessment and treatment. 3rd ed.

Tongue, J. R., Epps, H. R., & Forese, L. L. (2005). Communication skills for patient-oriented care: Researchp-based, easily learned techniques for medical interviews that benefit orthopedic surgeons and their parents. Journal of Bone and Joint Surgery, 87(3), 652–658.

Wale, J. O. etc(1976). Tidy's Massage and Remedial Exercise. Bristol: John Wright & Sons Ltd.

World Confederation for Physical Therapy. (2021). "What is Physical Therapy?" [Link](https://www.wcpt.org/what-is-physical-therapy)

참고 사이트

대한배뇨장애요실금학회 www.kcsoffice.org/sub05/sub01_6.html

대한신경과학회 www.neuro.or.kr/general/info/sub2.php

매드타임스(MADTimes) www.madtimes.org

물리치료를 위한 세계 연맹 www.wcpt.org

미국물리치료사협회 www.apta.org

미국알츠하이머협회 www.alz.org/asian/about/what_is_alzheimers.asp?nL=KO&dL=KO

병원신문 www.khanews.com

보건복지부 www.mw.go.kr

사회서비스 전자바우처 www.socialservice.or.kr

위키백과 ko.wikipedia.org/wiki/

중앙장애아동.발달장애인지원센터 www.broso.or.kr

Clinical Electrophysiology and Wound Management www.aptasce-wm.org

http://blog.daum.net/su-youn10/7216163

http://dx.doi.org/10.13066/kspm.2016.11.2.17

http://www.1907revival.com/news/articleView.html?idxno=3360

http://www.dailydgnews.com/news/article.html?no=161756

http://www.voucher.go.kr/voucher/subIndex.do

https://amhsjournal.org/viewimage.asp?img=ArchMedHealthSci_2014_2_2_257_144367_f1.jpg

https://amhsjournal.org/viewimage.asp?img=ArchMedHealthSci_2014_2_2_257_144367_f4.jpg

https://archives.un.org/content/united-nations-korean-reconstruction-agency-unkra

https://australian.physio/aboutus/working-in-australia

https://backinsteppt.com/2017/04/28/physical-therapy-the-movement-specialists-part-1-d1/

https://blog.naver.com/20sogno/221158399578

https://blog.naver.com/kbj861/223167152076

https://books.google.co.kr/books/about/Physical_Treatment_by_Movement_Manipulat.html?id=A9G6Aluy_akC&redir_esc=y

https://centennial.apta.org/home/timeline/#story-862

https://commons.wikimedia.org/wiki/File:J._Parkinson,_An_essay_on_the_shaking_palsy_Wellcome_L0004791.jpg

https://en.wikipedia.org/wiki/Mirror_therapy

https://freedomrehabaquatictherapy.com/physical-therapy-clinic-treatments/aichi-class/

https://history.physio/origins-of-the-bad-ragaz-ring-method/

https://koreascience.or.kr/article/JAKO198241847851377.pdf

https://lovinglifeco.com/massage/the-power-of-effleurage-and-why-its-used-as-a-massage-technique/

https://m.blog.naver.com/hompimachine/80199973827

https://m.blog.naver.com/sch1711/20210129182

https://news.kbs.co.kr/news/pc/view/view.do?ncd=3703283

https://news.yale.edu/2023/12/07/cancer-treatment-new-evidence-neighborhood-matters

https://news.zum.com/articles/29996962?c=02

https://slpt.sunlin.ac.kr/Board/read.php?board=notice&page=25&aid=14

https://theprofessionalmassageacademy.com/2021/02/12/cross-fiber-friction-massage-how-is-it-performed/

https://world.physio/history

https://world.physio/ko/

https://www.abebooks.de/signiert/Shoulder-Rupture-Supraspinatus-Tendon-Lesions-Subacromial/31404267597/bd

https://www.amazon.com/stores/Thomas-L.-DeLorme/author/B00JLVASAG?ref=dbs_a_mng_rwt_scns_share&isDramIntegrated=true&shoppingPortalEnabled=true

https://www.apta.org/apta-history/the-first-100-years-of-apta

https://www.biblio.com/book/physical-treatment-movement-manipulation-massage-mennell/d/1212869410

https://www.daejonilbo.com/news/articleView.html?idxno=1318782

https://www.findagrave.com/memorial/184626242/geraldine-dorothy-hull

https://www.google.com/search?q=United+Nations+Korean+Reconstruction+Agency&hl=ko&source=lnms&tbm=isch&sa=X&ved=2ahUKEwiZj4z60az5AhX8s1YBHV5TAg0Q_AUoAXoECAIQAw&biw=1378&bih=1092&dpr=0.75#imgrc=yVKhrLYI68w0OM

https://www.halliwick.org/wp-content/uploads/2017/12/The-Halliwick-Concept-an-approach-to-swimming-and-teaching-by-Ann-Gresswell-2015.pdf

https://www.khepi.or.kr/board

https://www.kpta.co.kr/

https://www.leaf.tv/4479849/what-are-the-benefits-of-vibrational-massage/

https://www.massageprocedures.com/techniques-procedures/swedish-massage/petrissage/

https://www.mometrix.com/academy/rule-of-nines/

https://www.newsen.com/news_view.php?uid=202105190817220410

https://www.newspapers.com/image/?clipping_id=18978264&fcfToken=eyJhbGciOiJIUzI1NiIsInR5cCI6IkpXVCJ9.eyJmcmVlLXZpZXctaWQiOjI5NDI5MDYwMCwiaWF0IjoxNjU5NTkxMDI3LCJleHAiOjE2NTk2Nzc0Mjd9.Ts0vBnu804S_zK6yTrSLuRg4QzxjrRb71F7pUyE4wtc

https://www.physio-deutschland.de/fachkreise/beruf-und-bildung/ausbildung.html

https://www.rebalancesportsmassageltd.co.uk/massage-techniques/

https://www.researchgate.net/figure/Duchenne-the-founder-of-modern-electrotherapy-faradizing-the-frontalis-muscle-1847_fig3_268147092

https://www.researchgate.net/figure/Lois-Burnsie-Stevens-a-Physical-Therapist-who-has-been-involved-with-polio-patients_fig1_268147092

https://www.scribd.com/document/464569029/Thomas-L-DeLorme-and-the-Science-of-Pro

https://www.sphsaa.org/class_profile.cfm?member_id=1417760

https://www.watsu.in/en/practitioners/

https://www.yna.co.kr/view/AKR20170912126100051

https://www.youtube.com/watch?v=hTKJ4W-b1HU

Omega Marketing Group omg-solutions.com/falls-and-injury-statics-for-senior-and-elderly/

Pender, NJ. Health promotion in nursing practice. Appleton Century-Crofts. 1982.

RPI therapy services www.physicalrehabstl.com/treating-urinary-incontinence-through-physical-therapy/

찾아보기

국문

ㄱ

ㄴ

ㅇ

ㅈ

ㅊ

ㅋ

ㅌ

ㅍ

ㅎ

기타

영문

A

B

C

물리치료학 개론

2025년 03월 05일 초판 발행

저 자 물리치료학개론 편찬위원회
발행인 윤 진 영
발행처 도서출판 대학서림
주 소 03076 서울시 종로구 혜화로 2길 8
전 화 02) 763-1220, 744-2811
팩 스 02) 744-1210
등 록 1965. 1. 20
번 호 1-88
정 가 38,000원

ISBN 978-89-6940-340-7 93510

www.daihaks.com